音乐与健康

陈俊伊 著

Music and Health

山东艺术学院出版基金资助

知识产权出版社
全国百佳图书出版单位

图书在版编目（CIP）数据

音乐与健康 / 陈俊伊著 . — 北京：知识产权出版社，2018.12（2021.8 重印）

ISBN 978-7-5130-5942-8

Ⅰ . ①音… Ⅱ . ①陈… Ⅲ . ①音乐疗法—普及读物 Ⅳ . ① R454.3-49

中国版本图书馆 CIP 数据核字（2018）第 240834 号

内容提要

本书是向全社会读者介绍音乐在维护生命与健康方面的原理、方式方法和应用的科普读物。本书最大的特点是使用通俗易懂的语言将专业的音乐治疗方法和实用的心理学知识进行“去治疗化”的普及应用，并引导读者对教育、职场、家庭关系和生命的意义产生新的思考。

责任编辑：高志方　　**责任校对：**王　岩

封面设计：陈　曦　陈　珊　　**责任印制：**孙婷婷

音乐与健康

陈俊伊　著

出版发行：知识产权出版社有限责任公司	**网　　址：**http://www.ipph.cn
社　　址：北京市海淀区气象路 50 号院	**邮　　编：**100081
责编电话：010－82000860 转 8512	**责编邮箱：**15803837@qq.com
发行电话：010－82000860 转 8101/8102	**发行传真：**010－82000893/82005070/82000270
印　　刷：北京建宏印刷有限公司	**经　　销：**各大网上书店、新华书店及相关专业书店
开　　本：787mm×1092mm　1/16	**印　　张：**15.25
版　　次：2018 年 12 月第 1 版	**印　　次：**2021 年 8 月第 3 次印刷
字　　数：250 千字	**定　　价：**58.00 元

ISBN 978-7-5130-5942-8

永远纪念中国音乐治疗学科奠基人、恩师张鸿懿先生。

向先生致敬！

推荐序一

陈俊伊的《音乐与健康》是一本别开生面的著述。按她自己所说的是积十年工夫之作。

首先,她从新的健康观念出发,使读者与“音乐健康”结缘,在书的开篇“音乐是如何对健康起作用的”娓娓道来逐渐引申的文字中,深入浅出地将新兴学科——音乐治疗的概念音乐的生理、心理、社会功能传达给了读者,以此奠定了全书的理论基础。

其次,上篇“小音符、大世界”。主要介绍了音乐作用于人们身心健康,以及矫治一些障碍的方法和技术。在该篇划分的三大类至3 ~ 4小类中,每类都有具体方法技术的实例,并且有对实例的功能、活动目的、适用人群等项目的提示。非常实用,具有可操作性。

最后,下篇“生命的‘乐’历”。按照人生命的历程对人生各个阶段及各个侧面,与身心健康有关的音乐应用予以详述。亦是细致具体,适用于读者的不同需求。

这本书是作者学习、教学和实践的结晶。对以音乐增进人们的身心健康,及发展音乐治疗这一新兴学科有促进作用;对各个领域的有关工作者有一定指导作用;对关注音乐与健康的人士读后会自身受益。

作者陈俊伊敬业又勤奋，是一位年轻的音乐治疗师和音乐治疗专业教育者，曾在多个领域进行过音乐治疗的应用实践，也曾先后参加汶川地震、鲁甸地震的灾后音乐心理救援工作，热心音乐治疗的社会应用工作和公益事业。期待她有更多新熟的著述问世。

张鸿懿

2016 年 2 月 22 日

（张鸿懿：中国音乐治疗学科奠基人、中央音乐学院教授、博士生导师。）

推荐序二

早春二月，我收到山东艺术学院的陈俊伊老师发来的电子书稿——《音乐与健康》。一口气读完，总的印象是：这是一本不可多得的跨行业工具书！

本书将音乐这个人们既熟悉又陌生的“精灵”，从远古到现代、从理论到实用，与每个人都必须面对的“大健康”对接，构成一个丰富多彩的三维空间，徜徉在书中音乐人文与专业技巧的花园里，你总可以找到属于你的工作和生活的灵感。

说它不可多得，是因为纵观音乐相关书籍，能用通俗易懂的语言，诠释音乐与人类健康乃至社会、家庭生活的关系，网罗经典与现代各类流派的音乐教育乃至治疗方法，手把手教人怎么做，实不多见；一书在手，犹如您的贴身教练，无论在教育、心理还是社会工作上，无论是助人还是自助，都是游刃有余。

而本书之所以能够跨行业，实则得益于作者的勤奋和公益情怀：十年磨一剑，从研究生到音乐治疗专业教师，辛勤耕耘，足迹遍及音乐教育、医疗康复和地震灾区，多了几分历练沉淀、少了许多年少轻狂，把音乐健康的种子播向每一个角落；同时从本书“组合拳”的结构，人们也可以看出作者身后强劲的跨专业合作团队的身影。

我向广大的社会工作者、志愿者、教师、医生、康复师和行政管理人员郑重推荐这本书，希望它能够成为您工作和生活中的好帮手；我向广大家长推荐这本书，希望它能帮助您汲取音乐美学的甘霖，为孩子营造高尚、善良和积极进取的品格环境。

衷心祝贺本书的出版！热切期望作者继续为我们带来更丰富的精神食粮！

林平光

2016年3月于北京

（林平光：中国社会工作联合会心理健康工作委员会副主任、总干事，精神健康及心理行为干预专家。）

推荐序三

作为一名媒体工作者，我参与了国内众多突发灾害事件的报道。在目睹地震、矿难、泥石流、重大火灾带来的人员伤亡损失的同时，如何安慰受灾群众和他们的家属，如何让消防队员、志愿者在目击众多惨烈的画面之后保持心理健康，是救灾中容易忽视但又极具价值的工作。

陈俊伊作为一名音乐治疗师在这个领域有突出表现。

2014 年年底，鲁甸地震爆发后，俊伊随中国社会工作协会服务队赶赴灾区。在近 20 天的心理救援工作中，俊伊借助音乐治疗的手段，帮助受灾群众找回生活的勇气和信心。让人印象深刻的有一位大姐，在地震中失去多位亲人，在音乐治疗过程中她泪流满面，治疗结束时，她表示要坚强地活下去。

在救灾过程中，音乐治疗和心理康复的成果并不容易显性呈现，但却是润物细无声，对受助人影响深远。

音乐治疗真正成为一门现代科学，是在 1944 年。这一年，美国密歇根州立大学开设专门的音乐治疗课程来培养专业音乐治疗师，也是这一年，美国堪萨斯大学授予第一个音乐治疗学学位。

在西方被广泛应用的同时，在中国，音乐治

疗还没有被大多数患者认知。

俊伊作为教育工作者，通过教学和实践大力推广音乐疗法。这本《音乐与健康》是一本系统化、理论化同时可操作性极强的好书。

在书中，俊伊深入分析和解读了音乐治疗在疾病治疗、胎教、灾后重建、企业团队建设等诸多领域的作用，并提供了非常细致的操作方法。对于初学者，不仅可以很快建立音乐治疗的理论认知，更可以借助身边易得的音乐资源马上实施，并取得显著的成果。

祝贺俊伊的新书《音乐与健康》出版，期待有更多的读者接受和应用音乐治疗，让音乐点亮生命、丰富生命。

周　勇

2016 年 10 月

（周勇：周知财经创始人、前阳光卫视副台长。）

前 言

说起健康，在过去的几十年里，大部分家庭和个人仅仅停留在关注躯体健康这个单一层面，对身心健康概念多没有足够的认识。而近几年，随着我国社会的高速发展和人们对自身发展的反思与再认识，心理健康和人文健康成为现代社会对“健康”概念的新的追求。

中国工程院院士、广州呼吸疾病研究所荣誉所长钟南山教授曾表示：“心理平衡、合理膳食、适当运动、戒烟限酒、早防早治、绿色环境是健康的六大基石，其中，心理平衡是最关键的。”他还指出：“健康的一半是心理健康，疾病的一半是心理疾病。一切不利的影响因素中，最能使人短命夭亡的莫过于不良的情绪和恶劣的心境。”心理和情绪对健康甚至生命延续的影响力非常大。

在诸多能够触动人的心理和情绪的载体中，音乐无非是一剂绿色的良方。

关于乐音与疾病的关系，我国古代医典早有记载。《素问·五脏生成篇》中提到：“五脏相音，可以意识。”大意是说：五脏的形相，可以从五种乐音中意识体会到。现代的“音乐治疗”学科根据心理学的理论，利用音乐和音乐活动对人的心理活动及人际关系所产生的作用对心理健康进行调节。除了躯体健康、心理健康之外，音乐在建立良好的社会适应能力和道德健康方面也是起到了不可或缺的作用的。早在西周时期，贵族阶层让他们的子弟学习古琴，并不是为了达到娱乐和放松的效果，而是通过古琴的学习达到德行的修养之目的。

我从小生活在医院家属院，家人当中有从事护理工作、疾病控制和地方病防治工作的，还有肿瘤科、皮肤科大夫。受家庭和环境的影响，大学毕业之后我选择了音乐治疗作为研究生学习方向，并在之后的十多年中一直在做一件事情，就是像布道者一样用各种方式告诉身边的人：音乐与健康有密切的关系，不光有关系，还影响着我们的生活品质。本书的问世更是能够帮助我向社会最普通的大众介绍音乐与健康方面的知识，关注到不同人群的特点和需求，在如何使用音乐来调节自己的身心健康、如何使用音乐教养身心健康的孩子、如何在音乐的陪伴下拥有健康幸福的生活等方面给予专业性的建议。同时，也为有音乐专业背景、对音乐与健康感兴趣的音乐治疗师、音乐教师、卫生工作者、心理咨询师、社会工作者以及相关专业机构负责人提供入门级的专业性指导。

尽管音乐治疗早在二十世纪八十年代就已经在我国建立和发展，但是由于人才的稀缺和社会对它认识的不足导致目前仍然很少有人走近它、了解它、需要它。而十多年的音乐治疗学习和实践经历让我确信这个行业一定能够造福大众。为了更好地向读者们介绍音乐作用于健康方面的知识，我尽可能使用一种“去专业化”的表达方式来写作本书，以便这本书更加通俗易懂、得到更广泛的传播、让更多的人从中受益。

在民政部从国家层面从培训、评价、使用与激励政策等多方面推进社工人才专业化建设之际，音乐治疗师们也在大范围地发挥专业作用、服务于专业社会工作。希望本书能够为广大社会工作者提供一定的帮助。

本书内容设计为工具书式，开篇“音乐是如何对健康起作用的”主要介绍音乐与健康的主要应用领域以及音乐作用于健康的机制；上篇：“小音符、大世界”主要介绍音乐应用于健康的方法和形式；下篇：“生命的‘乐’历”主要介绍音乐如何为不同的年龄阶段和社会群体的健康发挥作用。建议读者将上篇和下篇的内容结合起来阅读，因为不同的人对健康的需求不同、所使用的音乐或者音乐活动的形式也就不同，而同一项音乐活动对不同需求的人群来说，组织和参与的方式、评估的标准也是不同的。如果将“上篇”的内容比喻成一味味中药材的话，那么“下篇”的内容就是各种药方；“中篇”对“药材”本身的性、味进行介绍，“下篇”就是根据对“病人”望、闻、问、切的情况对“药材”的选取、搭配和熬制的火候进行说明。

正文之前，有几点需要说明：

首先，本书所介绍的“音乐与健康”以音乐治疗学科的理论和方法为依据，但并不等同于“音乐治疗”。为什么这么说呢？因为音乐治疗是一个由专业音乐治疗师对来访者经过评估、制订音乐治疗计划之后系统地“对症下药”的过程，未经专业的系统学习、实践和临床督导是不能随便进行“治疗”

的。本书所介绍的内容可以定位为“音乐保健知识”，主要目的是向社会宣传和普及这些知识和教育、健康理念。相信读者在阅读完这本书之后会对音乐与健康有一个全新的认识、对自己和家人在音乐与健康方面的需求也会有一个全新的评估。

其次，本书将介绍部分简单易操作的“音乐保健”方法供读者自学和使用。在文中所介绍的部分方法和展示的案例中，我将使用不同的角色名称予以区分可自学的内容和需要专业人士参与的内容。其中，角色定为“引导者”和“体验者”的方法和案例是可以供读者学习和练习的；角色定为“治疗师”和“来访者”的方法和案例对专业要求较高，须由专业音乐治疗师操作，不建议读者进行模仿。

再次，鼓励读者体验和参加身边的音乐健康、音乐治疗活动、沙龙和工作坊。随着这方面专业知识的普及、社会需求的增多，会有更多的音乐治疗师参与到社区、学校、家庭等社会工作中来，专业的音乐治疗活动能够使参加者在专业音乐治疗师的带领下获得较为深刻的体验、身心健康水平得到更高的发展，个人变得更加快乐、自信、健康、平和，家庭更加有爱、幸福。

国内外音乐治疗专业的老师、前辈们已经发表了众多专业性的著作，本书对部分经典的内容进行了引用，同时也有一些是出自个人层面的理解。在我们不断经历、成长、认知水平提高的过程中，难免会产生对一些事物的看法发生改变或者对以往的观点进行修正的过程，因此，书中观点若有不成熟、不准确之处，还请老师和同行们予以指正。

最后，向我的导师张鸿懿先生、李西安先生、高天先生致敬，感谢他们将音乐治疗专业植根中国，在行业发展、人才培养和社会应用方面付出了毕生的精力。感谢山东艺术学院对本书出版过程给予的支持和资助。感谢中国社会工作联合会心理健康工作委员会为音乐治疗在社会工作方面的应用所做的推动工作。相信在我们这一代音乐治疗师的推动下，将音乐服务于大众，让全社会更快乐、更幸福、更健康的目标一定会实现。

陈俊伊

2017 年 3 月 14 日于泉城济南

目 录

下篇：生命的“乐”历

樂藥同源：音乐是如何对健康起作用的？

我们的祖先是充满智慧的，您看篇名的这两个繁体字：音乐的“樂”加上中草药的“艹”字头，就变成了用于治病救命的“藥”。音乐与健康的联系，自古就是密不可分的。当代也有一门专门研究音乐与健康的关系和方法的学科叫作“音乐治疗学”。本篇将仔细为您介绍音乐与健康究竟有怎样的关系。

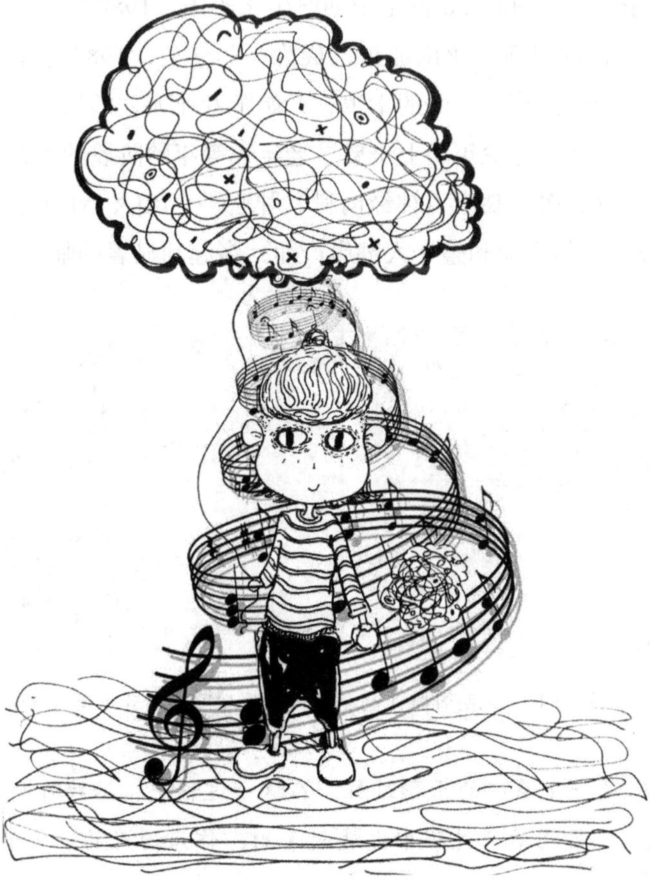

“音乐治疗”就是解决“音乐如何对健康起作用”这个问题的一门学科。如今我们所追求的健康，已经不仅仅是身体五脏六腑的健康，而是身体和心理的全面健康。而事实上，我们身体脏器的很多疾病是因压力、情绪等心理问题引起的，而健康的精神状态能够增强身体的抵抗力、减少疾病的发生。

一、将音乐与健康联系到一起的“音乐治疗学”

首先，音乐治疗的“治疗”与临床医学吃药打针的“治疗”是不一样的。“音乐治疗”由它的英文名称“Music Therapy”直译而来，英文“Therapy”所指的治疗，更多情况下是指非药物、非手术的治疗以及心理治疗，而并非我们一般所认为的打针、吃药、做手术等医学临床治疗。实际上，在现代医学、中医和养生学所提倡的“非药物治疗”和“治未病”等领域中，音乐可以发挥独到的作用。

现代音乐治疗学科在 20 世纪中期诞生于美国，1988 年“音乐治疗”通过我国文化部教育司新专业论证正式成为一门学科，1989 年中国音乐学院招收了首届“音乐治疗”专业的学生，开始了专业人才的培养。如今这个专业涉及母婴、儿童、青少年、上班族、老年人等年龄阶段的人群，应用遍及胎教、特殊教育、医学临床（神经内科、肿瘤科、ICU、NICU、产科、康复科等）、企业、老年产业和整个大健康产业，多起到显著的临床效果。

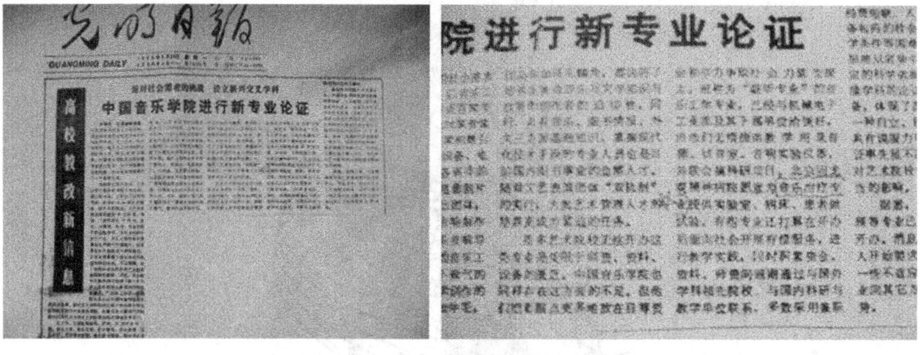
光明日报
GUANGMING DAILY
中国音乐学院进行新专业论证
高校教改新信息
院进行新专业论证

图 1　1988 年 8 月 29 日《光明日报》刊登中国音乐学院论证音乐治疗等新专业的新闻

音乐治疗是一个系统的干预过程，在这个过程中，治疗师利用音乐体验的各种形式，以及在治疗过程中发展起来的，作为治疗的动力的治疗关系，帮助被治疗者达到健康的目的。

——前世界音乐治疗学会主席、美国 Temple 大学
K. Bruscia 教授对音乐治疗的定义。

音乐治疗是新兴的边缘学科。它以心理治疗的理论和方法为基础，运用音乐特有的生理、心理效应，使求治者在音乐治疗师的共同参与下，通过各种专门设计的音乐行为，经历音乐体验，达到消除心理障碍，恢复或增进身心健康的目的。

——中国音乐治疗学科奠基人张鸿懿教授在她的《音乐治疗学基础》
一书中对音乐治疗具有中国本土特点的定义。

第一，音乐治疗是一个科学的系统的治疗过程，在这一过程中，包括了各种不同方法和流派理论的应用，而不是像有的人误解的那样，以为音乐治疗只是一种简单单一的疗法。音乐治疗也不是随机的、孤立的干预过程，而是有着包括评估，长、短期治疗的建立，治疗计划的建立与实施和疗效的评价在内的严密的、科学的系统干预过程。

第二，音乐治疗是运用一切与音乐有关的活动形式作为手段，如听、唱、演奏、音乐创作、音乐与其他艺术等各种活动，而不只是听听音乐。

第三，音乐治疗过程必须经过包括有音乐、被治疗者和经过专门训练的音乐治疗师这三个因素。

——中央音乐学院高天教授对前美国音乐治疗协会主席、Temple 大学
音乐治疗专业教授 K. Bruscia 对音乐治疗的定义进行的阐释。

综上所述，音乐治疗根本不是很多人所认为的“听听音乐、放松放松”那么简单，它是有科学依据、有成套的方法技术理论、有系统化和专业化的操作标准和要求的一门学问，不是普通人随随便便就可以开展“治疗”的。

二、音乐对健康起作用的依据

音乐用于健康，有什么科学依据呢？从心理学、音乐心理学、生理学等学科的实验室研究和我们的体验、经历中得出了以下结论：

（一）音乐和一些有趣的生理反应、生化物质和激素有密切的关系

第一，音乐可以促进“快乐激素”——多巴胺的分泌，从而作用于情绪。

第二，音乐能够影响去甲肾上腺素的分泌，这是一种引起激情产生的激素。

第三，音乐可以促进血液中内啡肽的含量增加，从而起到镇痛的作用。

第四，音乐可以增加体内免疫球蛋白 A 的含量，增强人的免疫功能。

第五，音乐能够改善大脑功能、协调左右半球和帮助右脑的开发、提升儿童的智力、创造力和想象力。

第六，音乐能够影响脑波的变化。

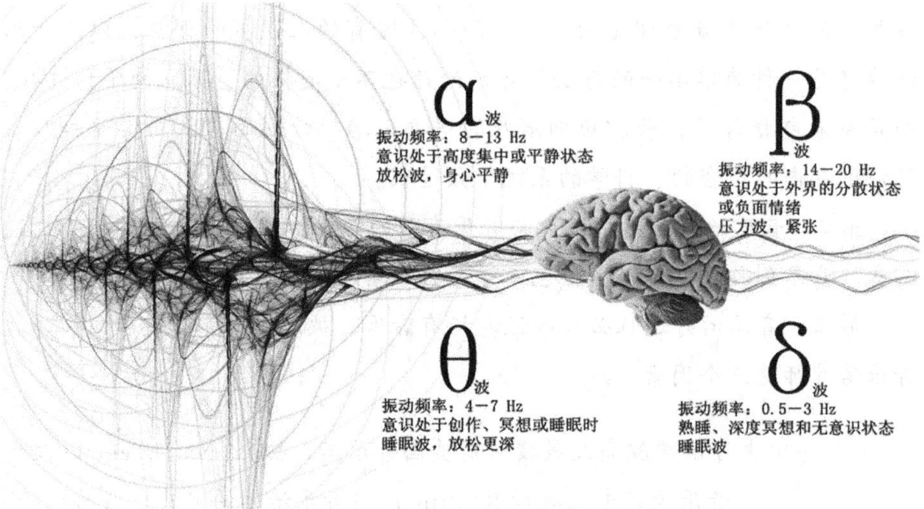

图 2　脑波与意识状态联系图

有资料提出，聆听每分钟 60 拍的巴洛克音乐（如亨德尔、维瓦尔第、巴赫等作曲家的部分作品）、新世纪音乐等有可能将脑波从意识处于外界的分散状态或负面情绪时的 β 波转换到意识处于高度集中或平静状态时的 α

波；原始的萨满鼓声有可能使人进入δ波的无意识状态；听10～15分钟的巴洛克音乐和莫扎特音乐能够使脑波从压力或紧张状态的β波转换到身心平静和放松状态的α波，增强注意力和心智的组织能力。

第七，音乐可以直接作用于下丘脑。下丘脑主管人的喜怒哀乐情绪和自主神经系统，脑生理实验通过微电极技术已发现下丘脑有专门的“快乐中枢”和“痛苦中枢”。自主神经系统通过下丘脑的作用受制于情绪，人们的情绪如愤怒、痛苦、悲伤常会伴有明显的自主神经反应，并影响到相应的内脏器官，从而使所在的内脏器官产生心率的加快或者变缓、血压升高或降低、消化系统功能被激活或抑制等生理反应，影响身心疾病的产生和发展。

忧虑、烦躁、恐慌、贪求、妒忌和憎恨等情绪，会造成紧张，经过一系列人体反应后分泌肾上腺素和皮质醇，造成心跳加快、呼吸加快、瞳孔缩小，对身体危害很大。长期这样刺激会造成血压、血糖升高、心脏病等很多疾病。

研究发现，在聆听音乐的时候，被激活的是人的副交感神经系统，尽管也会产生丰富的情绪体验，但是并不是建立在交感神经系统活动的生理基础上的。因此尽管很多时候我们聆听音乐时会产生各种想象和引起一系列的回忆，但在副交感神经系统的生理作用下，一些不愉快的想象和回忆给我们带来的情绪体验与日常生活中的真正情绪相比是受到保护的。所以，很多深入潜意识层面的音乐想象治疗能够起到显著的治疗效果，这与人体本身的身心自愈功能是分不开的。

（二）音乐能够投射、干预和起作用于人际和社会关系

像我们熟悉的合唱、乐队的合奏以及各种小组的音乐游戏都会是一组社会关系的反映，它们本身就是一种社会交往活动。但是与实际的人际和社会关系不同的是，音乐提供的是一个安全和愉快的环境，在这个环境中我们可以将其轻松化，也可以更加包容，为参与者提供足够宽松的空间来关照自己、关照别人、改善和提升自己的社会交往能力。

除了人际关系和社会交往之外，音乐活动在很大程度上为参加者提供一个表达、交流甚至是宣泄的渠道和环境。在小组的音乐活动和游戏中，共同的参加者能够彼此之间提供平等的支持和理解，分享和减轻心理问题、情感困惑带来的副作用，为解决困扰提供积极的支持。

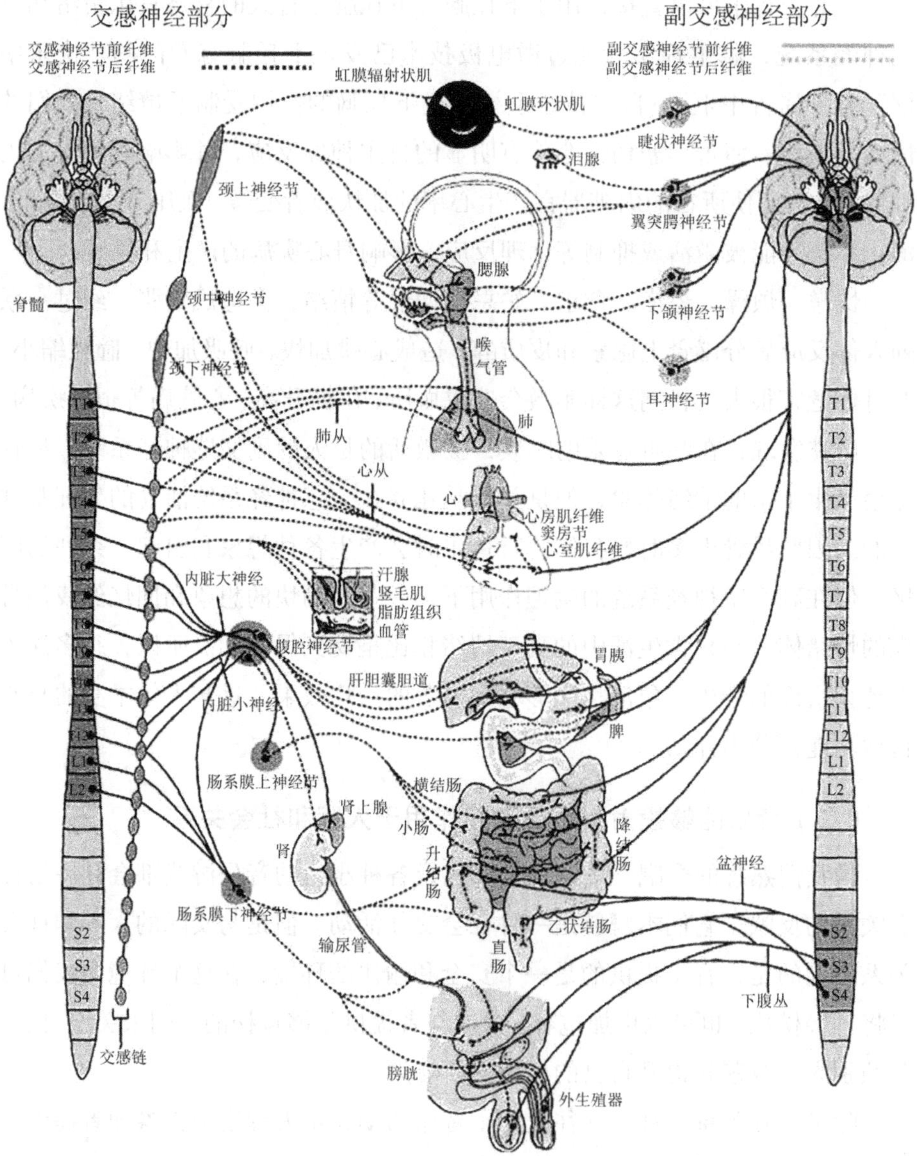

图3　自主神经系统分布图

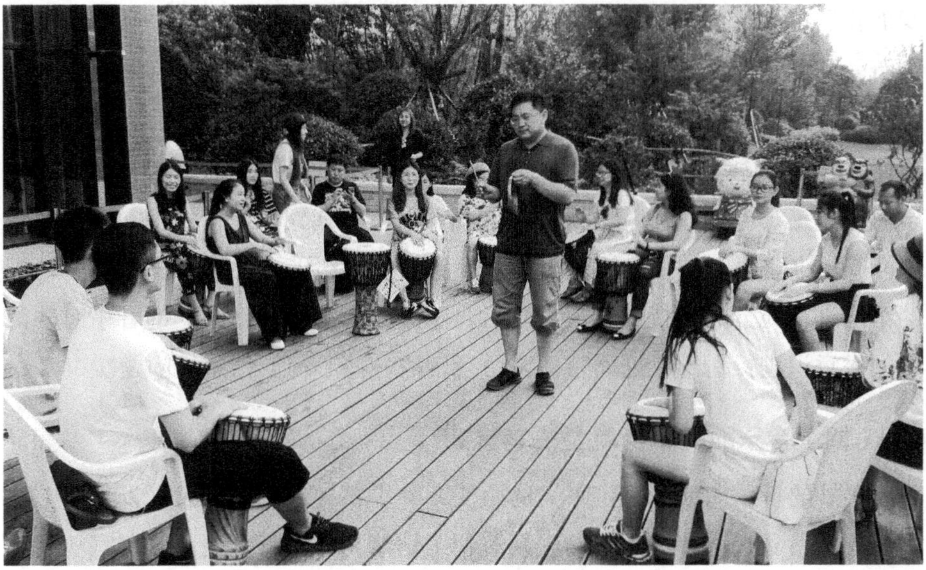

图 4　非音乐背景的参加者在“鼓圈”活动中

越是没有音乐背景的参加者，甚至是身心患有各种疾病或者障碍的特殊人群，越能够很大程度地在集体的音乐活动中获得满足感和自信心以及其他的积极体验，这在心理学中、在个人成长和身心康复的过程中都是非常宝贵和有价值的。

（三）音乐能够直接作用于情绪、对情绪产生巨大的影响力

我们都有这样的体验：当我们听到《婚礼进行曲》的时候，马上会有庄严、肃穆、洋溢着幸福的感受，甚至有人会马上想到一对新人在教堂里交换结婚戒指的场景；当我们听到《葬礼进行曲》的时候，心情是截然不同的，音乐马上把我们拉入哀思的状态；当我们听到民乐合奏《喜洋洋》的时候，我们会马上想到春节前后年味十足的场景。音乐就是这样容易唤起我们记忆中的某个场景的回忆，也容易把我们的情绪带入到和乐曲同样的情绪中，还可以把我们从一种情绪带到另一种情绪里。

古人云：“乐由心生。”音乐是内心情感的表达，也能够支持我们的各种情绪。我们还会有这样的体验：情感脆弱的时候偶然听到一首和自己的情感类似的音乐时，会有一种“对，歌曲唱的就是我”或者“这首歌简直就是为

我而作”的感受；愤怒的时候听到节奏感很强、情感表达很激烈的歌曲时，会有一种畅快淋漓的感受，还会感到有一部分愤怒随音乐一起宣泄出去，抑或是或者很想跟随音乐的节拍放纵地发泄一通。音乐治疗中有一种叫作“音乐同步”的概念。当我们处在某种消极的情绪时，对情绪进行干预的方法很多时候不是马上把我们带出消极情绪或者马上转移到积极情绪中，而是使用“同步”的理念，在一定的时间里聚焦到消极情绪上，使用音乐对这些消极的情绪进行充分的支持和宣泄，之后再选用具有更多情绪色彩的音乐对来访者的潜意识进行引导，进而帮助来访者解决一些心理、情感的问题。

（四）音乐的美本身就是一剂良药

美妙的音乐能够给人带来美的感受，除了精神上的美的感受以外，上文中关于情绪和自主神经系统的关系解释了情绪与身体特别是内脏器官功能的联系。我们可以简单地概括为：积极的情绪和刺激让人身体放松、内脏器官工作平稳，对身心健康有益；消极的情绪则与之相反，不利于身心健康。

对几乎所有的来访者而言，最好的治疗师不是别人，而是自己。当问题发生的时候，很可能是外界的刺激有点儿强烈，让我们的防御体系暂时失去了控制。音乐可以帮助我们让身体放松，同步的音乐能够支持和包容我们的情绪，积极美好的音乐可以带领我们找回自己的能力、调动内在的积极资源，帮助我们自己解决情绪、情感上的症结。

三、不同文化背景下的音乐与健康

在不同的文化背景之下，音乐对精神、情绪、健康以及社会意识形态的作用亦有体现。

法国的音乐学家孔百流主张音乐的起源是从原始氏族巫术中产生出来的，我国近代著名学者王国维也有类似的观点，认为“歌舞之兴，其始于巫乎”（出自王国维《宋元戏曲考》）。东汉许慎在《说文解字》中写道：“巫，祝也。女能事无形，以舞降神。”用歌舞行巫术是衡量巫师高明的一种尺度。先民用歌、舞、乐三位一体的巫术与神灵沟通、祈求风调雨顺、驱除疾病。闻一多先生曾考证，这一时期的音乐歌唱与语言没有明确的划分。在考古研究中，这种载歌载舞的祭祀、仪式等场面并不少见。

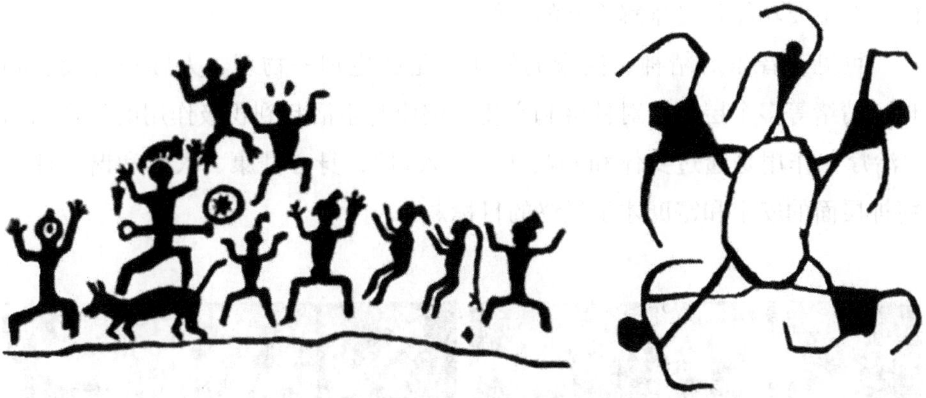

图 5　原始社会出土文物中的祭祀场面

西方艺术音乐发展的基础：在基督教文化中，音乐是为神而作、与神沟通的工具。公元六世纪末，罗马教皇格里高利一世统一了基督教礼仪和圣咏，并在此基础上进行神权和政权的统一，基督教很早就意识到音乐对信仰的作用，音乐在宗教礼拜中占有重要地位，这与儒家宣扬“移风易俗，莫善于乐”的思想有异曲同工之妙。西方音乐在最早的“格里高利圣咏”的基础上向着多元化发展，也可以说，“格里高利圣咏”孕育了西方一千多年的音乐艺术。

民族、部落仪式中的音乐：在非洲、美洲的民族部落里，人们仍然保留着使用歌唱、演奏乐器和舞蹈的方式完成一些特殊的仪式的传统。

在肯尼亚中部的吉库尤族聚居区，在为男孩子行“割礼”的时候，是不用麻药的，而是所有参加仪式的男女老幼和将要受礼的男孩一起狂舞，直到跳得精疲力竭、神魂颠倒的时候，载歌载舞的人们才鼓息笛停、手术师为男孩施行手术。

刚果雨林深处的俾格米人生活在一个与西方文化完全隔离的环境中，没有电视、广播或者手机。在那儿几乎没有人听过一丁点儿贝多芬或是碧昂丝的音乐。科学家们曾经对他们使用不同情绪的音乐进行实验测试，结果发现，俾格米人听音乐的方式是完全不同的，他们没有对西方人觉得压抑的音乐有同样的情绪，也没有对悲伤的音乐感到痛苦，而是对所有音乐都有一种美好的感觉，即便是用于葬礼的曲调。在俾格米文化中，悲伤的感觉是不被接受的，他们一般都会通过快乐的音乐来赶走负面的情绪，音乐在俾格米文化中的一个主要功能就是排解不好的心情。

可见，音乐对精神、健康的作用，是在生理—物理、人际—社会、心理—情绪等多个层面上对社会和文化、健康与生活起到积极作用的。音乐的“治疗”作用是通过身体和心灵作为“入口”，身心健康、人际和谐、社会精神层面的安宁和富庶才是最终的目标。

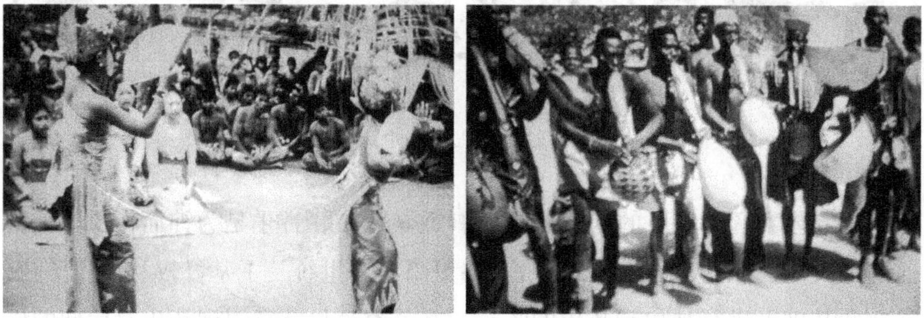

图 6　民族部落里的音乐仪式

小音符、大世界

小小的音符不仅仅可以用来娱乐和放松，还能够走进我们的内心世界。通过它们帮助我们的身心保持健康，通过它们表达出我们内心的想法、想说却说不出口的情感……音乐带来的除了快乐，还有健康。

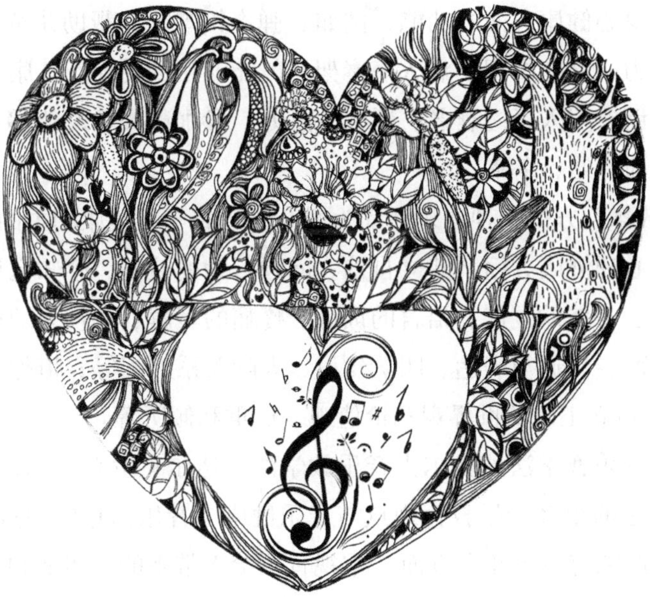

第一章 “载歌载舞”方

唱歌、跳舞、演奏乐器、音乐游戏等音乐活动会第一时间与“娱乐”联系起来，但当音乐与健康联系在一起时，这些活动已经不仅仅具有娱乐属性，还具有其他身心健康方面的功能，例如：弹奏钢琴能够帮助儿童训练手指灵活度和注意力；肢体受损的病人演奏架子鼓能够帮助受损肢体康复；打击乐合奏能够帮助老年人延缓衰老、训练注意力；参加鼓圈活动能够帮助白领缓解压力、宣泄情绪；等等。

“载歌载舞”方以各种音乐活动为媒介，达到与大健康相关的多个目标，

比如：心理健康方面：建立自信、问题行为的控制、感知觉训练等；躯体健康方面：身体的复健、语言的训练、疼痛的缓解、免疫力的提升等；社会适应性方面：沟通与表达、团队建设、人际关系训练等；道德方面：传递“正能量”、树立正确的世界观和价值观、尊重和倾听等。

主要的音乐教学法如奥尔夫音乐教学法、达尔克罗兹体态律动教学法、柯达伊教学法的很多音乐教育观点与音乐健康、音乐治疗的观点是一致的，总体上概括起来有以下几个方面：重视音乐给人带来的身体上和心理上的感受；注重在音乐活动的体验中训练体验者的音乐感和创造力；使用最简单的手段、方法和乐器让体验者全面感受音乐、参与到音乐的创作中；重视参与者的存在感和价值，尊重和认可他们。

在音乐健康活动中，我们会参照上述教学法的思想和方法，但是在具体的目标上会有所不同：在一个奥尔夫的游戏中，教育层面的目标可能会关注

于学生节奏感的建立、对音乐素材的分析和识别；音乐健康层面的目标则有可能关注团体活动中体验者如何打破人际关系的冰面、特殊儿童能否跟随和模仿音乐治疗师的舞蹈动作、老年人有没有注意到音乐中的停顿和变化等。

“载歌载舞”的活动设计，需要根据不同的体验者及他们的健康需求考虑下列目标：

- 破冰
- 互动、人际交往
- 语言训练
- 肢体康复
- 注意力训练
- 记忆力训练
- 创造力训练
- 感知觉训练
- 认知训练
- 建立和提升自信
- 行为训练 / 消除
- 社会功能恢复
- 情绪支持
- 放松
- 宣泄、压力释放
- 潜意识探索
- ……

在下文中，我将把“载歌载舞”的活动分为唱奏、游戏舞蹈和乐器合奏三类进行介绍。

一、歌唱互动类

（一）用音乐的方式问候与告别

在音乐活动的开始需要一个“打招呼”或者“破冰”的环节来帮助引导者和体验者快速建立关系，在团体的活动中让小组成员彼此尽快熟悉、自在地参与整个活动。

很多情况下，特别是组织特殊儿童、精神病康复期病人和老年人参加音乐活动的时候，我们会在活动的开始和结束用《你好歌》和《再见歌》作为开始和结束的信号。《你好歌》和《再见歌》有很多个版本，鼓励引导者根据体验者的具体情况和活动目标进行编创和改编，加入互动、律动以及认知、行为等方面的内容，可以用钢琴、吉他来伴奏，也可以集体拍手来打拍子，歌词和编曲都以简单为佳，我们可以把参加活动的体验者的名字替换歌词里的人名。遇到三个字的人名时，可以根据我们的语言节奏特点，把前两个字放在一起共同占据一个音符的时值、第三个字单独占一个音符，还可以进行问答式的歌唱。

谱例 1 :《你好歌》

你 好 歌

1=D 4/4

0 5 | 1 1 2 2 3 3 4 4 | 3 3 2 2 1· 5 | 6· 6 5· 3 | 6 7 1 – ‖

你 好你好你好你好你 好你好你好！你 好，你好！你 好，你好！

1=D 4/4

0 5 | 1 1 2 2 3 3 4 4 | 3 3 2 2 1· 5 | 6· 6 5· 3 | 6 7 1 – ‖

你 好你好你好你好你 好你好你好！你 好，你好！你 好，你好！

活动目的：

1. 每个人都会对自己的名字非常敏感，在音乐活动中加入体验者的名字，能够帮助儿童、注意力障碍的人群和老年人训练注意力；

2. 以此作为与音乐建立关系的手段，在很多音乐活动特别是儿童的音乐活动中会经常将孩子的名字编入歌曲中，帮助孩子建立自我意识。

适用人群：

1. 儿童；

2. 康复期精神病患者；

3. 有注意力障碍、语言障碍等问题的体验者；

4. 老年人等。

本活动同时适用于个体音乐健康活动和小组（团体）音乐健康活动。

在音乐健康活动组织的过程中，我们可以将音乐以外的很多信息“嫁接”到音乐活动中，达到“寓教于乐”的效果。参加活动的体验者大多是没有音乐背景的，甚至连“音乐细胞”都没有，遇到这种情况，我们可以利用汉语语言本身的特点进行音乐的引导和编排，让体验者在参与的过程中感受音乐给他们带来的乐趣和自信心。右边这个练习就是利用对名字的敏感度来进行的节奏游戏。

第一步：引导者可以先带领体验者进行4拍子的拍手练习：1、2、3、4，1、2、3、4；

第二步：根据图中所示，每一次拍手对应一个字或词语，进行练习前两句（我们会发现，这种节奏和我们正常的语言节奏是一致的）；

第三步：第三句和第四句可以分别对应名字是两个字的参加者和三个字的参加者，引导者可以依次走到每一位参加者面前询问他们的名字，然后带领其他参加者一起有节奏地重复体验者的名字。

	X	X	X	X
第一句：	今天	来了	新朋	友，
拍　手：	1、	2、	3、	4、

	X	X	X	X
第二句：	我们	相互	来认	识；
拍　手：	1、	2、	3、	4、

	X	X	X	X
第三句：	张	丹，	张	丹！
拍　手：	1、	2、	3、	4、

	X	X	X	X	X	X
第四句：	庄	正	浩、	庄	正	浩
拍　手：	1	2	3	1	2	3

活动目的：

1. 找到音乐与语言的感觉；
2. 建立自信；
3. 获得参与音乐活动的乐趣；
4. 放松情绪；
5. 使参与者相互认识、在音乐中建立互动交往等。

适用人群：

1. 儿童；
2. 白领、学生；
3. 康复期病人；
4. 老年人等。

本活动同时适用于个体音乐健康活动和小组（团体）音乐健康活动。

下面这段谱例展示了一种歌唱互动的活动形式，除了用谱例中询问名字这种音乐演唱的方式进行问答式交流之外，歌词还可以引申、改编为：问："你有什么愿望？"答："我想 ××"等主题。

谱例 2：《你叫什么名字》

你叫什么名字

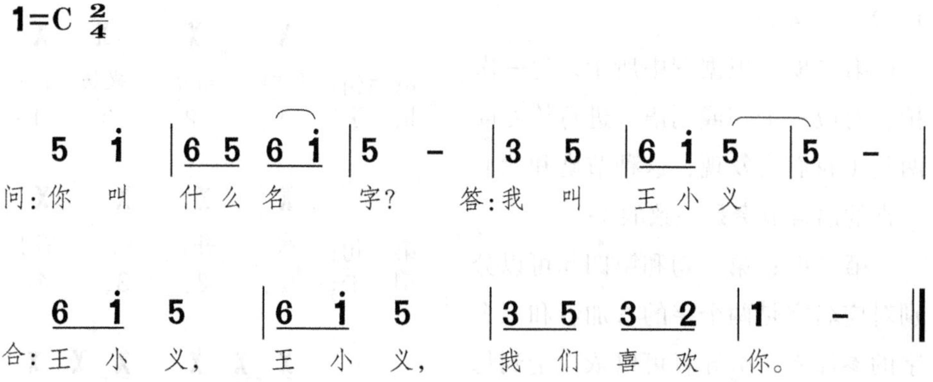
1=C 2/4
问：你 叫 什么名 字？ 答：我 叫 王小义
合：王 小 义， 王 小 义， 我 们 喜 欢 你。

活动目的：

1. 使体验者在与带领者的音乐问答中进行有趣的交流；

2. 对于一些特殊人群来说，这种名字的问答和演唱能够强化他们对自我的认知；

3. 对语言障碍的体验者进行训练；

4. 参加活动成员之间相互认识、熟悉等。

适用人群：

1. 语言、认知、交流障碍的体验者；

2. 儿童；

3. 大学生团队、企业团队训练；

4. 团体减压和成长；

5. 老年人等。

本活动同时适用于个体音乐健康活动和小组（团体）音乐健康活动。

下面这首《师生你好（再见）歌》，使用了同一个旋律，但是歌词不同。在为孩子们组织音乐健康活动的时候，这首歌曲可以分别用于活动的开始和结束，就像是一个信号来代表活动开始了和活动结束了。孩子在熟悉了之后就会自发地与引导者进行接唱，知道音乐活动即将开始或结束。这对于认知训练、理解力和语言训练的活动目标是有效的。

引导者可以在演唱第一句“小朋友们好”之后，把音乐停下来等待小朋友们接唱“你好，你好”之后，再继续往下演唱。这对于语言和注意力方面的活动目标是有效的。此类方法不限于儿童，成年人、老年人也同样适用，如果体验者是成年人，可以把歌词改为“大家早上（下午 / 晚上）好”或者“朋友们你好”等。

谱例 3：《师生你好（再见）歌》

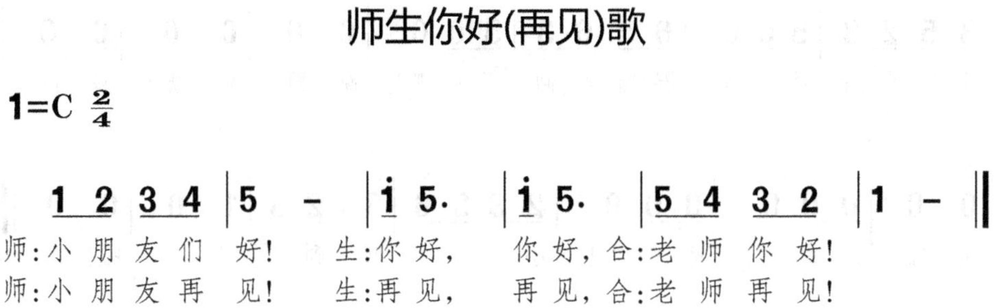
师生你好(再见)歌
1=C 2/4
1 2 3 4 | 5 – | i 5· | i 5· | 5 4 3 2 | 1 – ‖
师：小 朋 友 们 好！ 生：你 好， 你 好，合：老 师 你 好！
师：小 朋 友 再 见！ 生：再 见， 再 见，合：老 师 再 见！

活动目的：

1. 音乐健康活动程序化的信号；

2. 通过与引导者的问答完成在音乐中的交流；

3. 对语言障碍的训练；

4. 普通体验者相互认识、熟悉等。

适用人群：

1. 语言、交流障碍的体验者；

2. 认知障碍的体验者；

3. 普通活动小组成员等。

本活动同时适用于个体音乐健康活动和小组（团体）音乐健康活动。

（二）用歌曲接唱训练语言和注意力

在音乐健康活动的过程中，引导者和体验者共同完成一首歌曲的演唱，根据歌曲的连贯性和歌词的语言逻辑，引导者演唱一部分、体验者来接唱另一部分的方式就是歌曲接唱。

以儿童歌曲《小青蛙》和革命歌曲《打靶归来》为例，引导者演唱每句歌词的前半句，将画线部分留给体验者接唱，如果体验者的语言能力比较弱，可以把接唱的部分适当减少。

谱例 4：《小青蛙》

小青蛙

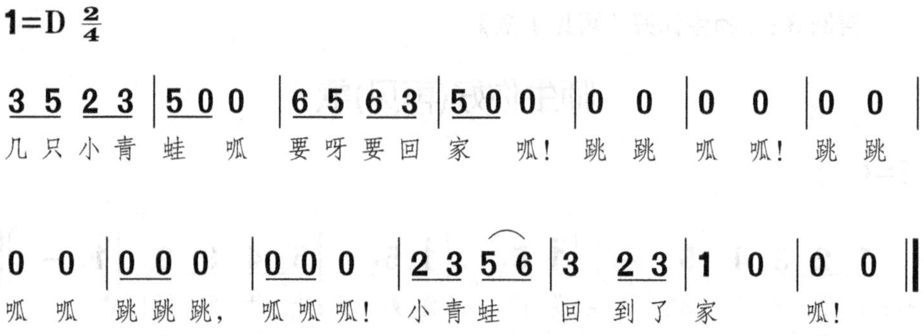
1=D 2/4
几只小青蛙 呱 要呀要回家 呱！跳 跳 呱 呱！跳 跳
呱 呱 跳跳跳，呱呱呱！小青蛙 回到了家 呱！

谱例 5：《打靶归来》

打靶归来

牛宝源、王永泉 词
王　永　泉 曲

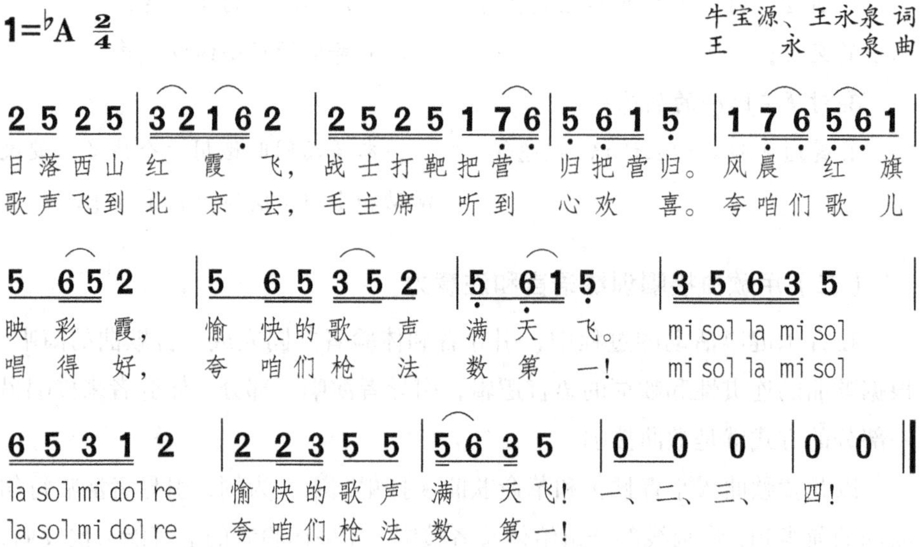

日落西山红 霞 飞，战士打靶把营 归把营归。风晨 红 旗
歌声飞到北 京 去，毛主席 听到 心欢 喜。夸咱们歌 儿
映 彩 霞，愉 快的歌 声 满 天 飞。mi sol la mi sol
唱 得 好，夸 咱们枪 法 数 第 一！mi sol la mi sol
la sol mi dol re 愉快的歌声 满 天飞！一、二、三、 四！
la sol mi dol re 夸咱们枪法 数 第一！

活动目的：

1. 进行语言训练或恢复；
2. 注意力训练或恢复；
3. 音乐的感知觉建立等。

适用人群：

1. 语言发展期的儿童；
2. 语言障碍的特殊儿童；
3. 老年痴呆症患者；

4. 需要恢复语言和注意力的老年人；

5. 其他有需要的人群。

本类型活动同时适用于个体音乐健康活动和小组（团体）音乐健康活动。

（三）用音乐创作开拓思维创造力

在儿童的音乐健康活动中，我们用歌唱的方式引导孩子发展语言、交流以及创造力和想象力的训练。在《让我们一起××》这首歌曲中，引导者可以引导孩子创造性地进行任何的活动并予以支持和配合。

谱例 6：《让我们一起 XX》

让我们一起××

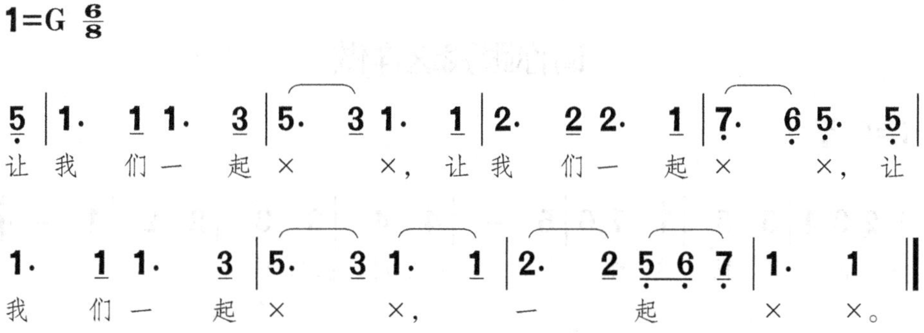

演唱歌曲的时候，引导者可以拉着孩子的手，一起来“跳舞”；也可以拿起鼓槌，一起来“敲鼓”；坐到钢琴前，一起来“弹琴”；拿出一张纸，一起来“折纸”；拿出彩笔，一起来“画画”；一起来“拼图”；拍着小手，一起来“唱歌”；等等。活动的内容尽可能紧扣这一次音乐健康活动的目的和方案，衔接整个活动过程，也可以作为单独的游戏进行。

活动目的：

1. 帮助儿童的认知训练、创造力训练、人际关系训练；

2. 如果家长能够和儿童一起完成，对亲子关系的建立也是非常有积极作用的。

适用人群：

1. 儿童；

2. 亲子训练等。

本活动同时适用于个体音乐健康活动和小组（团体）音乐健康活动。

在团体音乐健康活动中，引导者可以引导体验者轮流演唱歌曲《请你跟我这样做》，每个演唱者可以把歌曲中“拍拍肩、拍拍腿、拍拍手”进行创编，如跺跺脚、挥挥手、扭一扭等，并配合肢体动作来表现，其他体验者跟随演唱者进行相应的回应。

如果有条件，可以在活动开始前给每个体验者发一件乐器，演唱者可以将歌词改成“请你跟我这样做，敲敲鼓、摇摇铃、弹弹琴”，分到鼓、铃和琴的体验者给予回应；或者请全体体验者离开座位站在场地中间，演唱歌曲的第一句时，体验者可以跟随音乐自由走动，将第二句的歌词改为“请你跟我这样做，握握手、敬个礼、向后转”，体验者之间就会有机会形成互动、相互交流。

谱例 7：《请你跟我这样做》

请你跟我这样做

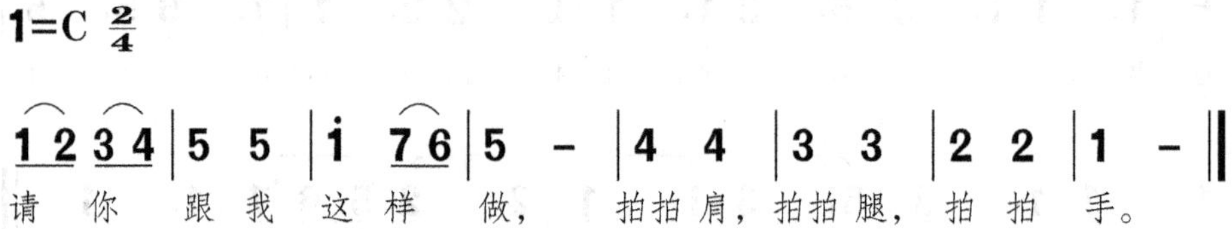

活动目的：

1. 激发团体成员的创造力、人际交往能力；

2. 强化儿童对身体的认知；

3. 破冰；

4. 提升团队成员的自信心；

5. 帮助肢体康复；

6. 促进语言的发育或恢复等。

适用人群：

1. 儿童；

2. 企业团队、学生；

3. 肢体障碍、语言、交流障碍等人群；

4. 老年人等。

本活动同时适用于个体音乐健康活动和小组（团体）音乐健康活动。

在成年人的团体音乐活动中，我们可以使用较为熟悉的歌曲，一边演唱一边加入创造性的活动设计，我们可以使用这首《幸福拍手歌》引导体验者对不同的情绪进行讨论和音乐的互动。

谱例 8：《幸福拍手歌》

幸福拍手歌

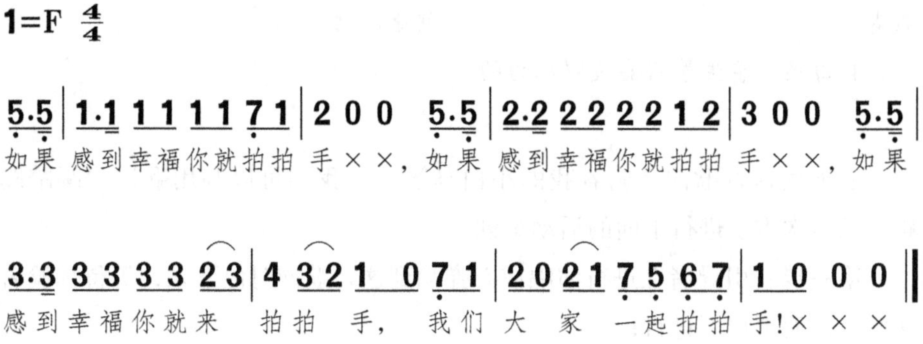
1=F 4/4
5·5 | 1·1 1 1 1 1 7 1 | 2 0 0 5·5 | 2·2 2 2 2 2 1 2 | 3 0 0 5·5 |
如果 感到幸福你就拍拍 手××，如果 感到幸福你就拍拍 手××，如果
3·3 3 3 3 3 2 3 | 4 3 2 1 0 7 1 | 2 0 2 1 7 5 6 7 | 1 0 0 0 ||
感到幸福你就来 拍拍 手，我们大 家 一起拍拍 手！× × ×

第一步：带领体验者一起演唱歌曲，歌谱中每出现一个 × 代表做歌词里提到的动作一次，一边演唱一边做动作。

第二步：引导体验者讨论日常经常能体会到的情绪、情感的种类，如幸福、生气、思念、失望、高兴等；

第三步：让体验者思考用一个动作来代表不同的情绪，比如：幸福——拍手、生气——跺脚、思念——托下巴、失望——甩甩手、高兴——跳起来等；

第四步：将前面讨论的情绪与相应的动作填到《幸福拍手歌》的旋律中，并一边唱一边进行肢体动作的表演，改编如下：

第一遍：如果感到幸福你就拍拍手 ××（拍手）……

第二遍：如果感到生气你就跺跺脚 ××（跺脚）……

第三遍：如果感到幸福你就拍拍手 ××（拍手）……

第四遍：如果感到思念你就托下巴 ××（做托下巴动作）……

第五遍：如果感到失望你就甩甩手 ××（甩手）……

第六遍：如果感到高兴你就跳起来 ××（跳跃）……

活动目的：

1. 引导体验者认识和体会不同的情绪；

2. 通过肢体语言和音乐与不同的情绪相处，探索支持情绪的渠道；

3. 破冰、缓解紧张和焦虑等。

适用人群：

1. 儿童；

2. 孕妇、亲子训练；

3. 肢体康复、注意力障碍等体验者；

4. 白领、学生等需要缓解压力的人群和成长性团体；

5. 老年人等。

本活动适用于小组（团体）音乐健康活动。

在下面这首歌曲《骑着我的小白马》中，我们可以利用歌词“踢踏踢踏”的多次重复进行下面的活动编创。

第一步：引导者在进行演唱或者弹唱到这句歌词时停下来，等待体验者接唱，之后再往下进行；

第二步：让体验者使用双响筒、沙锤等乐器，在唱到“踢踏踢踏”的时候在乐器上进行演奏，演唱其他的歌词的时候停止演奏；

第三步：如果是亲子活动，可以让家长坐在地上或者椅子上跟随歌曲的节奏踮腿和脚，孩子坐在大人的腿上弹跳，同时可以与第一、第二步的内容相结合；如果是儿童集体课或者成年人的团体活动，可以进行下面这些动作上的编排：

第一句“我骑着我的小白马”：双手抬至胸前，作骑马时左右摇摆状，双脚跟随音乐节奏原地踏步；

第二句“踢踏踢踏踢踏”：手上动作变成前后拉缰绳状，向前迈步；

第三句“我跑过原野跳过栅栏又去小河边”：全体体验者拉起手来围成一个圆圈；

第四句“踢踏踢踏踢踏，踢踏踢踏踢踏”：使用第二句的动作，全体成员作前后拉缰绳状，向圆圈的中间迈步；

第五句“跑过原野跳栅栏”：全体成员拉起手来向圆心靠拢；

第六句“踢踏踢踏踢踏，踢踏踢踏踢踏”：全体成员一边做第二句的动作一边向四周散开；

第七句“又去了小河边”回到座位上坐好。

谱例 9：《骑着我的小白马》

骑着我的小白马

1=F $\frac{2}{4}$

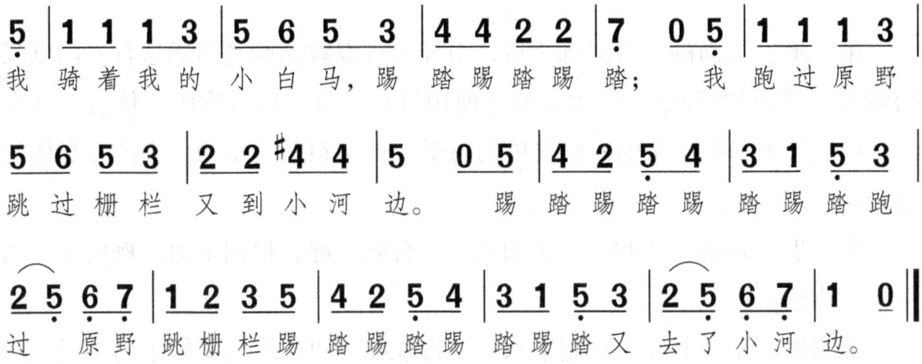
我骑着我的小白马，踢踏踢踏踢踏；我跑过原野
跳过栅栏又到小河边。踢踏踢踏踢踏踢踏跑
过原野跳栅栏踢踏踢踏踢踏踢踏又去了小河边。

活动目的：

1. 对于自闭症、语言障碍等群体进行语言方面的训练；

2. 音乐与乐器演奏、肢体表演的结合有助于听力和注意力方面的训练；

3. 增进亲子关系；

4. 人际关系的融合、创造力的训练等。

适用人群：

1. 儿童；

2. 语言障碍、听力障碍、人际关系障碍等特殊需要的体验者；

3. 白领、学生及各类成长性团体；

4. 老年人等。

本活动适用于小组（团体）音乐健康活动。

（四）用音乐活动整合非音乐能力

一首简单的歌曲除了演唱之外还可以加入多种音乐元素，比如跟着节奏拍手、拍腿、拍邻座体验者的肩膀、握手、转身、组合等，一般情况下最好能够遵循一个“由浅入深”的顺序，让体验者在引导者的带领下逐个完成简单的演唱、动作或者演奏，最后能够完整地完成一个看起来较为复杂的音乐作品或者表演、游戏，给体验者带来巨大的成就感。下面的这个活动，我们可以从简单的拍手、拍腿来作为起始，之后逐步发展。

第一步：引导者和体验者共同围成一个圆圈，坐在地板或椅子上，引导者带领大家做如右所示的这样的一个练习；

X X X X X X X

拍腿 拍手 拍腿 拍手 拍腿 拍腿 拍手

第二步：上面的练习熟练之后，引导者可以教体验者演唱这首《山歌哎嗨哟》，在教唱过程中让体验者尽量使用气息、放开声音歌唱，体会声音在气息的支撑下演唱出来的时候身体的感受、情绪跟随气息和声音离开身体的感受；

第三步：将第一步和第二步的内容结合到一起，根据下面谱例所示一边歌唱一边拍手；

第四步：全体起立并拉起手来，一边歌唱一边按照拍腿拍手的节奏，用脚部的动作活动起来，变成全体成员拉手唱歌整体向右转动的效果；

第五步：准备 4 根约 2 米长的竹竿，由两位体验者手握两根平行的竹竿的两头，另外两位体验者手握另外两根平行但与之前的两根垂直的竹竿的两头，做这样的练习；

第六步：将第四步和第五步结合，体验者可以共同完成一个歌唱—游戏—互动的综合活动。

谱例 10：《山歌哎嗨哟》

山歌哎嗨哟

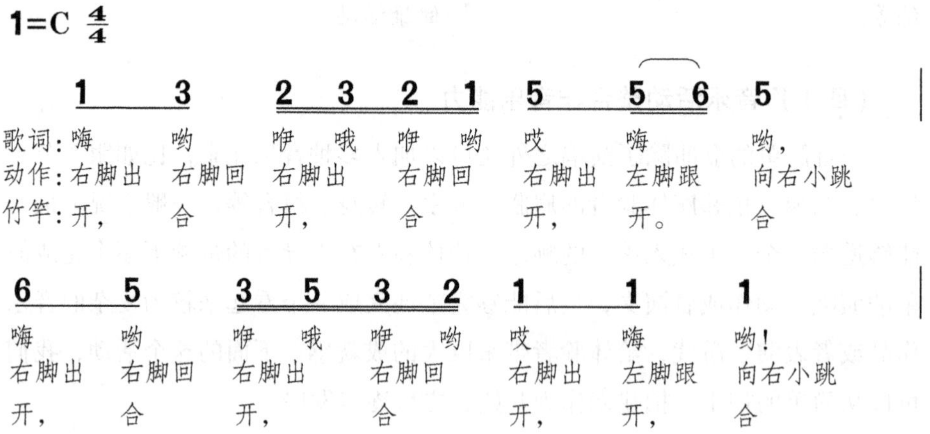

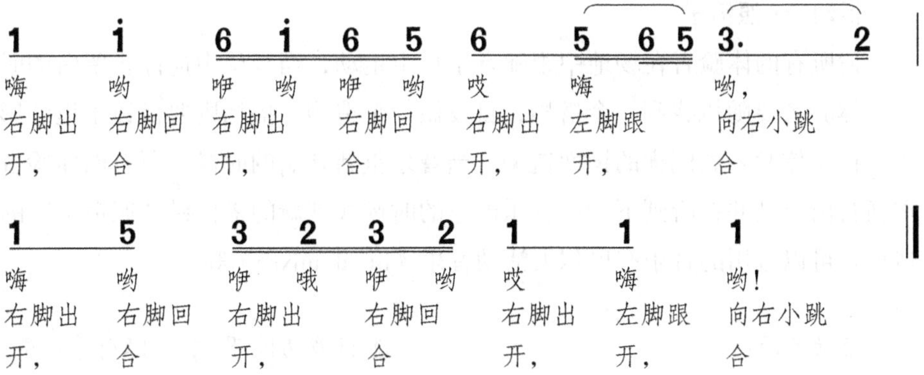

活动目的：

1. 利用歌唱的方式达到情绪的宣泄；

2. 拍手拍腿的动作可以帮助体验者放松身体、消除紧张，对于肢体康复的体验者能够帮助他们在音乐游戏中进行复健；

3. 循序渐进式的综合活动能够让体验者享受参与音乐活动的乐趣，在参与的过程中获得愉悦、积极的体验；

4. 对于注意力、记忆力的训练有积极作用等。

适用人群：

1. 儿童；

2. 能够完成上述肢体动作的感知觉障碍、听力障碍、语言障碍等特殊需要的人群；

3. 需要进行注意力、记忆力训练的儿童和老年人；

4. 企业、团队建设；

5. 学生、成长性团体；

6. 老年病患者、社区老年人等。

本活动适用于小组音乐健康活动及百人以上的团体活动。

二、游戏舞蹈类

（一）在律动中打破隔阂

在团体音乐活动的开始，我们常常使用一些互动性的小游戏来进行“破冰”，即打破人际关系的隔阂和束缚，让所有的成员尽可能快速地放开紧张、焦虑和不适，尽快熟悉和互动起来，为后面的活动内容做准备。奥尔夫音乐教学体系中有很多音乐是专为这类游戏而创作的，在音乐中分别设计有停顿、重复、声音的模仿，等等。

活动一：照镜子

请所有的体验者在场地中跟随音乐自由走动，当音乐中途停止留白的时候，体验者要随机找到一个搭档，自发做一个造型，搭档则要像镜子里的影子一样与体验者做同样的镜面造型。当音乐重新开始的时候，所有的体验者重新自由走动并在听到下一次音乐停止的时候找到新的搭档做“照镜子”的造型。可以选用的音乐有奥尔夫活动音乐《break mixer》等。

活动目的：

1. 注意力的训练；

2. 创造力的培养；

3. 人际互动的挑战；

4. 听力训练等。

适用人群：

1. 儿童；

2. 注意力障碍、听力障碍等人群；

3. 成长性团体；

4. 企业培训（团队建设、压力管理等）；

5. 学生团体成长等。

本活动适用于小组（团体）音乐健康活动。

活动二：照相机

请所有的体验者在场地中跟随音乐自由走动，当音乐中途停止留白的时候，会出现逐次增多的哨声，体验者要注意聆听音乐，在音乐停下来的时候每听到一次哨声就像拍照一样停下来，用肢体来摆一个造型，每声哨声换一个造型，像“连拍”一样，所有的造型最好不要重复。奥尔夫音乐《跳七跳》很适合这个游戏。

活动目的：

1. 注意力的训练；

2. 在造型变换过程中激发创造力；

3. 放下对自我形象的焦虑和担心、人际互动的挑战；

4. 听力训练；

5. 获得愉快的活动体验等。

适用人群：

1. 儿童；

2. 注意力障碍、听力障碍等人群；

3. 成长性团体；

4. 企业（团队建设、压力管理等）；

5. 学生团体成长等。

本活动适用于小组（团体）音乐健康活动。

（二）在表演中发展感受力

我们可以对音乐的结构进行简单的分析和划分，利用音乐素材为音乐活动进行编排创作。下面这个活动就是一个根据音乐的结构进行肢体动作编创的例子。整首曲子分为Ⅰ、Ⅱ、Ⅲ三个部分，乐曲演奏是按照Ⅰ－Ⅱ－Ⅰ－Ⅲ－Ⅰ的结构进行的。根据这样的结构和整首乐曲节奏跳跃、欢快的特点，我们可以编排一个名叫《小蚊子》的游戏。

谱例 11：《单簧管波尔卡》

单簧管波尔卡

1=$^\flat$B $\frac{2}{4}$　　　　［波］普罗休斯卡 曲

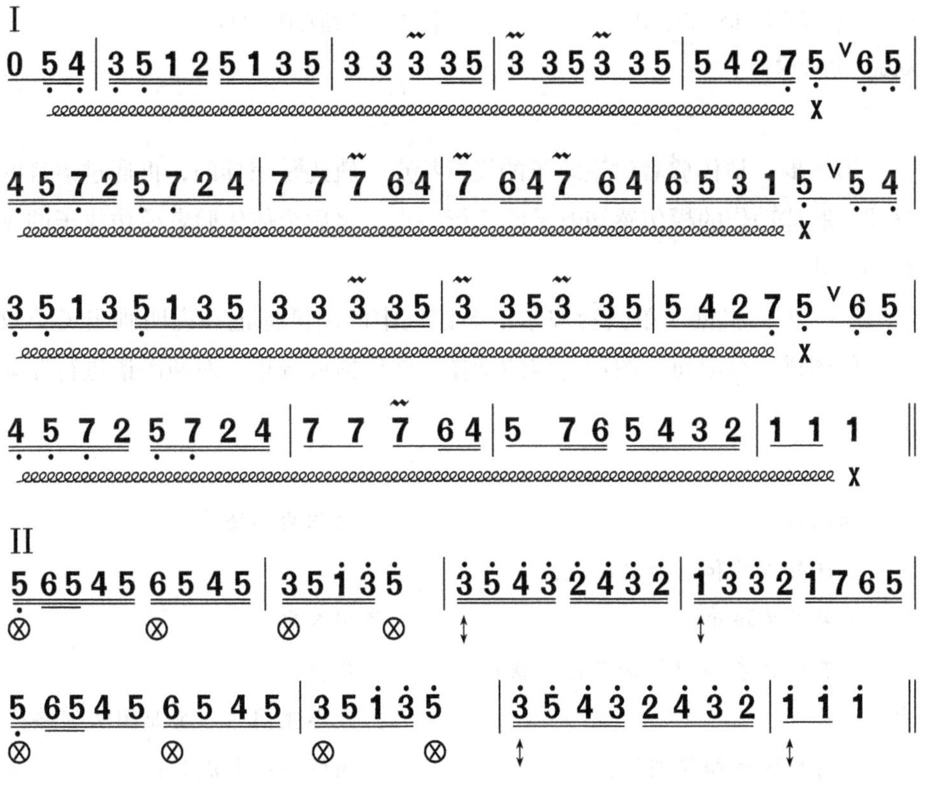

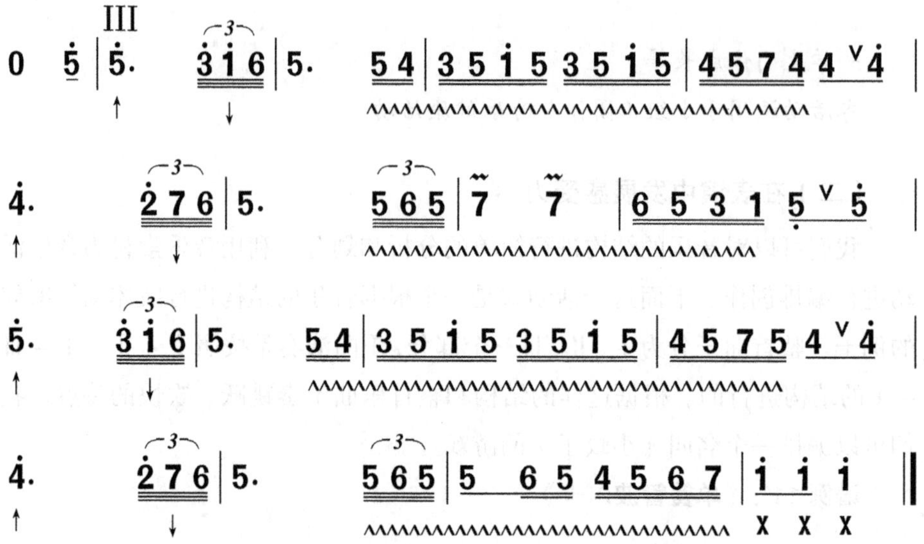

ℓℓℓ	手指在空中绕圈模仿蚊子在飞行	X	拍手
⊗	拍腿	↕	耸肩
↑	伸展身体和脖子张望	↓	收缩身体，“躲”起来
ʌʌʌʌ	扭屁股		

第一步：请体验者讨论蚊子的飞行特点、轨迹是怎样的，再通过语言的描述、肢体动作的模仿感知蚊子的飞行特点，之后全体体验者模仿蚊子的飞行和互动。

第二步：根据《单簧管波尔卡》谱例中的图谱标记和说明画出《小蚊子》的图谱、练习每个图形对应的动作，然后播放音乐、对照图谱进行互动表演。

活动目的：

1. 认知训练和感知觉训练；

2. 创造力培养；

3. 在肢体表演中放松身体、获得自信心；

4. 音乐的感知觉训练；

5. 注意力训练等。

适用人群：

1. 儿童；

2. 大学生团队、企业团队训练；

3. 团体减压和成长；

4. 老年人；
5. 特殊人群等。

本活动适用于小组（团体）音乐健康活动。

（三）在手指游戏中发挥想象力

手指游戏在儿童语言和数字学习以及特殊儿童的音乐治疗中有助于帮助孩子认识自己的身体、对于手指的灵活训练及认知、情绪训练等都能起到积极的作用。

手指歌

Johnny, Johnny, Johnny, Johnny,
Whoops! Johnny,
Whoops! Johnny,
Johnny, Johnny, Johnny!

伸展出一只手，另一只手的食指从伸出这只手的小指开始一边叫名字“Johnny”一边点指尖，在点到食指和拇指中间时，将手指从食指的指尖顺势滑到大拇指顶端，念“Whoops”，再继续点指尖的时候叫名字，每到拇指和食指中间时顺势滑动，念“Whoops”。在活动进行的时候可以进行创造性的改编，比如，把“Johnny”替换成体验者的名字，把“Whoops”替换成中文“哦”。

类似的手指歌谣还有很多，比如下面这两首：

小　熊

小熊小熊圆圆脸
（用手在宝宝的手心画圆），
一步一步走上坡
（从宝宝的手往手臂上点上去）。
叽里咕噜滚下来
（在宝宝身上从上往下作滚状）。
滚进一个山洞里
（用手点到宝宝的胳肢窝挠挠）。

手指一家人

大拇指是爸爸，爸爸开汽车，嘀嘀嘀
（双手大拇指单伸出来，向下按）；
爸爸旁边是妈妈，妈妈洗衣服，唰唰唰
（双手食指单伸出来，做搓衣服的动作）；
个子最高是哥哥，哥哥打篮球，砰砰砰
（双手中指单伸出来，向上做投篮动作）；
哥哥旁边是姐姐，姐姐在跳舞，嚓嚓嚓
（双手无名指单伸出来，做绕圈动作）；
个子最小就是我，我在敲小鼓，咚咚咚
（双手小指单伸出来，做敲小鼓动作）

活动目的：

1. 训练儿童的对身体的认知能力；

2. 训练手指的灵活性；

3. 训练语言能力；

4. 亲子关系建立等。

适用人群：

1. 儿童；

2. 语言障碍的体验者；

3. 手指运动功能受损的康复期体验者等。

本类型活动同时适用于个体音乐健康活动和小组（团体）音乐健康活动。

（四）在音乐剧中进行综合创造

很多音乐治疗师、奥尔夫老师会将故事、音乐、游戏、歌唱、舞蹈、乐器演奏结合，创编有一定情景、情节的音乐剧，参加音乐剧的并不是专业演员，而是参加音乐健康活动或者音乐治疗的体验者、来访者，所有的参加者可以共同来参与剧本的创编及创造性的表演。这样的方式对于儿童综合能力的训练和提升、自信心的培养、创造力的训练、社会交往能力的提高都能够起到非常好的作用，并且深得孩子们的喜爱。同时，家长、老师也可以参与到音乐剧的创作和表演中来，有助于亲子关系的发展和科学的发展、教育理念进入家庭。

三、乐器合奏类

(一) 单音合奏带来的重要体验

体验者分别演奏由不同音高的单音组成的成套乐器，相互配合演奏乐曲。

所有的体验者不要求一定有音乐背景或者识谱的能力，在演奏的过程中通过图谱或者有引导者来带领完成，每一个参与者都会感受到自己是集体的重要一员。

活动目的：

1. 训练体验者之间相互聆听和配合的能力；
2. 提升注意力、反应能力；
3. 认知训练；
4. 提高团体成员的自信心和获得音乐演奏带来的成就感等。

适用人群：

1. 儿童；
2. 大学生团队、企业团队训练；
3. 团体减压和成长；
4. 老年人；
5. 特殊人群等。

本类型活动同时适用于个体音乐健康活动和小组（团体）音乐健康活动。

1. 手钟琴

铃木乐器公司生产的一种由音叉和一只橡胶头的锤子组成的乐器，又叫“甩琴”，体验者在进行演奏的时候可以每人左右手同时各持两支单音，在引导者的手势指挥下进行演奏。

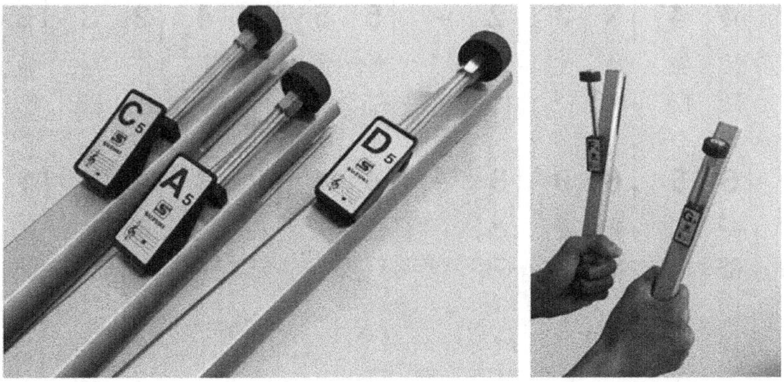

图 7　手钟琴的演奏方式

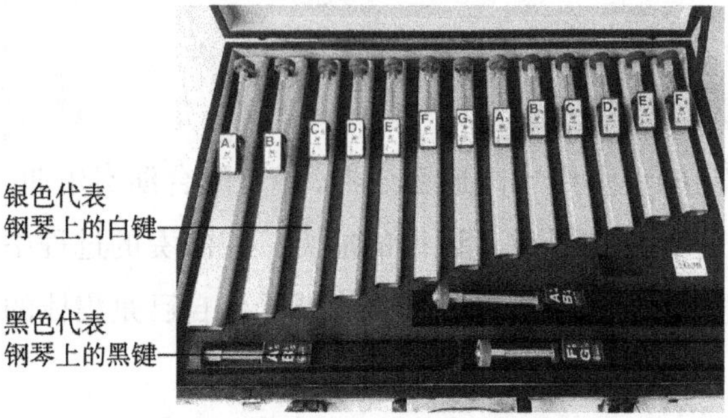

图 8　铃木 HB-16 型手钟琴

每一支单音都分别用英文字母标记着音名、用数字标记组别，以及五线谱上的音符位置。其中，数字的大小表示同一音名的音高的高低不同，数字越大音高越高，数字越小音高越低。例如，C5 代表的就是钢琴上的中央 C（dol）的位置，C4 代表的是比中央 C 低一个八度的 C（dol）音的位置。

上图是我用的 HB-16 型号手钟琴，共有 16 个单音，银色代表钢琴上的白键、黑色的代表钢琴上的黑键，即变化音。

利用这些单音，可以演奏乐曲《小星星》《雪绒花》等简单的歌曲。

谱例 12：手钟琴演奏《小星星》

小星星

1=C $\frac{2}{4}$

1 1 | 5 5 | 6 6 | 5 - | 4 4 | 3 3 | 2 2 | 1 - |
一 闪 一 闪 亮 晶 晶， 满 天 都 是 小 星 星。
c5 c5 G5 G5 A5 A5 G5 F5 F5 E5 E5 D5 D5 C5

5 5 | 4 4 | 3 3 | 2 - | 5 5 | 4 4 | 3 3 | 2 - |
挂 在 天 空 放 光 明， 好 像 千 万 小 眼 睛，
G5 G5 F5 F5 E5 E5 D5 G5 G5 F5 F5 E5 E5 D5

1 1 | 5 5 | 6 6 | 5 - | 4 4 | 3 3 | 2 2 | 1 - ‖
一 闪 一 闪 亮 晶 晶， 满 天 都 是 小 星 星。
c5 c5 G5 G5 A5 A5 G5 F5 F5 E5 E5 D5 D5 C5

谱例 13：手钟琴演奏《雪绒花》

雪 绒 花

1=C $\frac{2}{4}$

3 - 5 | 2̇ - - | 1̇ - 5 | 4 - - | 3 - 3 | 3 4 5 | 6 - - | 5 - - |

E5 G5 D6 C6 G5 F5 E5 E5 E5 F5 G5 A5 G5

3 - 5 | 2̇ - - | 1̇ - 5 | 4 - - | 3 - 5 | 5 6 7 | 1̇ - - | 1̇ - - |

E5 G5 D6 C6 G5 F5 E5 G5 G5 A5 B5 C6 C6

2̇ - 5 | 7 6 5 | 3 - 5 | 1̇ - - | 6 - 1̇ | 2̇ - 1̇ | 7 - - | 5 - - |

D6 G5 B5 A5 G5 E5 G5 C6 A5 C6 D6 C6 B5 G5

3 - 5 | 2̇ - - | 1̇ - 5 | 4 - - | 3 - 5 | 5 6 7 | 1̇ - - | 1̇ - - ‖

E5 G5 D6 C6 G5 F5 E5 G5 G5 A5 B5 C6 C6

2. **手摇铃**

右图中的手摇铃一共有八个单音，分别用不同的颜色来进行区分，每个铃的手柄顶端有英文字母和数字标记的音名，使用这套乐器进行音乐治疗的时候可以使用图 9 所示例的彩色五线谱与相应的颜色进行对照。

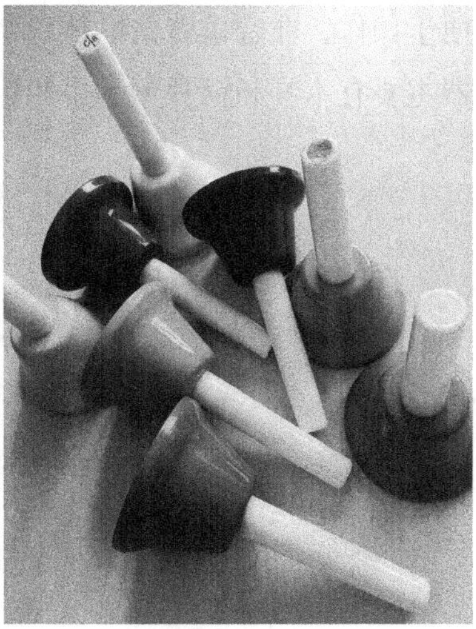

图 9　手摇铃

手摇铃在儿童音乐活动中对孩子的认知、色彩和音乐识谱、注意力训练等方面都能达到很好的效果。此外，在非音乐背景或者零音乐基础的成年人的音乐减压、团体成长、老年人的音乐活动中也能够使体验者快速地学会演奏这些乐器、体会亲自参与音乐演奏和集体创作的成就感、在进行音乐互动的过程中达到身心的放松。

铃之声

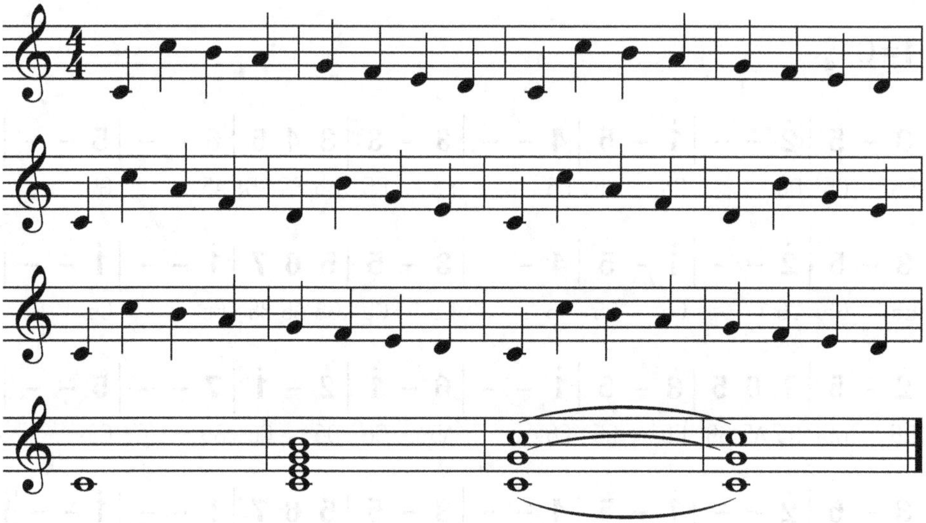

图谱 1 《铃之声》

3. 音块 / 音条乐器

在奥尔夫音乐教育体系中，将很多传统的乐器进行改良，改良后的乐器便于操作，非音乐背景的体验者也能够掌握。其中，常用的音块和音条类乐器主要有木琴和钢片琴（也叫铝板琴）。

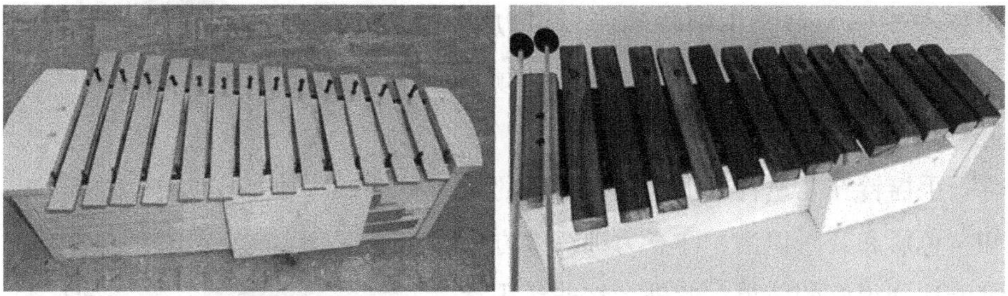

图 10　奥尔夫音乐教具：钢片琴（也叫铝板琴）（左）和木琴（右）

音块（也叫音砖）类的用法与手钟琴和手摇铃的方法相似，体验者可以每人手持一个单音，与其他体验者共同完成乐曲的演奏。同样原理的乐器还有钢片琴（也叫铝板琴）和木琴等。

在我们为孤独症儿童进行专业的音乐治疗的时候，音条乐器受到了一些孩子的喜爱并且在治疗中起到了很好的作用，在我的一段音乐治疗手记中有所体现。

第十三次治疗

“文文最近喜欢上了金属琴，他总是喜欢把金属琴（铝板琴）的音条一个个拆下来，再一个个地装上。每一个音条上面都有一个音名，我开始尝试着让孩子在音乐治疗中学习字母和发音。在文文急于将某一个音条拆下或者装上的时候，我就指着音条上面的字母教他发音，他有时候看都不看字母一眼，应付似的念一下就忙自己的‘工程’去了。”后来在一次治疗前，文文的母亲告诉了我一件事情，说虽然她是英文老师但以前从来没教过孩子英文字母，有一天孩子看电视的时候突然对着电视上的几个英文字母念了起来，并且全部都正确。

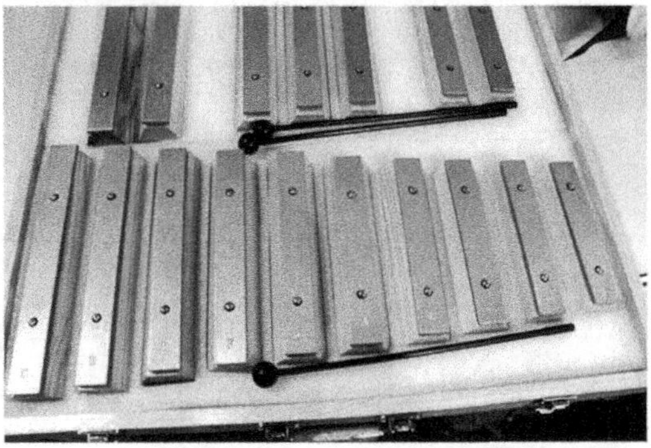

图 11　奥尔夫音乐教具：音块

第十八次治疗

“文文已经能够在音乐中将金属琴的所有音条按照长短排列在金属琴的音箱上了，在安装好七根音条的时候，治疗师递给他一支鼓槌，他很快接过鼓槌来先在高音区敲几下之后又向低音区进行，然后将鼓槌放在一边继续安装下一根音条，并且每安装一个音条之后他都会拿起鼓槌先敲高音区，然后向低音区进行。”

除了用于特殊儿童的音乐治疗之外，这些乐器还能以乐器合奏或者其他形式用于儿童集体课和成年人的音乐减压、老年人的活动中。

（二）乐器合奏带来的整合体验

在对企业、学生等人群的音乐减压、老年人的团体音乐健康活动、儿童集体音乐健康活动中，乐器合奏的方式深得大家的喜爱。我曾使用下面这种“图谱”为企业白领、特殊教育老师、特殊儿童家长、在校学生等人群进行

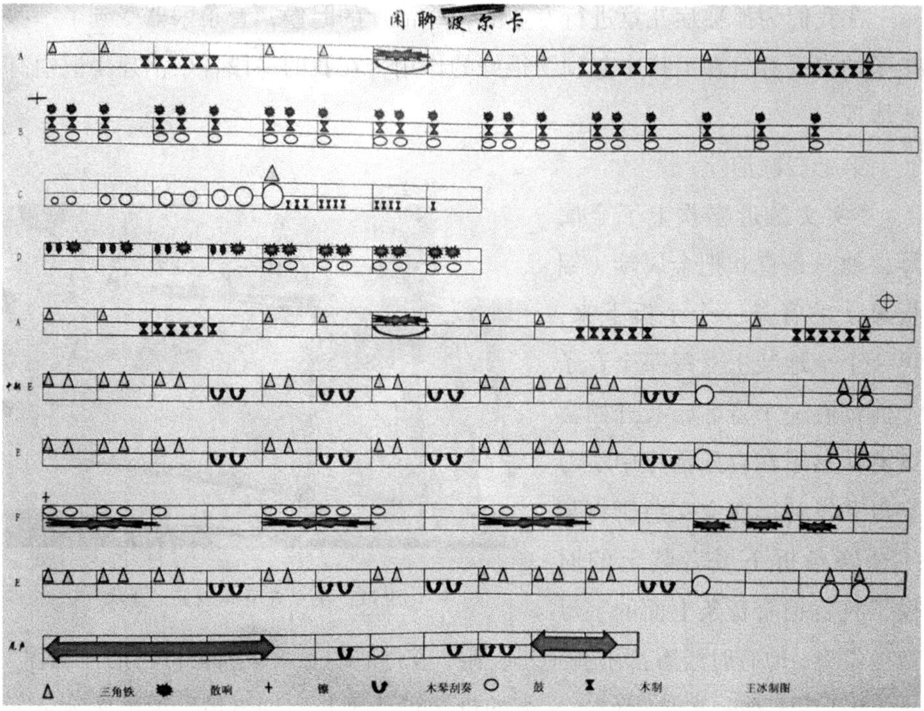

图谱 2 《闲聊波尔卡》

音乐健康活动培训、组织团体音乐健康活动，每次都引起很好的反响。

这是来自于奥尔夫音乐教育的一种活动方式，由中央民族大学王冰老师制谱。《闲聊波尔卡》的图谱设计引自中央音乐学院李妲娜教授的《奥尔夫音乐教育思想与实践》一书的介绍。图中用不同的符号代表不同的乐器，用符号的大小和排列的紧密程度来表示音的强弱和时值的长短，让非音乐背景的体验者以及特殊儿童都能够在这样的图谱指示下完成乐器的合奏。

活动目的：

1. 训练团队的凝聚力、合作能力；

2. 让体验者在音乐演奏中得到身心放松；

3. 获得成就感；

4. 训练团体体验者的注意力、认知能力和反应能力等。

适用人群：

1. 儿童；

2. 大学生团队、企业团队训练；

3. 团体减压和成长；

4. 老年人；

5. 特殊人群等。

本类型活动适用于小组（团体）音乐健康活动。

（三）身体“乐章”带来的心身体验

身体本身就是一件乐器：歌唱就不用说了，捻指、拍手、拍腿、跺脚、搓手、弹舌、吹气等都会发出不同的声音。在团体音乐健康活动特别是参加人数较多时，我们可以利用身体的这些不同的声音来演奏一部身体的“乐章”。下面举一个例子：

引子：引导者引导体验者通过掌声联想到下大雨；然后将两只手掌相对搓手，联想到毛毛细雨；两只手轮流捻指，联想到“小雨”；拍手，联想到“大雨”滴密集地下起来；拍打双腿，联想到倾盆大雨；跺脚，联想到暴风骤雨。引导者喊“毛毛细雨”“小雨”“大雨”“倾盆大雨”“暴风骤雨”等做指令，体验者根据指令切换搓手、捻指、拍手、拍腿、跺脚等动作。

第一步：按照下面的节奏和顺序循环进行捻指、拍手、拍腿和跺脚的演奏，如果体验者无法掌握或者有一定的困难，可以提示体验者用 1、2、3、4、5、6、7、8 来数拍子。

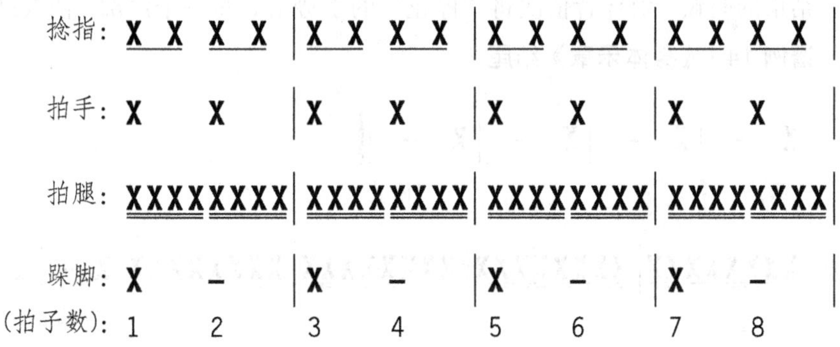

图 12 《身体乐章》基本节奏图 1

第二步：全体体验者围成圆形并划分四个声部，引导者站在圆形的中央指挥。四个声部像歌曲轮唱那样进行表演：在第一个声部表演完“捻指”的八拍之后、开始表演“拍手”的同时，第二声部从“捻指”开始表演；当第二个声部表演完“捻指”的八拍之后、开始表演“拍手”的同时，第三声部从“捻指”开始表演；当第三个声部表演完“捻指”的八拍之后、开始表演“拍手”的同时，第四声部从“捻指”开始表演。每个声部不断地循环演奏，变成一个节奏此起彼伏、不断轮换的整体。开始的时候是这样：

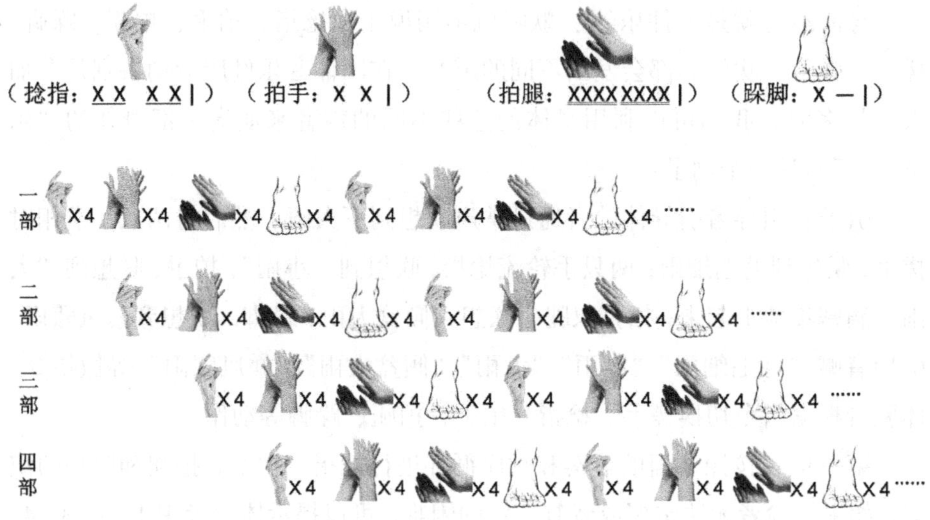

图谱3 《身体乐章》1

结束的时候，引导者依次将“停止”的手势给到每一个声部、依次结束：

谱例14：《身体乐章》结尾1

一部：X – | X – | X – | X – ‖
（跺脚） （停止）

二部：XXXXXXXX | XXXXXXXX | XXXXXXXX | XXXXXXXX | X – | X – ‖
（拍腿） （跺脚）（停止）

三部：X X | X X | X X | X X | XXXXXXXX |
（拍手）： （拍腿）

XXXXXXXX | X – | X – | X – | X – ‖
（跺脚） （停止）

四部：XXXX | XXXX | XXXX | XXXX | X X | X X | XXXXXXXX |
（捻指） （拍手） （拍腿）

XXXXXXXX | XXXXXXXX | XXXXXXXX | X – | X – | X – | X – ‖
（跺脚） （停止）

第三步：缩短乐句，然后像上一步那样进行轮奏：

捻指：	X X	X X	X X	X X
拍手：	X	X	X	X
拍腿：	XXXX	XXXX	XXXX	XXXX
跺脚：	X	–	X	–
（拍子数）：	1	2	3	4

图 13 《身体乐章》基本节奏图 2

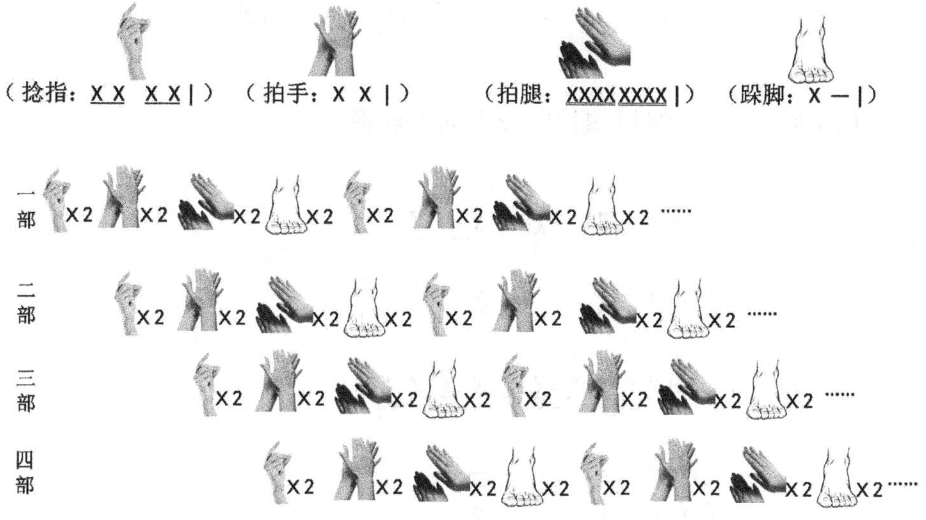

图谱 4 《身体乐章》2

结束的时候是这样：

谱例 15：《身体乐章》结尾 2

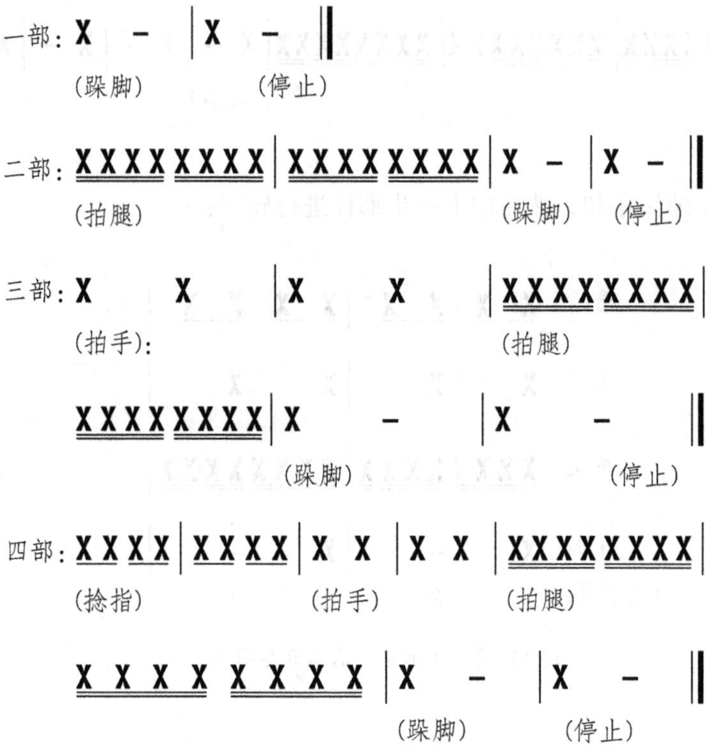

第四步：将乐句再进行缩短，之后进行轮奏：

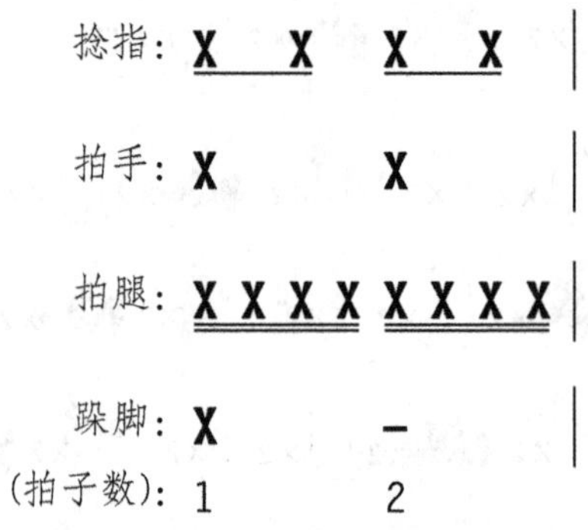

图 14 《身体乐章》基本节奏图 3

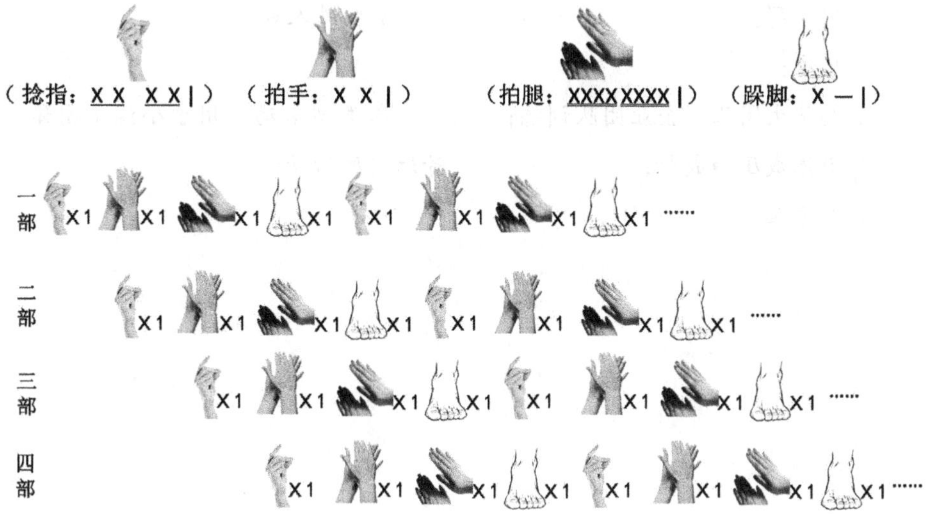

图谱 5 《身体乐章》3

结束的时候是这样：

谱例 16：《身体乐章》结尾 3

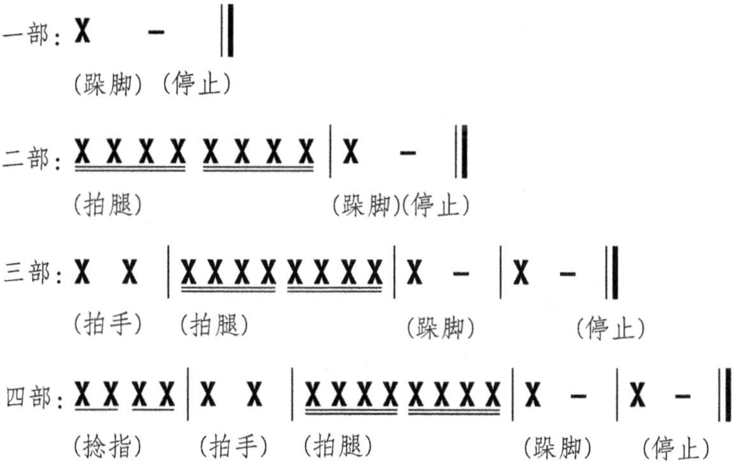

活动目的：

1. 训练体验者的身体协调能力；

2. 训练注意力和记忆力；

3. 身体内在音乐感的训练；

4. 团体成员的互相聆听、配合与协调的训练；

5. 愉悦的活动感受、自信心和成就感的建立等。

适用人群：

1. 儿童；
2. 大学生团队、企业团队训练；
3. 团体减压和成长；
4. 老年人；
5. 特殊人群等。

本类型活动适用于小组（团体）音乐健康活动。

第二章 “内在探索”方

“内在探索”方主要侧重音乐给人带来的内心、内在的体验。我们都有这样的体验：每当听到一首音乐的时候，眼前会浮现一系列画面，或者是曾经发生的某件事情、想起某个人或者某个地点等，这都是音乐所引起的我们的心理的活动的体现。可见，聆听音乐的过程是一个“走心”的过程，在把音乐与健康联系到一起的过程中，跟随音乐进行天马行空的想象那是在我们的记忆和潜意识的世界里漫游；聆听音乐，听伙伴们讲述与音乐有关的故事是打开心房、心灵沟通的过程；在与疾病和疼痛抗衡的病房中，聆听一首清新的音乐、想象自己在大草原上自由地呼吸新鲜空气，这是一个自我疗愈的过程；专业的音乐治疗师使用不同的音乐，利用这些音乐给他们的来访者带来不同的想象体验进行心理治疗或者创伤处理，这是一个认知重建、心灵重塑的过程——音乐从内在探索层次作用于健康的过程。

下面介绍的这些音乐作用于健康的方法，读者们可以选择部分简单的方法进行自学和练习，练习的过程可以由两个人来完成：一个做引导者，另一个做体验者。

一、音乐放松法消除紧张和焦虑

音乐放松法来源于古老的瑜伽放松术。放松的过程中配合呼吸调整以及柔和的音乐，能够帮助身体更快、更好地进入放松状态。生物反馈系统的研究表明，在音乐放松的过程中，人的心跳会减慢、血压会降低、肌张力和皮肤电位也会下降，血管容积会增加，皮肤电阻值会升高，肾上腺素会下降，胃肠活动会增加，血液中具有缓解疼痛功能的内啡肽的含量会上升——这些都是身体进入放松状态时的表现，身体进入放松状态后，焦虑程度就会降低。音乐放松的方法较为简单易学，主要有主动式音乐渐进放松和被动式音乐渐进放松两种。

（一）放松也需要练习——主动式音乐肌肉渐进放松

适用对象：具有自我意识、运动能力和智力水平正常的所有人群；从未体验过放松的人群以及放松和想象有困难的人群。

音乐选择：旋律线平缓、节奏变化强度较低、色彩优美宁静有助于放松的轻音乐，新世纪音乐、大自然音乐等。

健康理念：主动式音乐渐进放松的方法通过使体验者主动地逐步体验身体各个部位的肌肉群先紧张然后放松的过程来找到放松的感觉、学会放松。

在进行练习的过程中，引导者可以参照下面的指导语为体验者进行放松引导：

第一步：导入

我现在来教你如何使自己放松。为了做到这一点，我将让你先紧张，然后放松你身上的肌肉群，先紧张后放松的用意在于让你体验什么是放松的感觉，因为只有知道了什么是紧张的感觉，我们才能更容易体验什么是放松的感觉，从而学会如何保持这种感觉。

第二步：引导放松

请用力弯曲你的前臂，与我的拉力形成对抗：请用力回收你的前臂，同时体验肌肉紧张的感受。（大约持续 10 秒，如果是自己练习，可以尝试握住一根固定的柱状物体或者把杆）好，请你放松，不再用力，尽量放松，体验感受上的差异。（停顿 5 秒）这就是紧张放松的基本用意，下面我将让你逐个紧张和放松你身上的主要肌肉群，从放松双手开始，然后是双臂、脚、下肢，最后是头部和躯干。

现在，请你深深地吸一口气，保持一会儿，保持一会儿。（大约 10 秒）好，请慢慢地把气呼出来，慢慢地把气呼出来。（停一会儿）现在，伸出你的前臂，攥紧拳头，用力攥紧，注意你手上的紧张感觉。（大约 10 秒）好，现在请放松，彻底地放松你的双手，体验放松后的感觉。你可能感到沉重、轻松或者温暖，这些都是放松的标志，请你注意这些感受。（停一会儿）

现在，弯曲你的双臂，用力弯曲，紧张双臂的肌肉，保持一会儿，保持一会儿，感受双臂肌肉的紧张。（大约10秒）好，放松，彻底放松你的双臂，体会放松后的感觉，注意这些感觉。（停一会儿）

现在，开始练习如何放松双脚。停5秒）好，紧张你的双脚，用脚趾抓紧地面，用力抓紧，用力，保持一会儿，保持一会儿。（大约10秒）好，放松，彻底地放松你的双脚。（停一会儿）

现在，我们放松小腿部位的肌肉。（停5秒）请你将脚尖用劲向上跷，脚跟向下向后紧压地面，绷紧小腿上的肌肉，保持一会儿，保持一会儿。（大约10秒）好，放松，彻底地放松。（停一会儿）

现在，请注意大腿肌肉。（停5秒）请用脚跟向前向下压紧地面，紧张大腿肌肉，保持一会儿，保持一会儿。（大约10秒）好，放松，彻底地放松。（停一会儿）

现在，我们注意头部肌肉。（停5秒）请紧张额头的肌肉，皱紧眉头，保持一会儿，保持一会儿。（大约10秒）好，放松，彻底地放松。（停一会儿）现在，请紧闭双眼，用力闭紧双眼，保持一会儿，保持一会儿。（大约10秒）好，放松，彻底地放松。（停一会儿）

现在，转动你的眼球，从上到左，到下，到右，加快速度；好，现在朝相反的方向旋转你的眼球，加快速度；好，停下来，放松，彻底地放松。（停一会儿）

现在，咬紧你的牙齿，用力咬紧，保持一会儿，保持一会儿。（大约10秒）好，放松，彻底地放松。（停一会儿）

现在，用舌头顶住上腭，用劲上顶，保持一会儿，保持一会儿。（大约10秒）好，放松，彻底地放松。（停一会儿）

现在，收紧你的下巴，向内收紧下巴，用力。保持一会儿，保持一会儿。（大约10秒）好，放松，彻底地放松。（停一会儿）

现在，请注意躯干上的肌肉群。（停5秒）好，请你往后扩展你的双肩，用力往后扩展，用力扩展，保持一会儿，保持一会儿。（大约10秒）好，放松，彻底放松。（停一会儿）

现在，向上提起你的双肩，尽量使双肩接近你的耳垂，用力上提双肩，保持一会儿，保持一会儿。（大约 10 秒）好，放松，彻底地放松。（停一会儿）

现在，向内合紧你的双肩，用力紧合双肩，用力，保持一会儿，保持一会儿。（大约 10 秒）好，放松，彻底地放松。（停一会儿）

现在，请抬起你的双腿，向上抬起双腿，弯曲你的腰，用力弯曲腰部，用力，保持一会儿，保持一会儿。（大约 10 秒）好，放松，彻底地放松。（停一会儿）现在，紧张臀部肌肉，上提会阴，用力上提，用力，保持一会儿，保持一会儿。（大约 10 秒）好，放松，彻底放松。（停一会儿）

第三步：导出

这就是整个放松过程。现在，感受你身上的肌肉群，从下，向上，使每一组肌肉群都处于放松状态。首先，（慢）你的脚趾，你的脚，你的小腿，你的大腿，你的臀部，你的腰部，你的胸部，你的双手，你的双臂，你的脖子，你的下巴，你的眼睛；最后，你的额头，全部处于放松状态。（大约 10 秒）

请注意放松时的温暖、愉快的感觉，请将这种状态保持一、二分钟。然后，我将从“一”数到“五”，当我数到“五”时，请你睁开眼睛，感到平静安详、精神焕发。（停一两分钟。）

“一”感到平静；“二”感到非常的平静安详；“三”感到精神焕发；“四”感到非常的精神焕发；“五”睁开眼睛。

主动式肌肉渐进放松能够让体验者从机体真实的肌肉紧张—放松的过程中真正找到和切身体会放松的感觉。放松过程完成之后，对于初次尝试、平时运动较少的体验者来说，可能会在接下来的一两天中感觉到全身肌肉酸痛，这跟我们偶尔进行一次较强程度的运动一样，坚持连续进行多次或几天之后肌肉酸痛的症状就会逐渐消失。在学会放松之后，我们会更多地使用下面介绍的被动式肌肉渐进放松的方法。

（二）放松即是享受——被动式音乐肌肉渐进放松

适用对象：具有自我意识、运动能力和智力水平正常的所有人群，为他们提供平静的体验，减少焦虑、增强聆听的能力以及为更深层次的音乐想象做准备，能够帮助体验者进入深度放松和意识转换状态。

音乐选择：旋律线平缓、节奏变化强度较低、色彩优美宁静有助于放松的轻音乐、新世纪音乐、大自然音乐等。在为更深层次的音乐想象做准备时，为了更加优化体验过程中音乐的引导功能，往往在渐进放松阶段不使用音乐。

健康理念：利用想象和分别体会身体各个部位放松所带来的实际感受的方式帮助体验者进行放松。

引导者可以一边播放事先准备好的音乐，一边参照下面的指导语为体验者进行引导。

第一步：导入

选择一个舒服的姿势坐好或者躺好，轻轻闭上眼睛，把所有的注意力放在自己的呼吸上，感受新鲜的空气是如何徐徐进入身体又如何让代谢出的气体慢慢排出体外。想象一下，每当吸气的时候，所有的紧张、烦恼、不舒适、不愉快的感觉统统聚集到一起；每当呼气的时候，所有的紧张、烦恼、不舒适、不愉快的感觉统统随之呼出去。……聚集起来……呼出去……聚集起来……呼出去……

第二步：播放音乐，引导放松

音乐响起的时候，想象自己的面前出现了一束彩色的光，是自己最喜欢的颜色。看看这束光是什么颜色的？（引导者可以询问体验者，体验者告诉治引导者自己看到的是什么颜色的光）这束光照到你的头顶，头顶开始变得微微发热了，发热了……微微发热的感觉让你的头顶开始变得放松了，放松了，越来越放松了……

最喜欢的光照到你的额头，额头开始变得微微发热了，发热了……微微发热的感觉让你的额头开始变得放松了，放松了，越来越放松了……

最喜欢的光照到你的眼眶，眼眶开始变得微微发热了，发热了……微微发热的感觉让你的眼眶开始变得放松了，放松了，越来越放松了……

最喜欢的光照到你的脸颊，脸颊开始变得微微发热了，发热了……微微发热的感觉让你的脸颊开始变得放松了，放松了，越来越放松了……

最喜欢的光照到你的鼻子，鼻子开始变得微微发热了，发热了……微微发热的感觉让你的鼻子开始变得放松了，放松了，越来越放松了……

最喜欢的光照到你的下巴……

最喜欢的光照到你的脖子……

最喜欢的光照到你的肩膀……

最喜欢的光照到你的两个手臂……

最喜欢的光照到你的双手……

最喜欢的光照到你的胸部……

最喜欢的光照到你的背部……

最喜欢的光照到你的腰部……

最喜欢的光照到你的腹部……

最喜欢的光照到你的臀部……

最喜欢的光照到你的大腿……

最喜欢的光照到你的膝盖……

最喜欢的光照到你的小腿……

最喜欢的光照到你的双脚……

最喜欢的光照到你的整个身体，全身都开始变得微微发热了，发热了……微微发热的感觉让你的整个身体开始变得放松了，放松了，越来越放松了……

（音乐继续播放 10 秒）

第三步：导出

（音乐停止）

音乐现在已经停止了，在全身微微发热和放松的感觉中，我将把你慢慢叫醒，醒来以后，你将感到头脑更加清晰……先不要着急睁开眼睛，想象一下房间的样子、感受一下身体下的床或者沙发 / 垫子、活动一下肩膀和双手双脚，当你感到舒服的时候再慢慢睁开眼睛。

小贴士

读者们可以根据上文中的文字做参考自行设计指导语。示例中通过引导体验者感受身体微微发热的感觉、再体会这种感觉带来的身体放松的感受，实际上放松时身体的感觉除了“微微发热”之外，还会有一些诸如越来越沉 / 轻飘飘的 / 麻酥酥的等感受，这些感受也是因人而异的。我们也可以使用这些感受来引导体验者进行放松，在设计指导语的时候，可以将示例中的“微微发热了”改成“越来越沉了”或“轻飘飘的”或“麻酥酥的”等描述放松的感受的词语，每次使用一种即可，不要让体验者一会儿想象这个部位“轻飘飘的”、一会儿想象那个部位“麻酥酥的”。

另外，从示例中我们也可以看到，指导语的重复性很强，内容也比较简单，在设计指导语的时候需要遵循这样重复和简单的原则。因为当体验者在引导者的引导下进入音乐放松的时候，简单重复性的渐进式放松指导语让大脑和身体的每一个部位很快适应这样的“节奏”，上一个部位放松结束、下一个部位会自动进入放松状态，达到一种可预期的效果，变化过多的指导语反而会不利于甚至干扰渐进放松的进行。

在进行音乐放松的时候，指导语的语速与音乐应当尽量配合、尽可能地在节奏上融为一体，但是没有必要把音调压得很低、声音拉得很长，故意制造一种很神秘的效果，放松是身体的一种自然状态，只是我们是使用音乐的方式帮助体验者找回自身原有的状态，这个过程也并不神秘，自然、平常的音调和声音是最好的。

被动式音乐肌肉放松常常和下文将要介绍的音乐想象类技术一起使用，作为音乐想象的准备。在用作放松、缓解紧张和焦虑的治疗目的时，往往会和“指导性音乐想象”一起使用；专业的音乐治疗师在做深层次干预和治疗时，则会和其他的音乐想象技术一起使用。

二、音乐想象法打开内心之门

以弗洛伊德为代表的精神分析学派在潜意识理论和人格发展领域做出了卓越的贡献。音乐想象的方法建立在精神分析理论基础之上，能够对人们过往的经历、记忆和潜意识进行探索和整合，在一定程度上帮助人们解决心理问题。在了解具体的音乐想象方法之前，我们需要先了解几个心理学的现象，这些现象能够帮助我们更好地理解音乐对人的心身健康所起到的重要作用。

1. 潜意识理论

弗洛伊德认为人的心理由三部分构成，即意识、前意识和无意识（即潜意识）。意识是指人当前认识到的心理部分。人们一般能用言语表达他们的意识经验，能用逻辑的、推理的方式对其进行思考；前意识指记忆中的心理

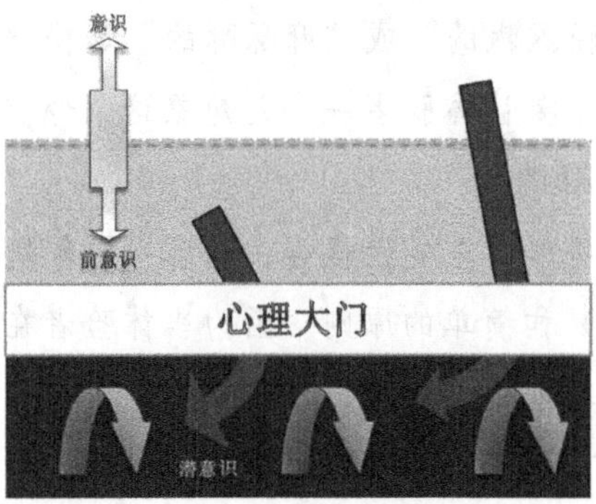

图 15　潜意识理论

部分，尽管当前意识不到，但可以很容易地带入意识中去，无（潜）意识代表主动有力地回避意识的心理部分，无（潜）意识活动是人的很大一部分欲望、情感和观念的储藏所。它们无休止地、间接地影响以后的行动和意识中的经验。精神分析学派认为，很多情况下，我们的行为、意识和出现的心理问题都和潜意识有关系，潜意识在对我们的行为和生活发生作用。

为什么当我们的生活遭遇意外的伤害、挫折的时候，会发生一些自发的、原始的反应，比如：短暂的情绪失控；刺激性的瞬间或画面常常无预期地在脑海里出现，比如偶然看到一起惨烈车祸的现场，事后在工作或者无意识的某个瞬间，这个偶遇的车祸现场画面就会猛地“蹦”到眼前，影响到当时的心情，这就是心理学上说的“闪回”；在地震灾区，幸存下来的人无法接受亲人突然逝去的事实，极力地否认；等等。这些反应与精神分析学派提出的“自我防御机制”有关。

2. 人格的组成与自我防御机制

弗洛伊德提出了人格的三个组成部分：自我、本我和超我。本我是与生俱来的、最原始的部分，是人格结构的基础，遵循“快乐原则”，追求人的最原始的需求：食物、欲望、性的满足等，本我像一个任性的小孩，总是希望自己的各种需求能够立即得到满足；超我是人格结构中的管制者，由完美原则支配，遵循“道德原则”，维持个体的道德感、回避禁忌，就像家庭中父亲的角色，威严不可侵犯。很显然，本我和超我就像是一对对立的父子关系，而自我是人格的执行者，遵循“现实原则”，它像一个中层管理者一样，既要想办法让本我的需要得到满足，又要权衡超我的道德要求，当本我的要求“过分”的时候，自我就要想法让本我的需求延迟满足，当超我的要求过高的时候，本我就会受到压制，自我就要设法使这一对博弈尽可能平衡。

本我、自我、超我构成了人的完整人格。人的一切心理活动都可以从他们之间的联系中得到合理的解释，自我是永久存在的，而超我和本我又几乎是永久对立的，为了协调本我和超我之间的矛盾，自我需要进行调节。特殊情况发生的时候，自我就会帮助启动防御机制。

主要的防御机制有：压抑、否认、退行、抵消、投射、升华等。

“自我防御机制”是人体自带的、自然的一系列自然反应，因此，当我们遭遇意外的伤害、挫折的时候，不要被我们自己的“反常”反应吓倒，这是我们的本能表现，是一种自我保护，同时我们也有能力正确地看待它们、进行自我调节。

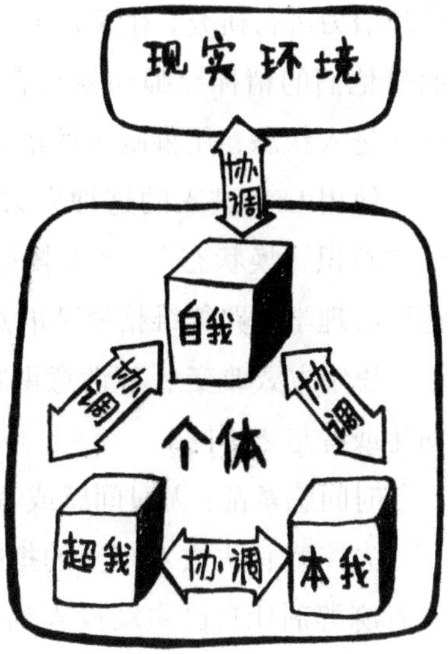

图 16 自我—超我—本我的关系

催眠是一种怎样的状态？人被催眠了真的可以说出银行卡密码吗？音乐能够把人催眠吗？催眠之后是怎样的一种感受？——要想知道这些问题的答案，我们需要先来了解一下与催眠相关的“意识转换状态”。

3. 意识转换状态

音乐放松很容易让体验者进入一种在音乐治疗中非常神秘、有趣和重要的身心状态——“意识转换状态”（ASC）。在意识转换状态下，有经验的音乐治疗师可以使用音乐想象的方法引导体验者进行心灵、记忆和潜意识层面的探索。音乐想象大部分方法技术都是通过音乐放松先让体验者进入到类似意识转换状态下，然后再进一步的工作的。由于体验者受暗示性和自身其他因素的不同，并不是所有的体验者都能够进入到意识转换状态中，治疗的效果和成败取决于想象过程中体验者对内在资源的整理、认识或重建程度，而不是是否进入意识转换状态。

提到意识转换状态，又不得不提到一种叫作麦角酸二乙基酰胺（LSD）的物质，它是人类历史上最负盛名的致幻剂。LSD 曾是二十世纪六十年代美国最风行的毒品，引导了整整一代嬉皮文化。英国作家赫胥黎在他的《知觉之门》一书中阐述了一种全新的心理学理论，认为人的神经系统并不是知觉的来源，它只不过是一扇起过滤作用的门，挡住了真正庞大的知觉世界，某些致幻剂能够把这扇门打开。赫胥黎和心理医生汉弗莱合作对 LSD 的心理治疗潜力进行研究，在汉弗莱的诊所里，医生不再是记录病人症状的冷面孔，而是他们的精神导师和参与者，汉弗莱在治疗中会服用少量的 LSD 与病人一起进入状态，用催眠式的语言鼓励病人去想象美好的事物来进行治疗。

使用 LSD 进入的这种失去自我意识、易受暗示的状态就是我们要讨论的“意识转换状态”。高天教授在他的《接受式音乐治疗》一书中，引用了德国心理学家路德维格概括的意识转换状态的一般特点：

思维方式改变：理性意识减弱引起的平时习惯的想法、做决定的方式被弱化或者与之不同。

时间感紊乱：无时间感或者时间被拉长或缩短、年代打乱，等等。

失控感：失去对现实的把握或者对自己的控制。“瘾君子”使用致幻剂或者麻醉剂让自己主动投入到这种状态中，所谓的“通灵”者、“附身”者也会出现这样的状态。

情绪表达的改变：理性地对情绪的控制减弱，带来原始的、极端的、“反常”的、与平日不同的、多种体验的情绪上的变化，以及某些情绪的放大或者缩小。

身体意象的改变：感到身体扭曲、变形，部分身体部位的分离，放大或缩小以及脱离人形、变成动物、植物或者其他物体，等等。

感知觉扭曲：感知觉的变化，出现各种幻觉等，以及联觉的产生。

意义或含义的转变：在意识转换状态中，可能会对一些事情产生以前从没有出现或想到过的新的看法，发生顿悟。

不可言传的感觉：独特的主观体验，与从没有进入过这种状态的人无法交流的感觉。

重生的感觉：一种复活、新生的感觉，特别是与宗教、信仰有关的活动。

高暗示性：这种状态下被暗示性增强，很容易接受一定的指令或者高强度的暗示。这种状态在催眠治疗中往往会起到辅助治疗的作用。

意识转换状态的这些特点会对人产生强烈的作用，在心理治疗中，利用这些特点会在临床中起到非常显著的作用，能够达到普通状态很难达到的效果。

专业的音乐治疗师能够通过肌肉渐进放松帮助他们的来访者进入意识转换状态。随着放松的逐步进行，来访者会感到自己的身体开始变得不容易受意识支配，但是却能够听到治疗师的声音、能够跟随治疗师的引导进行想象，并且很容易跟随治疗师和音乐的引导，也容易接受暗示；感知觉会变得灵敏，对于一些感觉、气味、颜色等感受非常敏锐，还很容易引发联觉，如同身临其境一般；过往的经历以及我们所说的潜意识中的内容很容易浮现出来，来访者会很容易回忆起小时候发生的事情，正在谈论此件事情时可能会突然想起另一件与之没有直接联系的事情并忽然发现两件事情之间的联系。

生活中曾发生过的美好故事、成功的经历、幸福的瞬间以及领略过的美好景色等都是生活的调味剂，当人陷入低潮的时候、生病的时候，这些“调味剂”的作用就可以发挥出来了，我们可以将这些称为“积极资源”。专业的音乐治疗师通过各种音乐想象的技术帮助他们的来访者探索、寻找、调动他们的积极资源，利用这些积极资源来解决他们遇到的心理问题。

纵观生活中常见的压力、心理问题，在很大程度上这些问题的源头与情绪息息相关的，因此，我们还需要了解情绪与认知和生活的关系。

4. 关于情绪的几个概念

需要是情绪产生的基础。在日常生活中人往往有多种不同的情绪，他们常常不是彼此毫无联系地发生，而是相互影响的。主导需要决定主导情绪，当主导需要获得满足或者没有满足时，所产生的肯定或否定情绪往往会冲淡甚至抑制与此同时发生的其他情绪。情绪总是伴随一定的认识过程而产生，由于认知内容与人的需要具有各种不同的关系，这样就产生了人对认知内容的不同态度。当处于情绪状态时，体内由植物性神经系统支配的内脏器官和内分泌活动会发生图 17 中的变化。情绪对认知的影响明显地表现在心境对认知的影响上。心境（是一种比较微弱、持久具有渲染性的情绪）对认知的影响是弥散性的。在积极心境下，很容易回想起以往的积极的、美好的回忆，同时，我们还会试图努力维持

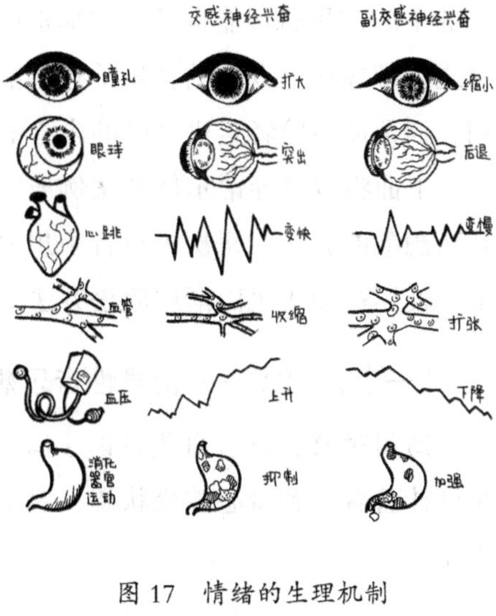

图 17　情绪的生理机制

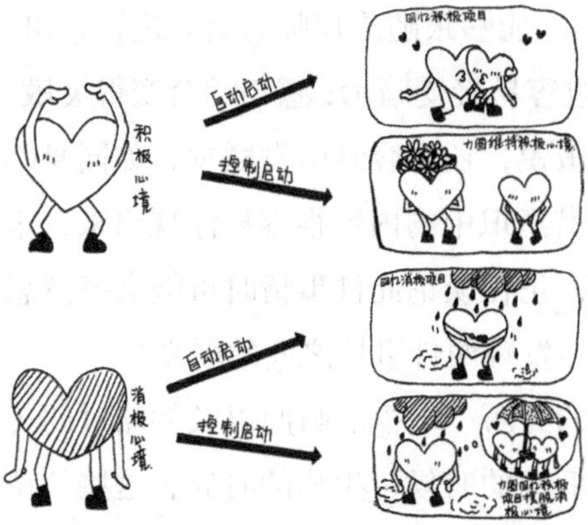

图 18　心境对认知的影响

这种积极的状态；在消极的心境下，却很容易有消极、悲观的态度，回忆起以往消极的经历，而我们自己应努力通过各种方法摆脱消极的心态或者是回忆一些积极的项目。

情绪对认知有重要的影响，积极的情绪状态能够有利于人们的认知态度、对自己和世界的看法。因此，挖掘、强化来访者内在的积极资源就成为专业音乐治疗中的一个非常重要的临床治疗目标，积极资源能够使很多问题迎刃而解。对于现代社会中的很多缺乏安全感、内心的孤独、内在的自卑、过往没有解决的创伤事件等，一旦寻找到当事人自身的积极资源并进行强化，就能够很快解开心结。参照上文关于积极 / 消极心境对认知的影响，我们可以推断，音乐和音乐活动本身的生理、心理特点（促进使人体愉悦、镇痛等感受的激素分泌，带来快乐、自信、放松等心理感受）是最好的积极资源“孵化器”。在诸多的临床案例中，对积极资源的工作让我们感到神奇，我时常有这样的感慨：每个人最好的治疗师是自己，只是有时我们内心的各种活动和信息像是一个打了死结的毛线团，需要用一些方法将其重新整理，只要将这个毛线团放松、仔细观察它的全部，我们就能自己找到那根解开死结的关键线索，然后自然地就能够将之梳理成功。专业的音乐治疗师能够起到帮助体验者放松和观察自己的作用，而帮助体验者走进自己的内心的，是音乐。

下面将以指导语示例和案例或案例片段为主要的呈现方式为您介绍各种音乐想象的方法。每次进行音乐想象之前都需要先进行音乐放松（一般情况下多使用被动式肌肉渐进放松方法）来帮助体验者进入意识转换状态。

（一）入门篇——指导性音乐想象

适用对象：具有自我意识、运动能力和正常智力水平的所有人群。用于帮助体验者达到身心放松状态，对于睡眠障碍、紧张和焦虑等状态有积极的作用。

健康理念：通过音乐想象的方式帮助身体和心灵进入放松的状态，从而缓解紧张和焦虑、促进睡眠。

音乐选择：旋律线平缓的轻音乐、新世纪音乐等。音乐的选择尽可能与指导语的设计相配合，与旋律色彩和情绪相对应。

我们可以参照下面的指导语进行指导性音乐想象的练习：

第一步：导入

请选择舒服的姿势坐好或躺好，调整你的呼吸，深深地吸……慢慢地呼……深深地吸……慢慢地呼……深深地吸……慢慢地呼……

第二步：放松

现在，请你轻闭双眼，感到眼皮轻松、眼眶轻松，整个眼部都非常轻松。

下面努力体会放松的感觉。头部非常放松：头顶、额头、面颊、脖子都非常放松；双肩、双臂、肘部、前臂、手腕、手掌和双手的手指都非常放松；胸部、背部、腰部、腹部、臂部都非常放松；大腿、膝盖、小腿、脚脖子、脚面、脚底和两脚的脚趾都非常放松，你的全身都非常放松。抛开心中所有的杂念，忘记了所有的烦恼。

深深地吸，慢慢地呼……深深地吸，慢慢地呼……感觉身上所有的不适和心中的苦闷都随着你的呼吸排出了体外……

体会了放松，再努力体会沉重的感觉，你感到全身都变得非常沉重。头部很沉重，双肩、双臂都很沉重，背部、腰部、腹部、臂部也非常的沉重；和身下的椅子 / 沙发 / 床垫紧紧地贴在了一起。大腿、小腿、脚后跟都变得非常的沉重，全身沉极了，重极了，好像往地下沉下去。在这沉重中，感到自己的意识渐渐地失去，意识越来越不被自己控制。渐渐地，模糊……

第三步：播放音乐、引导想象

现在，想象你来到了一个美丽的山谷，小鸟在树枝间鸣叫，你走在山谷里石子铺成的小路上，路旁长满美丽的花草。空气中飘着花草和树木的清香，清新极了。阳光透着树枝照在身上，暖洋洋的，把身上的污气都清除掉了。透过树木和花草，隐隐看到远处的温泉，水面上闪烁着银光。水边是细细的沙土，阳光洒落在山谷里，把沙土地也晒得暖融融的。

现在，你来到了一处温泉边，光脚走在沙地上，细沙从脚趾间流出来，温暖和舒适浸透了全身。你走进了沙地里的温泉。站在温泉里，感到全身都变得非常温暖。有一股温暖的泉水，从头顶流下来，流过额头，流过面颊，流过脖子，流过双肩、双臂、双手、流向两手的手心、手指、两手的手心、手指都感到非常温暖、舒适；温暖的泉水流过胸部，流过背部，流过腰部、腹部、臀部，流向大腿、小腿、脚跟、脚心、脚面和脚趾，双脚感到非常温暖，慢慢地整个身体都浸泡在这暖融融的泉水之中，感到非常温暖，非常舒适，你忘记了一切压力和烦恼。只感觉身体和心灵完全地放松，与这暖暖的泉水融到了一起，很自然，很轻松，很舒适。

（停止语言指导 5 ~ 10 分钟）

第四步：导出

（音乐停止）

你睡得很好，睡得很舒服。现在，在非常轻松、舒适的感觉中，我将把你唤醒。醒来后，头脑就变得非常清醒，眼睛非常明亮，心情非常愉快。我开始倒数数字，从 10 到 1，当我数到 5 的时候，慢慢睁开眼睛，但还没有完全清醒，当我数到 1 的时候你就完全清醒了。记住，醒来后，头脑就非常清醒，眼睛非常明亮，心情非常愉快。10—9—8—7—6—5，睁开眼睛，4—3—2—1，现在完全清醒了。

指导性音乐想象的指导语可以自己进行设计，任何一个去过或者想到的美好的场景、地点都是可以的，在进行指导语设计的过程中，可以按照视觉—联觉—情绪—身体的顺序进行感知觉的描述，从而尽可能地把身体的感官都激活，让身体在全体感官都被调动起来的情况下尽情感受想象带来的放松和美好。

在实际的体验中，并不是所有的体验者都能够一次性完全跟随引导者的语言、顺利地想象指导语所描述、描绘的环境的。有些体验者会断断续续地进入指导语所描述的环境，时而进入“梦境”，时而回到现实中来或者思考别的事情。这和每个体验者的状态有关系，如果体验者带着满腹心事而来，在想象的过程中不能集中精力，就会时常“走神”，无法顺利进行想象；如果体验者不信任引导者或者对他的能力有疑问，并且在想象过程中仍在质疑的状态中，也无法顺利完成想象；也有初次体验音乐想象的体验者，不习惯音乐想象的方式，需要一定的时间来进行适应。经过多次练习，体验者们对空间想象和感受的能力会随着参加音乐想象的次数增多而被锻炼得越发敏感，也能够越来越享受音乐想象的过程。

（二）建立安全感——音乐安全岛

我们在过马路的时候都会看到位于马路中间方便行人安全通过的“安全岛”，“音乐安全岛”也是为了给体验者提供一个具有安全感的心理空间。安全感对于每一个人来说都是一种重要的心理能量。

适用对象：具有自我意识、运动能力和正常智力水平的所有人群；需要建立安全感、强化内在积极资源的人群。

健康理念：通过音乐的引导，帮助体验者进入想象的空间，在引导者的帮助下，搭建属于体验者自己安全、美好、愉快的空间，让这个空间成为体验者的内在积极资源，稳定情绪、为进一步的音乐治疗做准备。

音乐选择：带有积极的感情色彩、能够引导和强化积极情绪、记忆和想象的音乐，最好是古典音乐，避免使用有歌词和较为熟悉的音乐。

下面的指导语和案例为您呈现了音乐安全岛的操作过程，但由于具有较强的专业性，建议读者朋友请受过专业训练的音乐治疗师为您进行引导和开展体验。

案　例

第一步：引导放松（步骤和指导语同“被动式音乐渐进放松”）

第二步：引导想象

（播放音乐）

“在这个世界上有一个你认为最安全、最舒服、最美好的地方，这个地方可以是现实中的，也可以是想象中的，可以在这个地球上，也可以在宇宙中的某一个地方，这里只属于你一个人，没有任何人可以打扰到你。跟随音乐想象一下，这个地方是什么样子的？如果感到孤单，可以带一个你喜欢的玩具或者小动物陪伴着你。现在，请告诉我你想到了什么？”

（音乐继续，治疗师跟随病人的想象进行同步引导）

来访者：我看到一个美丽的大草地。

治疗师：嗯！能不能告诉我，你看到的草地具体是什么样子？

来访者：碧绿的一片，还有一些野花、蒲公英、鼠尾草。

治疗师：好的，这里有花、有草，你现在深吸一口气，能告诉我花草的味道是怎样的吗？

来访者：淡淡的草香，野花没有香味，但是是淡紫色的，开得很漂亮。

治疗师：现在你正在做什么？

来访者：我在草地上站着。

治疗师：站在草地上，你的心情是怎么样的？

来访者：很好。

治疗师：现在的情景是你觉得最安全、最舒服、最美好的吗？你还希望这里有什么？想到什么都可以。

来访者：草地旁边有一座房子，我想过去看看。

治疗师：好的，我们现在就进去看看。你能告诉我看到什么了吗？

来访者：是一座很漂亮的木头房子，我能闻到木头散发出的清香，房间里很温馨，还有一个大大的落地窗，透过窗子可以看到外面的草地，阳光照进屋里暖洋洋的。

治疗师：嗯！非常好，现在你觉得这里让你满意了吗？还想添加什么吗？

来访者：我想放一张摇椅到窗前，可以躺在上面一边晒太阳一边打开窗子呼吸新鲜空气、欣赏美景。

治疗师：好的，现在试试躺在摇椅上晒太阳和欣赏美景，感受一下摇椅的垫子和躺在上面摇晃的感觉，身体感觉怎么样？

来访者：很舒服，全身都很轻松。

治疗师：可否描述一下这种很舒服的感受，这种感觉像什么？

来访者：像躺在一团棉花上，棉花像云朵一样飘在天空，身体变得越来越轻、越来越轻，全身特别放松，这种感觉好幸福、好美妙！

治疗师：非常好，仔细体会这种像躺在飘在天空的棉花上的感受，体会身体变得越来越轻的感觉，感受一下，这种状态带来的幸福、美妙的感觉集中在你身体的哪个部位？

来访者：手臂和双手，在我的怀抱里。

治疗师：仔细体会全身放松带来的幸福、美妙的感觉集中在你怀抱中的感觉，这种感觉通过你的手臂和双手向你的全身蔓延：幸福、美妙的感觉蔓延到你的头部、脖子、肩膀、胸部、背部、腰部、腹部、臀部、大腿、小腿、双脚，全身都沉浸在放松、幸福、美妙的感觉中……

来访者：面带微笑、呼吸均匀、放松身体）

第三步：唤醒、导出

（音乐停止）

“音乐已经停下来，现在再看一眼你心中这个最安全、最舒服、最美好的地方，记住它给你带来的美好的感受，它只属于你一个人，任何时间你需要这里的时候都可以随时回到这里。让我们最后再看一下这个地方，体会这里给你带来的安全、舒服、积极的感受。现在，我从 5 数到 1，你就带着这些美好的体验回到现实生活中来了。5—4—3—2—1，清醒了，不要着急，活动一下肩膀和双手双脚，当你感到舒服的时候再慢慢睁开眼睛。”

音乐安全岛的主要目的是帮助体验者建立安全感，对于有创伤经历的体验者和严重自卑或缺乏自我认同的体验者，往往内心深处是极度缺乏安全感的，音乐安全岛恰恰能够帮助他们找到这个缺失，进行音乐安全岛的练习能够帮助体验者进行自我心理调节、增强自信心。在专业的音乐治疗中，音乐安全岛是帮助来访者解决心理问题的重要手段。

音乐安全岛的很重要的操作要点是“搭建”。体验者要“搭建”的这个感到最安全、舒服、美好的地方可以是现实中存在的，也可以是不存在、凭空想象出来的，引导者要帮助体验者将这个地方“搭建”成对体验者来说最理想的样子。在搭建的过程中，可以鼓励体验者尽情地发挥想象力，主动地搭建自己想要的，同时从视觉、联觉、心理感受和身体感受方面调动体验者的感官，尽可能身临其境地去体验。如果有和安全、舒服、美好的感受相反的消极的因素出现，引导者可以适时帮助体验者进行调整，比如，可以给体验者一个遥控器或者魔棒，换成或者重新搭建另外的积极的场景。总之，帮助体验者搭建出一个他/她感觉最安全、最舒服、最美好的心灵空间是音乐安全岛的最终目标。

（三）寻找安全感——非针对性积极资源强化

并不是所有的人都能很容易搭建出自己的安全、舒服、美好的安全岛空间，由于过往的创伤经历或者其他原因，一些体验者无法完成安全岛的搭建或者在音乐安全岛中无法找到使其感到安全的地方，我们可以使用非针对性积极资源强化的技术帮助他寻找自己的安全感。

适用对象：无法使用音乐安全岛的技术搭建安全岛或者在音乐安全岛技术中无法找到感到安全的地方的体验者。

健康理念：引导者与体验者通过讨论过往的积极经历，比如过往的幸福瞬间、成功的经历、愉快的往事中获取积极资源，在音乐想象中将这些经历进行重新体验，强化这些经历为体验者带来的积极感受。

音乐选择：主要使用古典音乐，音乐的风格、情绪尽可能与所要采用的积极资源相对应，并有一定的探索意义，在音乐想象的过程中根据体验者的想象过程进行调整。

下面的指导语和案例为您呈现了非针对性积极资源强化的操作过程，但由于具有较强的专业性，建议读者朋友选择受过专业训练的音乐治疗师为您开展引导和体验。

案　例

大一学生文杰（化名）在进行音乐安全岛的体验时总是无法完成安全岛的想象，但是对不久前自己接到录取通知书的那一刻印象深刻，音乐治疗师在与其进行沟通之后，进行了“非针对性积极资源强化”。

第一步：引导放松（步骤和指导语同“被动式音乐渐进放松”）

第二步：引导想象

（播放音乐）

治疗师：音乐响起的时候，请你开始想象，暑假里炎热的一天，你在家里听到有人敲门，打开门的时候，一个印有“录取通知书”字样的信封赫然出现在眼前，你看到快递员脸上挂着灿烂的微笑和羡慕的眼神，对你说“恭喜你考上大学”……

（几秒后）

治疗师：现在告诉我，你看到了什么情景？

文　杰：我快速打开快递信封，然后小心翼翼地打开录取通知书，看到我的名字印在上面，心里特别激动、特别开心，我把录取通知书的每一个细节都仔细端详了一遍。

治疗师：看了录取通知书的每一个细节，此时的你，心里有什么想法？

文　杰：想着要到这个学校去上学了，就特别高兴，还有刚才快递小哥看我的眼神让我特别印象深刻，总是忍不住想到那个眼神。

治疗师：快递小哥的眼神是怎样的，能具体描述一下吗？

文　杰：很纯，又很羡慕的样子。看起来他的年龄和我差不多吧，可能是因为家里贫穷或者其他原因才去当快递员的吧，不然也会和我一样上学、高考、上大学，而不是早早地去送快递。

治疗师：想到快递小哥，你现在的心情怎样？

文　杰：有点儿同情他，心里有一种麻酥酥的感觉，没有刚才那么激动了。

治疗师：想到快递小哥给你带来的这种麻酥酥的感觉给你带来什么新的想法？

文　杰：应该珍惜现在的条件，好好学习。

（沉默几秒钟）

治疗师：现在发生什么了？

文　杰：我还在看录取通知书，躺在沙发上仔细端详。

治疗师：通知书具体是什么样子的、拿在手里是怎样的感觉？

文　杰：上面印着学校的大门，大门上有我们学校的名字，看着这几个字我就很激动，这是我梦寐以求的大学。纸张有点硬，拿在手里手感不错，还能闻到印刷品的淡淡香气。

治疗师：能形容一下这种很激动的感觉像什么吗？

文　杰：像一匹驰骋的骏马，迈开步子向前飞奔，四脚落地很有节奏感，就像此刻我的心情一样。

治疗师：这种心情让你的身体有怎样的感受？

文　杰：很放松、很自由，并且充满力量。

治疗师：很放松、很自由、充满力量的感觉，它集中在你身体的哪个部位？

文　杰：双手。

治疗师：仔细体会双手的感觉，这种感觉开始在你的身体中变得越来越强大，从你的双手拓展到双臂、胸部和背部、肩膀和脖子、头部、腰部和腹部、双腿和双脚，你的全身都感觉到放松、自由和充满力量。现在你的身体感觉怎么样？

文　杰：身体越来越沉，深深地陷到沙发里，而灵魂像小鸟一样在天空中自由地飞翔，我又看到快递小哥的笑脸，他仿佛在告诉我飞高一点儿、远一点儿。

治疗师：快递小哥的笑脸给你带来怎样的感受？

文　杰：想要飞得再快一点儿、更自由一些。

治疗师：飞翔在空中，看到视野中的景色如何？

文　杰：一切尽收眼底。

治疗师：这样的情景给你身体带来怎样的感受？

文　杰：自由而又有力，感觉非常好。

治疗师：这种感觉是属于你自己的，它们就是你的一部分，任何你需要它们的时候它们就会回到你身边。带着这种美好的感受，我将把你带回现实中来，我从 5 数到 1，当我数到 1 的时候你先不用着急睁开眼睛，可以活动一下双手、双脚和脖子、肩膀，当你感觉到舒服的时候再慢慢睁开眼睛。

（四）针对性积极资源强化

适用对象：对某种环境、情景没有安全感，或者对某个人或事物缺乏积极资源、有消极的经历或认识的情况下，可以与体验者针对这个环境、情景、人或事物进行相关的讨论，找到以往经历、回忆其中与之相关的积极资源，直接解决该问题。

健康理念：针对体验者带来的问题，找到直接与之对应的积极资源，进行干预工作。

音乐选择：古典音乐，音乐的风格、情绪尽可能与所要采用的积极资源相对应，并有一定的探索意义，在音乐想象的过程中根据体验者的想象过程进行调整。

下面的指导语和案例为您呈现了针对性积极资源强化的操作过程，但由于具有较强的专业性，建议读者朋友选择受过专业训练的音乐治疗师为您开展引导和体验。

案　例

佳佳（化名）是一位高二的女生，在进入高二之前成绩一直在班里名列前茅。高一下学期的一次全能竞赛之后，她的成绩却一落千丈，没人的时候总是想偷偷地哭泣，时常精神恍惚、无心学习。在父母的陪同下，佳佳求助于音乐治疗师。经过了解，让佳佳发生这么大变化的，是在全能竞赛之前，一位竞争对手对佳佳说了一番话，其中“高分低能”几个字彻底打击了佳佳的自信心，佳佳从心里感觉到，自己就是一个高分低能的人，从此对学习失去了兴趣、每天沉浸在胡思乱想之中。

音乐治疗师让佳佳回忆一下自己过往的经历中，除了学习上取得的优异成绩之外，还有什么事情让佳佳感到自己是一个有能力的人。经过一番讨论，佳佳想起来刚进入高一的时候，一次成功组织班级演讲比赛的经历：作为所在学校初中部直接考上来的学生，班主任将新生演讲比赛的组织任务交给了佳佳负责，因为佳佳学习成绩好、初中又是本校学生，学校里的很多任课老师都认识佳佳，相对其他学校考进来的学生来说，佳佳对学校的各个部门也更为熟悉一些。在进行活动组织的过程中，虽然遇到了不少问题，但是佳佳都非常努力地一一解决了，在演讲比赛圆满结束之后，班主任和年级组长在比赛现场对佳佳提出了表扬、现场的掌声给佳佳留下了深刻的记忆。音乐治疗师决定将佳佳组织演讲比赛的经历作为积极资源为佳佳进行音乐治疗。

第一步：引导放松（步骤和指导语同“被动式音乐渐进放松”）

第二步：引导想象

（播放音乐）

“音乐响起的时候，想象一下，在高一演讲比赛的赛场上，在所有选手结束比赛后，年级组长上台致辞，向所有在场的老师和同学对你提出表扬，在老师和同学们热烈的掌声中，你走上讲台，和年级主任进行握手，班主任老师给了你一个大大的拥抱。现在，请告诉我你想到了什么？”

佳　佳：台上台下的掌声持续不断，我的脸上还在发热，热得滚烫，一定很红。班主任对我说：活动很成功，这段时间辛苦了！

治疗师：听到这句话，你的心里有怎样的感受？

佳　佳：想起活动准备过程中的各种经历和一些委屈，心中释怀了。

治疗师：心中释怀，这种感受是怎样的？

佳　佳：如释重负一般，心情豁然开朗，知道有人理解你，很感动。

治疗师：这种感觉像什么？

佳　佳：像滚滚热浪簇拥着我，全身在沸腾。

治疗师：你喜欢这种感觉吗？

佳　佳：喜欢。

治疗师：除了这些感觉，还有没有其他的感受？

佳　佳：有，我喜欢大家热烈的掌声，还有年级主任和我握手的感觉。

治疗师：能描述一下年级主任和你握手的感觉吗？

佳　佳：一双很有力的大手，很厚实、很坚定，还有他的眼神看着我，充满肯定。

治疗师：你的身体有怎样的感受？

佳　佳：我能感受到这双手传递来的温度和老师眼神中的肯定及鼓励，这让我的身体充满力量，此外我还有一点紧张，呼吸有点儿急促、脸上仍然很烫，双腿有点儿轻微地发颤，因为这样的场合，还是让我有一点点控制不已的。

治疗师：哦，会不会感到不舒服？

佳　佳：不会，感觉非常好。（笑）

治疗师：能形容一下这种非常好的感觉像什么吗？

佳　佳：像一朵怒放的鲜花，非常鲜艳、美丽。

治疗师：作为一朵怒放的、鲜艳和美丽的鲜花，你的心情是怎样的？

佳　佳：很享受，我喜欢被欣赏的感觉，心情像一艘航行在大海上的邮轮，吸引很多目光，行驶得平稳又威风。

治疗师：想象自己就是这艘行驶在大海上的邮轮，你看到了哪些景色？

佳　佳：海边港口上装卸的货物、有好多人在游玩的沙滩、海岸线相隔不远的岛屿、明媚的阳光，和邮轮甲板上晒日光浴的帅哥美女，他们都在关注这艘邮轮，投来热切的目光。

治疗师：这些景色让你的心情感觉如何？

佳　佳：非常好，和天气一样，阳光明媚。

治疗师：阳光明媚的心情让你的身体有什么样的感受？

佳　佳：放松，无比的放松，感觉身体变得很轻、很轻，像是要和邮轮一起驶向远方，又像是天上的云朵，飘在空中，没有任何压力和烦恼。

治疗师：仔细体会身体无比放松和没有压力烦恼的感觉，这种感觉就是你身体的一部分，它和你的能力、人们对你的关注在一起，你仍然还是那朵盛开的美丽的鲜花。任何时候你只要需要它们，它们就会陪伴着你、不会离开你。一会儿你将带着这种感觉回到现实中来。

（几秒钟后，音乐停止）

治疗师：现在，音乐已经停止了，带着刚才的感觉，先不要着急睁开眼睛，活动一下身体，当你感觉到舒服的时候再慢慢睁开眼睛。

（五）对恐怖症状和焦虑症状的音乐系统脱敏

适用对象：焦虑症、恐怖症患者，以及由于各种内、外因引起的焦虑、恐怖等过敏性反应。比如考试焦虑、恐高、恐水、幽闭恐怖、黑暗恐怖等。

健康理念：音乐系统脱敏来源于行为主义心理学体系中的系统脱敏方法技术，建立在经典条件反射理论和交互抑制理论基础上。与经典条件反射对应的治疗理念是“去条件化”。

下面介绍的经典条件反射中，使用同样的方式即在自然的刺激—反射的过程中不再给予中性刺激并不断反复，让铃声这个中性刺激重新回到不会引起狗分泌唾液的过程就是去条件化的过程。音乐系统脱敏根据交互抑制理论，先为引起焦虑或紧张的刺激进行等级划分，然后通过音乐放松让体验者达到身心放松的状态，再通过想象的方式来面对引起焦虑或紧张的程度最低的级别的焦虑或紧张的刺激，引起紧张反应，最后进行音乐放松重新回到身心放松的状态，如此反复，直到体验者对这一等级的焦虑或紧张刺激的紧张反应消失，再进入对下一等级的焦虑或紧张刺激的工作。这种治疗方式的思维是利用反复训练体验者在一个焦虑场景中身体放松的能力来应对焦虑和焦虑反应，从而学会在焦虑的情境下进行自我调节。

1. 经典条件反射实验

巴甫洛夫是最早提出经典性条件反射的人。他在研究消化现象时，观察了狗的唾液分泌，即对食物的一种反应特征。他的实验方法是，把食物显示给狗，并测量其唾液分泌。在这个过程中，他发现如果随同食物反复给一个中性刺激，即一个并不自动引起唾液分泌的刺激，如铃响，这狗就会逐渐“学会”在只有铃响但没有食物的情况下分泌唾液。一个原是中性的刺激与一个原来就能引起某种反应的刺激相结合，而使动物学会对那个中性刺激做出反应，这就是经典性条件反射的基本内容。

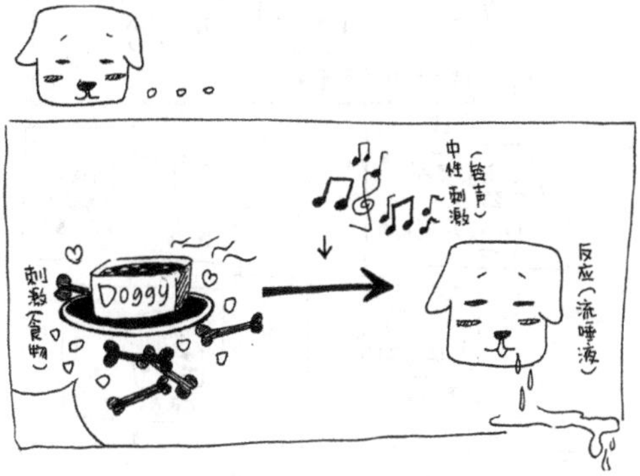

图 19　经典条件反射图示

交互抑制理论：是指个体不可能同时对一个刺激产生两种截然相反的情绪状态，在情绪非常高涨的同时不可能伴随低落的情绪；在紧张、焦虑的同时不可能感到放松平静。如果给予一个引起消极情绪反应的刺激之后再给予一个积极的情绪反应，新的积极的情绪反应就有可能对原来消极的情绪反应进行抑制甚至代而取之。

音乐选择：与被动式音乐肌肉渐进放松相同，多使用旋律线平缓，节奏变化强度较低，色彩优美宁静有助于放松的轻音乐、新世纪音乐、大自然音乐等。

由于音乐系统脱敏具有较强的专业性，读者朋友尽可能选择受过专业训练的音乐治疗师为您开展引导和体验。

音乐系统脱敏一般按照这样的程序进行：

第一步：与体验者进行会谈，对情况进行详细、深入的了解和评估。

第二步：使用主动式音乐肌肉渐进放松或被动式音乐肌肉渐进放松的方法为体验者进行音乐放松训练，目的是帮助体验者熟悉和适应音乐放松状态，为音乐系统脱敏的实施做准备。

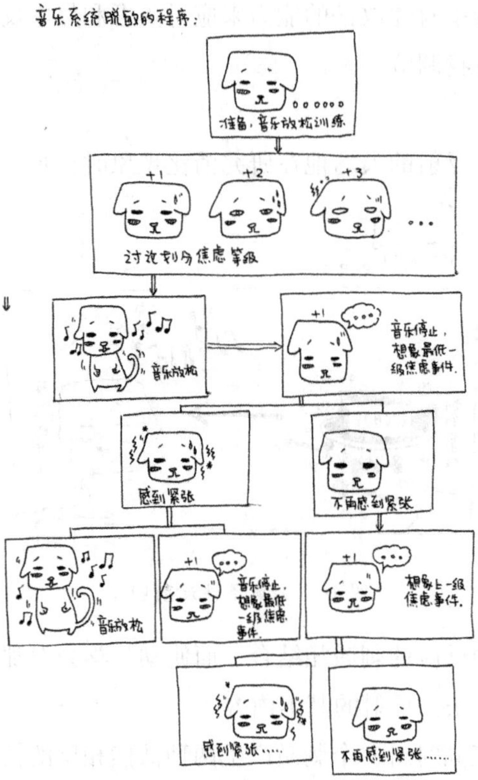

图 20　音乐系统脱敏的程序

第三步：建立焦虑主观量表。特质焦虑（指一种一般性的人格特点或特质，它表现为一种比较持续的担心和不安）和状态焦虑（指因为特定情境引起的暂时的不安状态，引发焦虑的刺激源比较单一）的不同体验者，主观焦虑量表的建立的依据是不同的。对于特质焦虑的体验者，治疗师会请体验者将引起焦虑反应的多个刺激源分别根据引起的紧张程度进行打分、排序；对于状态焦虑的体验者，往往引发焦虑的程度与特定情境的状态或发展的进程有关系，焦虑主观量表的建立往往是与某件事情发展进程或者某个情境、时空的由远及近为依据的。

特质焦虑案例

在一所事业单位工作的37岁的女士小张是一位具有特质焦虑症状的来访者，很多事情都会引起她的紧张、恐惧或者焦虑。一个人在家的时候，她总要把家里所有房间的灯都打开来克服恐惧感；远远见到壁虎、毛毛虫等小动物就会感到浑身不自在、不敢直视。她喜欢按部就班的工作，最近单位里安排了一位新的顶头上司，新领导截然不同的管理方式让小张产生了强烈的焦虑和不适，每逢到新领导办公室或者与新领导面对面说话就会感到心里特别难受、不自在。经过与音乐治疗师的讨论，建立了下面的焦虑主观量，见表1：

表 1　特质焦虑小张的焦虑主观量表

等级	评分	焦虑刺激物 / 情境
1	5	与领导对话
2	4	到领导办公室
3	3	一个人在家
4	2	毛毛虫
5	1	壁虎

舞台焦虑案例

在音乐学院，每逢考试或者大型演出、比赛，总会有一些同学平时很努力，但一上台却发挥失常的状况发生，这样的经历往往会给他们的心理带来很大的影响，产生舞台焦虑。对于这样的情况引起的状态焦虑，我们在进行音乐系统脱敏治疗的时候，往往会建立这样的焦虑主观量，见表 2：

表 2　状态焦虑来访者的焦虑主观量表

等级	评分	焦虑刺激物 / 情境
1	5	站在舞台的中央，即将表演
2	4	在后台等待，下一个就是自己上场了
3	3	去往剧场的路上，整场比赛将在一个小时之后开始
4	2	毛毛虫
5	1	壁虎

第四步：逐级进行音乐系统脱敏，步骤如下：

第一步：音乐放松（被动式音乐肌肉渐进放松，时间在 10 分钟左右）

第二步：音乐停止，想象最低一级的焦虑刺激物 / 情境

（音乐停止）

治疗师：现在你的全身都非常放松，在这样的状态下我们来想象一下今天的第一个场景，你的面前有一只壁虎（不需要进行太多场景的描述和渲染）。

（停留 10 ~ 15 秒）

治疗师：现在感觉怎么样？

来访者：挺紧张的。

治疗师：没关系，现在请你把注意力放在身体上，调整一下呼吸。

（播放音乐，进行音乐肌肉渐进放松，时间可以缩短至五六分钟，放松完成后停止播放音乐）

治疗师：现在你的全身都非常放松，在这样的状态下我们再来想象一下刚才（在同样的场景的重复中训练来访者身体放松的能力，通过这样的方式来应对焦虑和焦虑反应）的场景，你的面前有一只壁虎。

（停留 10 ~ 15 秒）

治疗师：现在感觉怎么样？

来访者：好多了，但是还有一点儿紧张。

（再次进行音乐放松，放松的时间继续缩短，重复前面的过程）

……

治疗师：现在感觉怎么样？

来访者：不紧张了。

（不需要再进行音乐放松也不要播放音乐，直接想象下一个场景）

治疗师：好，保持放松的状态，我们来想象下一个场景：你的面前有一只毛毛虫。

（停留 10 ~ 15 秒）

治疗师：现在感觉怎么样？

来访者：很紧张。

……

（重复前面的过程，直到想象最高等级的场景时不再感到紧张时，治疗就可以完成了）

只要对照焦虑主观量表，从焦虑程度最低—最高的顺序来进行音乐系统脱敏，为特质焦虑和状态焦虑的体验者实施的过程是一样的。在进行音乐系统脱敏的过程中，如果体验者在一个场景中进行三轮想象和放松仍感到紧张，说明焦虑等级的评定需要进行调整；如果使用音乐系统脱敏的效果不理想，需要综合考虑体验者其他方面的信息，尝试使用其他的音乐治疗方法；音乐在每次进行场景想象的时候一定要停止，进行放松的时候再响起，在这里音乐是唤起身体放松的信号。

（六）探索内心世界——非指导性音乐想象

适用对象：需要在内在或潜意识层面进行探索或者寻找关于症状的一些线索、相关记忆或经历的人群。

健康理念：引导者不给予想象的具体引导，但可能会根据治疗主题引导体验者在意识转换状态下进入某些适合想象发展的场景，体验者在聆听音乐的过程中自由地对自己内心的回忆、想象和潜意识进行探索。专业的音乐治疗非常重视音乐想象的体验，想象结束后治疗师和来访者会对想象的过程进行讨论，探索其中的关系、情感和意义等。由于专业性较强，在此不做具体介绍。

音乐选择：由 3 ~ 5 段不同情绪类别、有探索和发现性、与想象的场景相对应的古典音乐组合而成。

（七）最具代表性的音乐治疗方法——音乐引导想象

音乐引导想象（Guided Imagery and Music，GIM）的创立人、小提琴家邦尼博士从在演奏小提琴的过程中得到的高峰体验获得灵感，尝试在使用前面提到过的 LSD 进行治疗的过程中使用音乐，在 LSD 实验被美国政府禁止之后，治疗师们转向音乐对高峰体验的研究，逐渐形成了一系列的音乐组合和引导程序，音乐引导想象技术就是这样诞生的。

成为美国音乐与想象协会的认证治疗师需要完成一个包括多轮培训、大量的文献阅读、临床实践和督导等一系列严格的过程，此外，在培训的过程中，治疗师还必须经过一个艰难的自我体验，也就是“被治疗”的过程。只有完成全部培训并取得认证资格的治疗师才可以使用这种方法进行音乐治疗，在接受培训过程中的治疗师可以进行培训所要求和允许的临床实践，而具有该协会认证的督导资格的治疗师才能够进行该技术的培训。

适用对象：需要在内在或潜意识层面进行探索和干预的人群。

健康理念：人本主义心理学、超个人心理学、精神分析理论，等等。

音乐选择：音乐引导想象音乐组合。

由于音乐引导想象方法的严谨性和专业性，我们不建议读者尝试练习这一部分以及相关的内容，以免因操作不当而对一些心理问题造成不良的后果，故在此暂不做详细的介绍。

（八）创伤心理治疗的良方——音乐同步脱敏再加工技术

音乐同步脱敏再加工技术（MER）由高天教授创立，将音乐治疗与同步脱敏再加工相结合而发展起来的，在心理创伤干预方面有显著的临床效果。

根据高天教授对2008—2011年他使用音乐同步脱敏再加工疗法进行音乐治疗的全部56例患者治疗效果进行的统计，一个创伤事件经过1 ~ 2次治疗即完成的占65.3%、3 ~ 5次完成治疗的占15.4%。2010年9月9日对2005年至2010年1月接受该技术治疗的来访者的回访中，19位报告没有出现任何症状反弹、5位出现轻微反弹但状况得到明显改善、1位表示有明显的反弹、1位表示治疗对他完全没有效果。

由于音乐同步脱敏再加工技术主要针对创伤经历进行工作，治疗师除了需要接受专门的培训之外，还要求同时具有一定的心理治疗临床培训和经验以及音乐知识。

适用对象：创伤人群，经历创伤性事件、经历生活中的大的变故或者意外事件的人群。

健康理念：综合了同步脱敏再加工技术、暴露疗法、认知疗法、精神分析治疗、心理动力学派、超个人心理学、人本主义学派等理论取向。

音乐选择：音乐同步脱敏再加工音乐组合。

案　例

来访者：我妈妈最近做了一件事让我非常伤心，这种感觉一直在持续。当时我正在谈着一个男朋友，已经谈婚论嫁，但是我并不满意，而家里是满意的。妈妈知道我要和另一个人见面，那个人是我同学的朋友，她特别生气，她让我解释，我说我还没有考虑好，但没有说要跟这个人分手，而另一个人我们也只是刚刚见面。妈妈说我傻，受同学蛊惑，非要给我同学打电话。我无法阻止她。我觉得拿妈妈一点儿办法都没有。

治疗师：对于这件事情，你能否选择一个有代表性的场景？

来访者：妈妈在电话里告诉我，她要给我同学打电话。

治疗师：当时你心里是怎样的感觉？

来访者：心一下子就揪起来了，喘不上气来，全身都麻了，不能动。

治疗师：妈妈这样做给你带来的感觉是什么？

来访者：无能为力。

治疗师：你觉得自己就是一个无能为力的人吗？

来访者：是的，在处理和妈妈的关系上。

治疗师：现在我们换一个说法：我是一个有能力的人，你同意吗？能不能根据程度在 1 ~ 5 分之间打分？

来访者：1 分。

治疗师：现在我们再回到刚才的场景，感受一下自己的感受，如胸口很紧等不舒服的感觉，你打多少分？

来访者：8 分。

Pic（最糟糕的画面）：我知道了妈妈在给同学打电话。

Nc（消极认知）：我无能为力。

Pc（积极认知）：我是一个有能力的人。

Voc（对积极认知的认可程度）：1 分。

Sud（主观不适感程度）：8 分。

第一轮：

（首先进行音乐放松，过程省略）

导入：

治疗师：让我们想象一下我们刚刚讨论的那个想起来让你不太愉快的场景：你知道了妈妈在为男朋友的事情要给你同学打电话。体会此时自己揪心、全身发麻、不能动的感觉，你的心越来越紧，全身发麻，越来越麻了，喘不上气来，有一种窒息的感觉。现在你的眼前出现了什么画面？

开始进行想象和再加工：

（播放 MER 音乐第 8 首）

来访者：妈妈说：每次的事情都是让你的同学搅了，我要给他打电话。

治疗师：你的心情是怎样的？

来访者：我很生气。（哭）全身发麻。

治疗师：你想对妈妈说什么？

来访者：我想对妈妈说：你不要去找人家，会伤到人家的，有什么对我说就行了，人家都是好意，没有想破坏我的意思。（哭）你怎么不管你该管的事？该管的事情你没有管，不该管的事你乱管！妈妈说：我什么没管你？少你吃少你喝？你没良心，没有我你有今天吗？

（播放 MER 音乐第 9 首）

来访者：妈妈很生气，她在指着我的鼻子骂我。

治疗师：这时你的心情是怎样的？

来访者：她无理取闹，我想跟她一刀两断。

治疗师：看看妈妈的眼睛，她的脸现在是怎样的？

来访者：她也很生气、很委屈、很冤，觉得为什么我不能管你，做得不对就得管。

（播放 MER 音乐第 15 首）

治疗师：现在发生了什么？

来访者：她也很气愤，我的好几件事情都是她搅黄的。我没有对她说，她自己的婚姻不幸，也不希望我过好。妈妈搅黄了这件事，她成功了。

治疗师：你能体会到妈妈的感受吗？

来访者：她不理解我为什么反应这么强烈，爱怎么样就怎么样吧。

（很多情况下第一轮结束不进行打分）

第二轮：

（放松和导入省略）

（播放 MER 音乐第 5 首）

来访者：我妈在骂我同学，揭她的伤疤。

治疗师：这时你心里的感觉是怎样的？

来访者：很对不起同学。但没有办法。特别想回去跟我妈吵架，骂她一顿、揍她一顿。

治疗师：现在又想到什么了？

来访者：想到同学，她虽然被我妈骂了，但是还是一直在安慰我。

（播放 MER 音乐第 15 首）

来访者：我也感到安慰，她没有跟我一刀两断，我很高兴。她长得跟我很像，别人都说我们是亲姊妹，我们总是一起出去逛街，吃东西，玩。我们在一起很开心，想做什么就做什么。

治疗师：你能形容一下和好朋友在一起的这种开心的感觉像什么吗？

来访者：像两只在天空自由飞翔的小鸟，我们心有灵犀、非常有默契。

Voc：2

Sud：5

（第三轮、第四轮过程省略）

第五轮：

治疗师：让我们再回到一开始的画面，你接到妈妈的电话，她在电话里很生气地说要给你的好朋友打电话，体会你心里和身体不舒服的感觉。

来访者：感觉到对妈妈的怨恨，身体还有一点点血液在动，但是不强烈，还有些恼火。

（播放 MER 音乐第 33 首）

来访者：那个同学在笑。

治疗师：能形容一下同学在笑的样子吗？

来访者：哈哈大笑。

治疗师：看着她在哈哈大笑，你的心情怎么样？

来访者：我看到他对我笑好像是笑给我看的。她不想让我有负担。她在形容我妈打电话的样子，说：她把我惹急了，我也不客气地回了她几句：她的事你我都管不了，应该让她自己解决她的事情。

（播放 MER 音乐第 34 首）

来访者：有一股力量在我的心里。

治疗师：仔细体会在你心里的这股力量，它给你的身体带来怎样的感觉？

来访者：这股力量在推动着我的身体，让我想到一个画面：我和我同学还有她朋友一起在游乐园玩漂流、过山车，我背着同学的孩子。同学的朋友说“让我来背”，孩子说不要，要阿姨背。我感觉他喜欢我。

（播放 MER 音乐第 37 首）

治疗师：现在又想到了什么？

来访者：想到同学那个朋友一个人，他其实渴望有家人在他身边。可能我就是最能够理解他的人，给他帮助的人。但是因为妈妈的一句话被他听到了，他很无奈、没有办法接受。都怪我妈，把我们所有的人都伤害了。

治疗师：现在呢，发生什么了？

来访者：我和同学的小叔子没有因为我妈的事情受到阻拦，我们愉快地生活在一起。

治疗到这里结束，来访者 Sud 打分为 0 分、Voc 为 4 分。

非指导性音乐想象、音乐引导想象和音乐同步脱敏再加工技术都是利用想象作为治疗的基本动力，采用精神分析治疗的思路对体验者过往的生活经历、内心世界和潜意识层面进行探索和工作的，在治疗过程中治疗师都是采取基于人本主义的非指导性态度，重视体验者的自愈能力和内在的积极资源并对这部分内容进行探索和为治疗所用。不同的是，非指导性音乐想象更具有探索性，适合对体验者的基本情况和信息进行搜索、了解和评估；音乐引导想象的治疗过程最为复杂，问题取向性介于非指导性音乐想象和音乐同步脱敏再加工技术之间，在重视通过想象对体验者进行信息搜索、加工和讨论整合的过程之外，还强调体验对情绪的重要作用，认为超个人心理学中的高峰体验和自我认同、满足等积极体验带来的强大力量足以让体验者变得更加智慧、优秀和焕然一新；音乐同步脱敏再加工技术因主要聚焦于心理创伤而最具问题取向性，但它的治疗理念则是与音乐引导想象的积极资源取向相同。

（九）心中的故事——投射式音乐聆听

体验者根据治疗师给予的音响或音乐进行自由联想、编故事，音乐治疗中认为这些故事是具有投射意义的（精神分析理论的内容，认为体验者所编的故事有深层次的心理学意义，故事的情节、逻辑都与体验者所面对的现实情况有关系），治疗师再根据体验者的故事进行分析、诊断和治疗。这种讲故事的方法较受儿童的欢迎，常在儿童音乐治疗中探索他们的内心世界。

由于音乐想象的各种技术会有很多涉及较深层次的心灵层面的内容，则需要经过专业训练并有较为丰富的临床经验的音乐治疗师来完成。在各种案例中，您会看到一个个精彩纷呈而又从未脱离现实的内心世界，甚至有很多片段会引起内心的共鸣；同时也可以感受到一个音乐治疗师的工作过程是这样有趣又充满了各种意料中和意料之外的感动，在帮助体验者探索内心世界和整理内心的资源的过程中，是充满成就感的。

尽管音乐想象的世界是如此有趣和令人跃跃欲试，但是必须提醒读者朋友的是，除了“指导性音乐想象”之外，其他几种音乐想象技术不建议未经专业音乐治疗技术训练的读者自己进行操作，因为一旦进入想象，我们不知道体验者的内心即将发生什么、出现什么，又被哪些画面深深触动，尤其是一些关键的资源，不会因为您是一个对这些资源的出现感到手足无措的门外汉、业余治疗师或者实习治疗师而消失，万一处理不好，他们就有可能对体验者造成新的创伤或者产生更坏的影响。若是您对这些技术有兴趣或者希望参加体验和寻求帮助，可以联系专业的音乐治疗师，由他们为您进行专业的引导和治疗。另外，非康复期的精神分裂症患者，因具有感知觉障碍、思维异常等精神症状而无法正常进入想象状态的人群最好不要使用音乐想象类方法技术。

三、歌曲讨论法分享心灵故事

歌曲讨论法是以音乐作品为媒介，通过对词、曲、作者、情感内涵等任何元素以及整首作品所引发的情感、情绪、回忆等内容进行讨论，进而达到心灵层面的沟通、共情以及团队的互相理解与支持的方法。

健康理念：从歌曲本身来讲，《尚书·尧典》有云“诗言志，歌咏言，声依永，律和声”，意思是诗歌能够表达人内心的情感和意志、歌是通过对诗的吟唱来延长诗中所包含的人的思想和情感、声音的高低与长言相配合，再使用律吕来调和歌声，情感表达才是一首歌曲最重要内容。在聆听歌曲的时候，往往或引发我们情感的共鸣，或让我们的大脑闪回到某个过去的画面，或让我们想起某些人以及与他们相关的往事，等等。歌曲的背后，总会隐藏着一定的故事和情感，利用歌曲作为敞开心扉的钥匙或者探索内心情感的工具，引起对某个主题或者某些情感、回忆的探索是歌曲讨论方法所要进行的内容。

适用人群：

1. 普通儿童；

2. 有一定认知能力和自我感知觉和思维能力的特殊儿童；

3. 孕妇；

4. 青少年；

5. 康复期的精神病患者；

6. 大学生；

7. 企业团队、白领；

8. 老年人。

本类型活动适用于个体音乐健康活动和小组（团体）音乐健康活动。

歌曲讨论需要由掌握一定的心理咨询会谈技术的专业音乐治疗师根据体验目标，对歌曲讨论的内容、挖掘体验者内心资源的深浅程度和时间进程进行把控。

歌曲讨论用于健康和心灵沟通的目标可以划分为三个层次：

支持性层次

· 社会交往层面的自我情感表达和交流；

· 自我现实感；

· 内心情感的分享和支持；

· 放松、缓解紧张和焦虑；

· 建立关系；

· 非语言的交流与共鸣；

· 转移注意力；

· 团队建设、内在沟通；

· 促进共同记忆的回忆；

· ……

认知行为层次

· 认知内容或情感、理念的输入；

· 促进内省和自我认知的转变；

· 对特定主题和情感的深入认识和讨论、共情；

· 对问题行为和认知的干预和改变；

· 价值观的树立与改变；

· ……

体验和潜意识层次

· 潜意识层面的探索；

· 发现与歌曲喜好、回忆相关的其他方面的信息；

· 团队成员深层次的沟通；

· 内心情感和资源的整理、重建；

· 人格的发展；

· ……

（一）带您走进内心世界——无主题的歌曲讨论

每一位体验者带来一首自己最喜欢或者印象最深刻的歌曲到团体小组中，音乐治疗师组织大家轮流播放和介绍自己带来的歌曲并请其他小组成员进行讨论。在这个过程中，歌曲讨论的内容是开放式的，讨论的主题会根据每一个体验者带来的音乐而进行转移。

这样的方式能够让团体音乐治疗中的体验者通过分享彼此与歌曲相关的心情和故事快速熟悉和拉近心理距离；对于他们分享的话题能够在团体中找到支持和听到与之相关的更多看法和意见；由于无主题和自由性，在歌曲讨论的过程中有可能会触及某些体验者的内心深处的困惑甚至创伤经历，有些能够在团体中解决，有些需要通过个体音乐治疗的方式来解决，因此，歌曲讨论也成为团体中体验者暴露问题的一种途径。

在专业的个体音乐治疗中也可以使用无主题的歌曲讨论来收集体验者的人格、情感、认知层次等相关的信息。

（二）借助音乐打开心门——有主题的歌曲讨论

根据活动目标，引导者可以选择特定的音乐，在团体中播放和组织体验者结合自己的经历、感受对歌曲的内容进行讨论。这种方式在成长性团体或者企业的团队建设中使用得比较多。音乐可以参考下面的曲目：

励志类：汪峰《飞得更高》《怒放的生命》、黄家驹《海阔天空》、林子祥《真的汉子》、张靓颖《光芒》、吕方《朋友别哭》、曲婉婷《阳光下的我们》《爱的海洋》、童安格《永远不要说放弃》、张韶涵《隐形的翅膀》、蔡卓妍《活着》、陆毅《壮志雄心》、李克勤《荣誉勋章》、孙楠《未来在手中》、谭咏麟《成功需苦干》、孟庭苇《野百合也有春天》、成龙《壮志在我胸》、羽泉《爱自己》《奔跑》《一路向前》等。

青春类：孙燕姿《年轻无极限》、容祖儿《挥着翅膀的女孩》、TFBOYS《青春纪念册》《梦想起航》《开学第一课》《为梦想，时刻准备着》《爱出发》《明天，你好》、魏晨《梦的怒放》、杨培安《我相信》、五月天《咸鱼》、蓝狐《不顾一切要成功》、零点乐队《相信自己》、林俊杰《由你选择》、周杰伦《稻香》《蜗牛》、Beyond《大地》《不再犹豫》、刘德华《男儿志》、范玮琪《最初的梦想》、金海心《天天》、戴爱玲《抢不走的梦想》、韩庚《青春梦想》、潘玮柏《快乐英雄》、林志颖《梦想实现家》、刘欢《在路上》、游鸿明《英雄》、张卫健《少年梦》、郑智化《水手》、信乐团《如果还有明天》、张杰《年轻的战场》、许美静《阳光总在风雨后》、苏打绿《相信》、朴树《那些花儿》《我们都是好孩子》、林忆莲《铿锵玫瑰》、汪苏泷《慢慢懂》等。

友情类：周华健《朋友》、吕方《朋友别哭》、田震《干杯朋友》、毛阿敏《永远是朋友》、范玮琪《一个像夏天一个像秋天》《不能跟情人说的话》、Twins《你最勇敢》《朋友仔》、羽泉《我们之间》、周笔畅《多么的想你》、古巨基《只友情不变》、何润东《那年我们十七岁》、郑中基《真挚》《珍重》、锦绣二重唱《明天也要作伴》、张信哲/毛宁《点一首歌》、许志安《真心朋友》、黄磊《睡在我上铺的兄弟》、谭咏麟《像我这样的朋友》、尚雯婕《你》、梁静茹《我还记得》、吴建豪/朱孝天《当你是朋友》、SHE《老婆》、梁咏琪《today》、羽泉《朋友难当》、陈奕迅《路》、无印良品《朋友》、五月天《拥抱》、许慧欣/潘玮仪《陪你等天亮》、侯湘婷《为你流的泪》、郑伊健《友情岁月》、阿桑《叶子》等。

亲情类：毛阿敏《天之大》《烛光里的妈妈》《幸福》、宋祖英《小背篓》、刘和刚《父亲》、乔山中《草帽歌》、彭丽媛《父老乡亲》、刘德华《回家真好》、水木年华《老屋》、张楚《姐姐》、王蓉《爸爸妈妈》、陈百强《念亲恩》《世上只有妈妈好》、彝人制造《妈妈》、郁军剑《小白杨》、周杰伦《外婆》《听妈妈的话》、TWINS《我的爸爸妈妈》、韩红《天亮了》、阎维文《母亲》、西单女孩《想家》、张惠妹《姐妹》、满文军《懂你》、张含韵《妈妈我爱你》、蔡幸娟《母亲的手》、叶启田《慈母心》、蔡琴《明月几时有》、罗大佑《乡愁四韵》、任贤齐《外婆桥》、费翔《故乡的云》、张明敏《爸爸的草鞋》、欧阳菲菲《感恩的心》、蒋小涵《妈妈的吻》、南拳妈妈《第二个爸爸》、许志安《穷爸爸》等。

爱情类：柳岩/黄灿盛《一见钟情》、邓紫棋《泡沫》《喜欢你》、萧亚轩《类似爱情》、阿斯根《雪域情歌》、李行亮《愿得一人心》、陈学冬《不再见》、吴亦凡《时间煮雨》、庾澄庆《春泥》、汪峰《加德满都的风铃》、杨幂《爱的供养》、信乐团《死了都要爱》、陶喆/蔡依林《今天你要嫁给我》等。

军旅类：小曾《军中绿花》《我的老班长》《送战友》、阎维文《一二三四歌》《说句心里话》《想家的时候》、雷佳《芦花》、谭晶《当兵的历史》、苏小明《军港之夜》《中国人民解放军军歌》《三大纪律八项注意》《抗日军政大学校歌》《强军战歌》《在太行山上》《游击队歌》《团结就是力量》等。

失恋疗伤类：陈奕迅《十年》、周杰伦《安静》、刘若英《成全》《很爱很爱你》、苏慧伦《失恋万岁》、张敬轩《断点》、梁静茹《分手快乐》、陈晓东《比我幸福》、萧亚轩《一个人的精彩》、游鸿明《孟婆汤》、许嵩《认错》、周杰伦《彩虹》、李圣杰《你那么爱她》、林俊杰《记得》、王力宏《依然爱你》、张信哲《别怕我伤心》、孙燕姿《开始懂了》、刘允乐《太早》、游鸿明《下沙》、关喆《想你的夜》、金志文《流着泪说分手》、汪苏泷《你让我懂》、李玖哲《想太多》、薛之谦《认真的雪》等。

（三）往昔金曲激活记忆——音乐回忆

在团体或者个体音乐活动中，通过聆听一首或几首音乐，这些音乐往往具有一定的年代感或者与体验者的某一段时期的经历相关，使体验者对过去的某段经历进行回忆的方式我们叫作音乐回忆。

音乐回忆的方法多用于老年人群，过去经历的回忆能够帮助他们重温过去的生命岁月，很多老人在谈起过去的经历的时候往往会滔滔不绝、神采飞扬，甚至会重新回想起以往渐渐忘却的记忆、找回曾经的辉煌和成就感，回顾一生的经历也能够让他们的老年生活更加有意义。对于老年人记忆力衰退的症状能够有帮助恢复的作用。另外，对于重症病人和临终病人，音乐回忆能够在提高生命最后一程的质量上起到积极的作用，音乐的镇痛作用也能够帮助病人缓解疼痛带来的痛苦。

此外，在专业的音乐心理治疗中，通过音乐回忆的方式能够帮助体验者找回更多对治疗有效的信息，比如童年的经历、不经常想起的过往的经历等。

（四）特别的音乐记录人生——音乐小传

不同年龄段的体验者都可以根据自己的音乐喜好、过往的经历、一生中各个时期的特点和难忘的往事，用音乐来编制自己的“音乐小传”。音乐的内容和种类可以包括体验者自己喜欢的音乐，与自己经历相关的音乐各个时代的流行音乐或是当时流行的电影/电视剧歌曲，等等。

音乐小传与音乐回忆同样能够帮助体验者梳理人生经历和脉络，是老年人较为喜爱的音乐活动方式。下面列举从1920年至今有代表性的音乐做参考：

1920—1929年：《送别》《麻雀与小孩》《天涯歌女》《春天里》《满场飞》《渔光曲》《鸾凤谐鸣》《秋水伊人》《爱的流连》《木兰从军》《伏尔加船夫曲》《百鸟朝凰》《霓裳恨》《王昭君》《香格里拉》《上海小姐》《蝴蝶翩翩燕子飞》《且听我说》《落花飘零》《天堂春梦》《三轮车上的小姐》《良夜不能留》等。

1930—1939年：《月圆花好》《夜上海》《采槟榔》《四季歌》《马路天使》《快走到我的面前来》《黄玫瑰》《掀起你的盖头来》《白兰香》《卖相思》《给我一个吻》《何日君再来》《夜来香》《打鱼忙》《鸽铃》《毕业歌》《渔光曲》《大路歌》《飞花歌》《旗正飘飘》《月光光歌》《义勇军进行曲》《铁蹄下的歌女》《天伦歌》《塞外村女》《秋水伊人》《夜半歌声》《天涯歌女》《四季歌》《春天里》《初恋女》。

1940—1949年：《满江红》《玫瑰玫瑰我爱你》《游击队歌》《莎莎再会吧》《千里送京娘》《天长地久》《疯狂世界》《恋之火》《香格里拉》《花样的年华》《夜上海》《九一八小调》《你这个坏东西》《月儿弯弯照九州》《相见不恨晚》《陋巷之春》《湖畔四拍》。

1950—1959年：《赞歌》《东方红》《红梅赞》《回娘家》《老司机》《珊瑚颂》《娃哈哈》《新疆好》《新货郎》《绣红旗》《敖包相会》《草原赞歌》《打靶归来》《歌唱祖国》《我的祖国》《英雄赞歌》《七律·长征》《沁园春·雪》《歌唱大别山》《歌唱二郎山》《过雪山草地》《九九艳阳天》《快乐的节日》《娘子军连歌》《社会主义好》《我是一个兵》《伟大的北京》《我们的田野》《真是乐死人》《北京的金山上》《共产儿童团歌》《红太阳照边疆》《洪湖水，浪打浪》《克拉玛依之歌》《毛主席派人来》《马儿啊，你慢些走》《我们多么幸福》《我和我的祖国》《北京有个金太阳》《唱支山歌给党听》《大海航行靠舵手》《蝶恋花·答李淑一》《翻身农奴把歌唱》《桂花开放幸福来》等。

1960—1969年：《我爱祖国的蓝天》《人说山西好风光》《乌苏里船歌》《马儿啊，你慢些走》《挑担茶叶上北京》《送别》《婚誓》《情深谊长》《毛主席的话儿记在我们的心坎里》《看见你们格外亲》《社员都是向阳花》《小燕子》《谁不说俺家乡好》《逛新城》《花儿为什么这样红》《边疆处处赛江南》《珊瑚颂》《草原牧歌》《共产党来了苦变甜》《革命熔炉火最红》《毛主席的话儿记心上》《我们走在大路上》《翻身农奴把歌唱》《摇篮曲》《走上这高高的兴安岭》《学习雷锋好榜样》《驼铃》《十五的月亮》《望星空》《北国之春》《大海啊故乡》《外婆的澎湖湾》《角落之歌》《赤足走在田埂上》《童年》等。

1970—1979年：《一见你就笑》《夜来香》《梅兰梅兰我爱你》《月亮代表我的心》《北京的金山上》《映山红》《红星照我去战斗》《路边的野花不要采》《小城故事》《祈祷》《美酒加咖啡》《太阳最红毛主席最亲》《甜蜜蜜》《泉水叮咚响》《同一首歌》《烛光里的妈妈》《茉莉花》《北国之春》《小白杨》《绿叶对根的情意》《十送红军》《康定情歌》《我的中国心》《故乡的云》《归来吧》《万里长城永不倒》《难忘今宵》《橄榄树》《兰花草》《牧羊曲》《蒙古人》《山歌好比春江水》《阿里山的姑娘》等。

1980—1989年：《敢问路在何方》《军港之夜》《真的好想你》《梦里共醉》《爱》《海阔天空》《上海滩》《谁的眼泪在飞》《梅花三弄》《大海》《是你给我一片天》《心雨》《胭脂扣》《吻别》《一剪梅》《爱我的人和我爱的人》《没有情人的情人节》《明天会更好》《回家》《你的样子》《红日》《样样红》《女人花》《朋友别哭》《精忠报国》《爱如潮水》《回家》《大约在冬季》《谢谢你的爱》《千千阙歌》《一千个伤心的理由》《知心爱人》《宝贝对不起》《相思风雨中》《真心英雄》《我愿意》《阳光总在风雨后》《星星点灯》《同桌的你》《一路上有你》《忘情水》《再回首》《晚秋》《爱的代价》《我们的故事》《沧海一声笑》《特别的爱给特别的你》《爱就一个字》《漫步人生路》《涛声依旧》《懂你》《跟着感觉走》《冬天里的一把火》等。

1990—1999年：《好人一生平安》《亚洲雄风》《三百六十五个祝福》《命运不是辘轳》《好人一生平安》《千古绝唱》《走进西藏》《青藏高原》《众人划桨开大船》《夕阳红》《长城长》《回到拉萨》《滚滚长江东逝水》《白发亲娘》《公仆赞》《天堂》《今夜无眠》《涛声依旧》《特别的爱给特别的你》《我

是一只小小鸟》《亲亲我的宝贝》《护花使者》《光辉岁月》《山不转水转》《水手》《轻轻地告诉你》《潮湿的心》《新鸳鸯蝴蝶梦》《爱情鸟》《用心良苦》《九百九十九朵玫瑰》《风中有朵雨做的云》《真心英雄》《包青天》《花心》《心会跟爱一起走》《爱我的人和我爱的人》《九九女儿红》《枕着你的名字入睡》《摇太阳》《大花轿》《朋友别哭》《过火》《健康歌》《独角戏》《城里的月光》《心太软》《姐妹》《快乐老家》《知心爱人》《幸福快车》《步步高》《对面的女孩看过来》《我是女生》《好汉歌》《白桦林》《不能和你分手》《大地飞歌》《猴哥》《有一个姑娘》《最近比较烦》《常回家看看》《小镇姑娘》等。

2000—2009 年：《掌心》《驿动的心》《心只有你》《回家真好》《男人哭吧不是罪》《断点》《唱歌给你听》《他一定很爱你》《流星雨》《离别的车站》《开始懂了》《不见不散》《第一次》《老人与海》《我会好好的》《叶子》《盛夏的果实》《寂寞的季节》《一千零一个愿望》《他一定很爱你》《倔强》《东风破》《布拉格广场》《稻香》《天边》《千年之恋》《黑色柳丁》《海角七号》《倒带》《对不起谢谢》《征服》《十年》《美丽心情》《绿光》《画心》《日不落》《大城小爱》《天黑黑》《欧若拉》《七里香》《双截棍》《下一站天后》《一千年以后》等。

2010 年至今：《北京，北京》《爸爸去哪儿》《你把我灌醉》《新的心跳》《小苹果》《套马杆》《鸿雁》《对不起谢谢》《传奇》《春天里》《因为爱情》《新贵妃醉酒》《天下一家》《我的歌声里》《时间都去哪儿了》《倍儿爽》《当你老了》《拉住妈妈的手》《共筑中国梦》《强军战歌》等。

（五）“我该听什么？”——个人音乐库

经常被朋友们问道：“我适合听什么样的音乐？”在前面的内容中我们已经可以或多或少地了解到，每个人都会有自己的音乐喜好：喜欢的音乐风格，喜欢的歌词内容，喜欢的歌手，喜欢的音乐文化……从心理学上讲，我们的喜好一定是和我们内心的需要有关的，而需要又和情绪有关，当需要得到满足的时候我们的情绪就会是“好”的，感到高兴、开心、幸福等；当需要得不到满足的时候，我们就会情绪低落。另外，前面我们提到过的音乐治疗的“支持性”，事实上并不是任何时候我们都特别想听具有“积极”“阳光”等感觉很“好”的音乐的，反倒是心情低落的时候会比较喜欢夜曲、轻吟低唱的音乐，生气、愤怒的时候会感觉重金属和摇滚更符合自己的心情，这就是“支持”，我们的情绪需要相应的音乐的包容、支持和宣泄。

因此，我们不妨为我们的情绪和需要进行分类，建立属于自己的“个人音乐库”，在任何时间当想知道“现在该听什么”的时候，就可以到自己的音乐库里寻找适合自己的歌曲。当然，“音乐库”是不同于“音乐处方”的，和这个世界上没有完全相同的两个内心世界，音乐库也是个性化的。

在为孕妇进行胎教指导时，有些音乐治疗师会帮助孕妇建立这样的音乐库，来为最后的分娩做准备，音乐库会包括孕妇自己喜欢的音乐、为宝宝准备的音乐、全家人的音乐、产程中的音乐等类别，产程中的音乐会根据每个产程的特点，又分为放松的音乐、引导积极情绪的音乐、动力性的音乐等。临床研究证明，在条件允许的情况下，音乐治疗师使用产妇的音乐库配合音乐治疗的方法技术陪伴产程，能够有效地降低产痛、缩短产程。

个人音乐库的分类可以根据功能分为：早晨起床的音乐、睡前音乐、开车时的音乐、学习 / 创作时的音乐、运动时的音乐、亲子时光的音乐等；根据个人的喜好进行分类的方式往往因人而异，这里暂不一一列举；根据心情或者情绪进行分类是非常好用的，如伤感、安静、心痛、欢快、甜蜜、阳光、宣泄、思念、励志等，如今互联网上很多大众音乐软件如 QQ 音乐、酷狗、酷我音乐盒等，都有对音乐进行这样的分类和按照类别推荐，为我们进行音乐的选择提供了非常多的便利。

第三章 “以人为本”方

你知道吗，音乐也有自己的“功能”和“性格”。所谓“功能”，可以用《乐记·乐象篇》中“唯乐不可以为伪”来概括，意思是音乐与内心有着直接的联系，音乐就是内心的镜子、内心的回音壁，音乐所表达出来的“语言”是不大可能伪装出来的；所谓“性格”，是指音乐中表现出来的“语言”内容以及某些乐器本身所具有的一些与演奏者相联系的特点。

组织各种各样的背景的参加者参与音乐健康活动，重视他们在即兴演奏过程中的内心体验、尊重每一位演奏者的感受是具有心理学意义的。音乐堪比精密的影像学仪器，能够在不知不觉中将演奏者的内心世界投射出来，也能将演奏者内心深处不愿言谈的秘密进行保护。

一、人人都会玩的乐器

任何参加即兴演奏式音乐健康活动的成员都能够自如地使用活动所准备的乐器，完全不必担心自己没有音乐“细胞”或者音乐背景。下面就先将这些乐器进行介绍：活动乐器以方便操作的小打击乐器为主，根据材料和质地分为木质类乐器、金属类乐器、鼓类乐器和散响类乐器，此外在功能上再将旋律乐器单分出来。按照上述类别列举部分乐器如下：

木质类

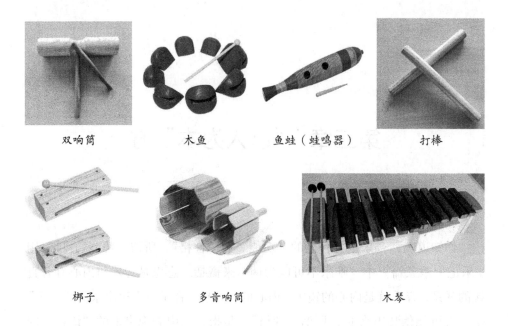

双响筒

木鱼

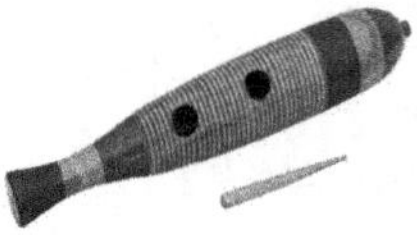
鱼蛙（蛙鸣器）

打棒

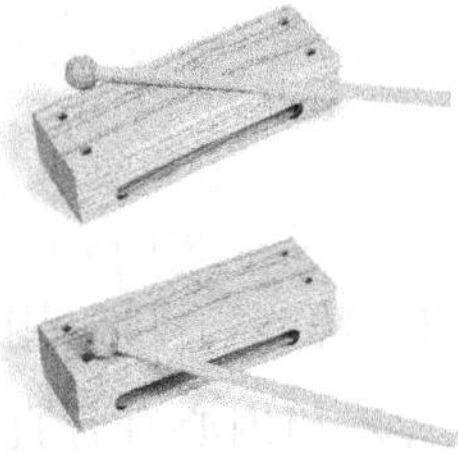
梆子

多音响筒

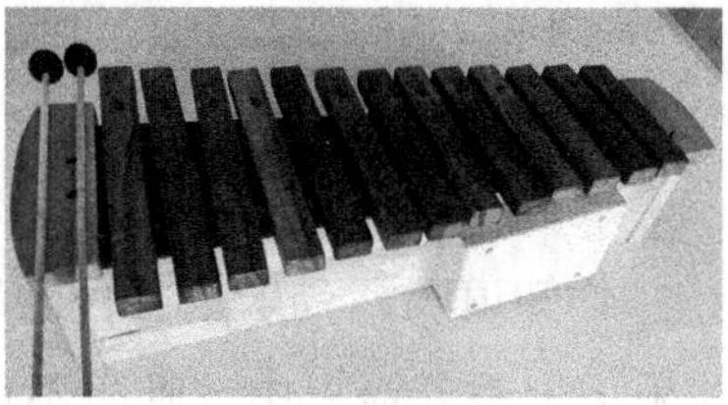
木琴

金属类

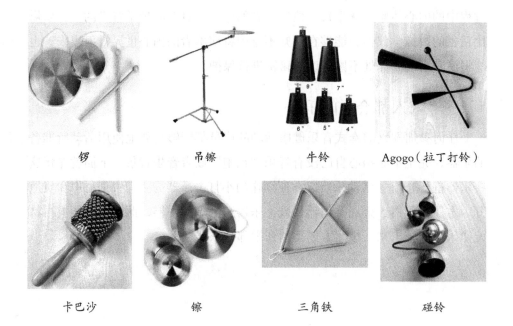

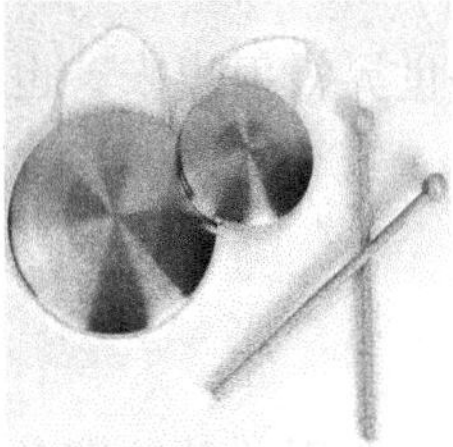
锣

吊镲

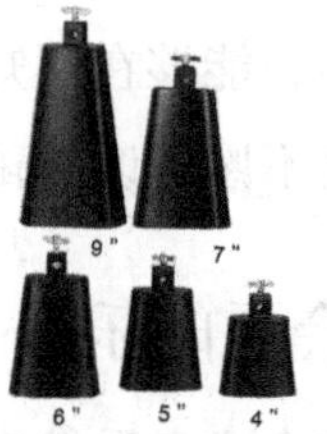

牛铃

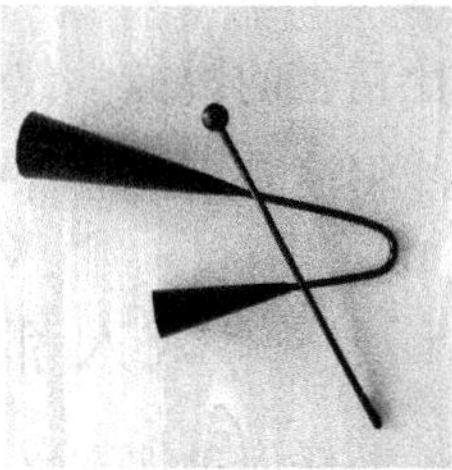
Agogo（拉丁打铃）

卡巴沙

镲

三角铁

碰铃

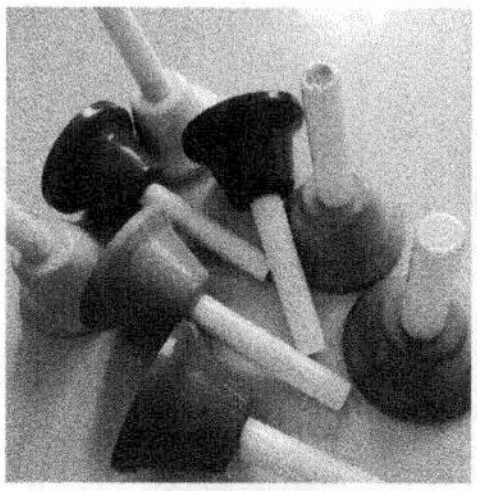

八音手摇铃

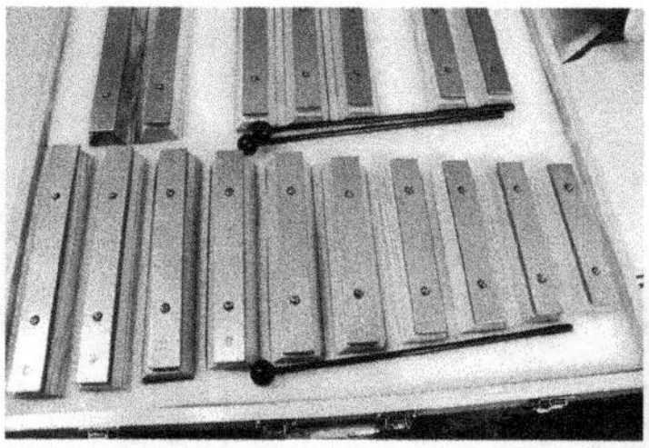

音块

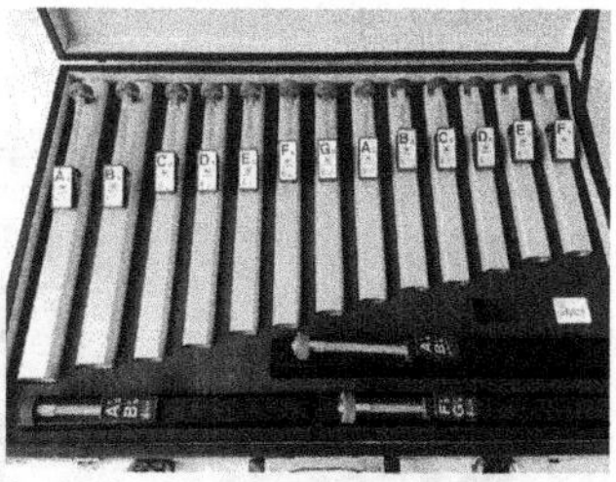

手钟琴

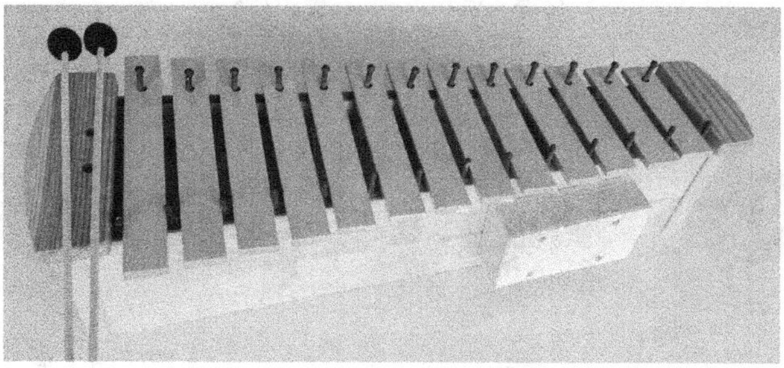

钢片琴（铝板琴）

鼓类

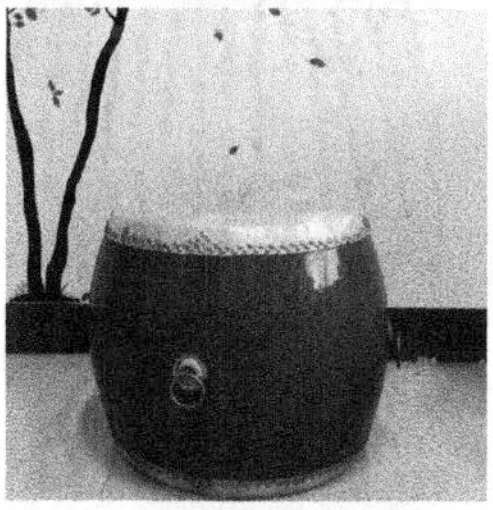

中国鼓

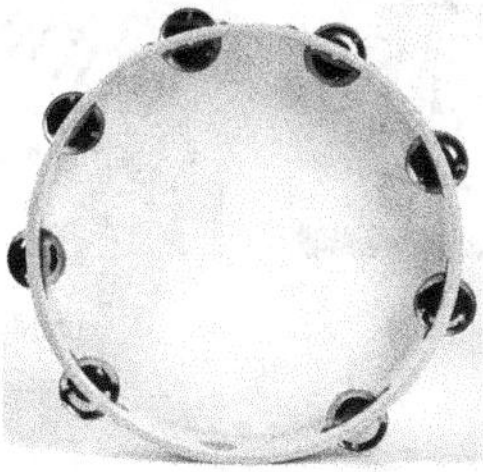

铃鼓

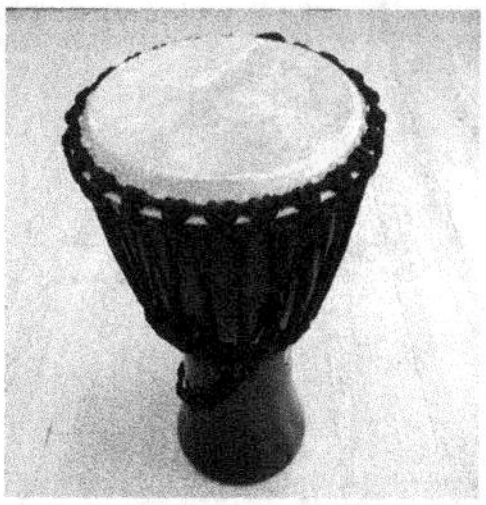

非洲鼓

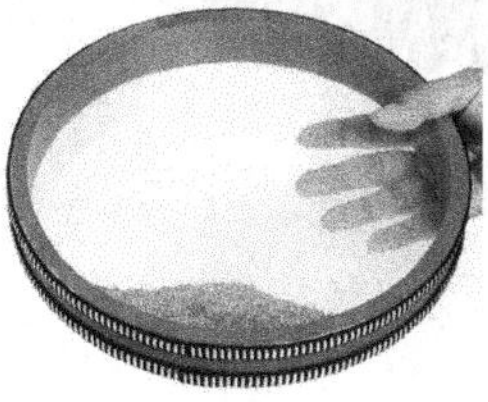

海洋鼓

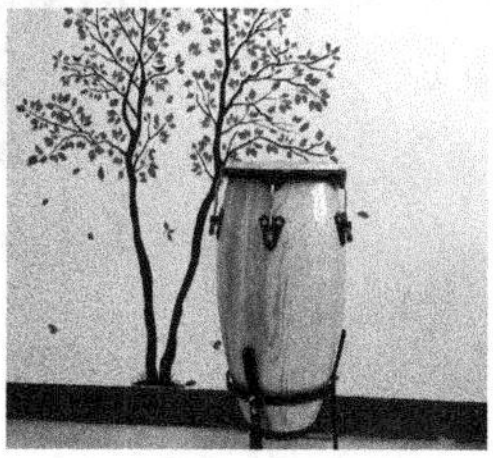

康佳鼓

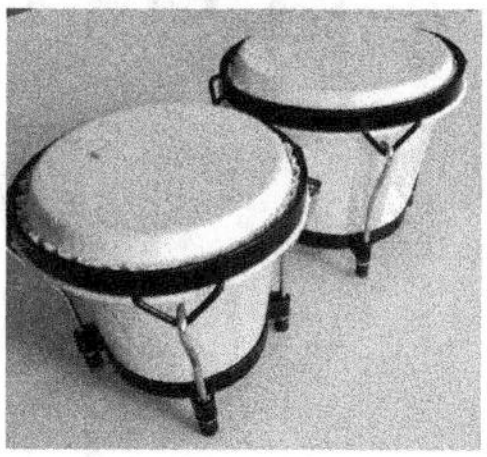

邦戈鼓

散响类

沙锤

沙蛋

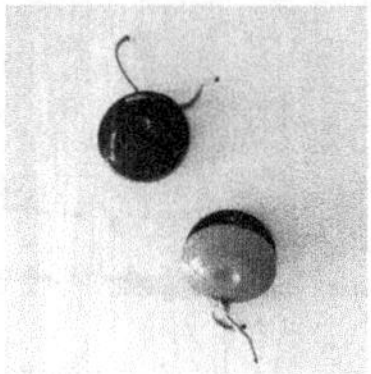

响板

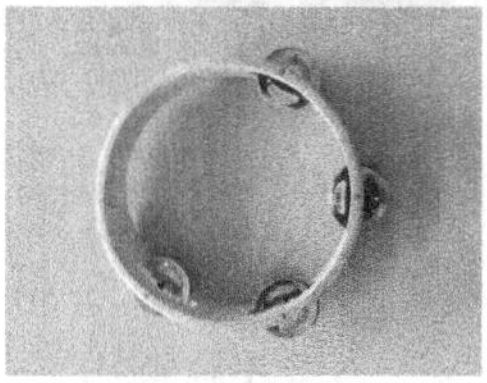

铃圈

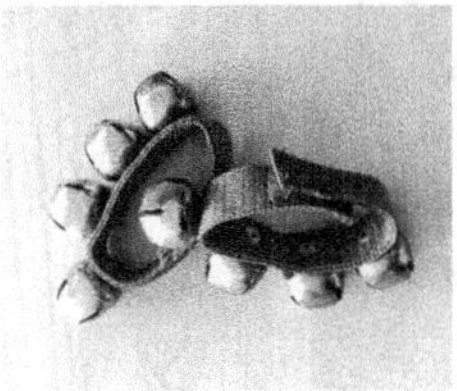

腕铃

棒铃

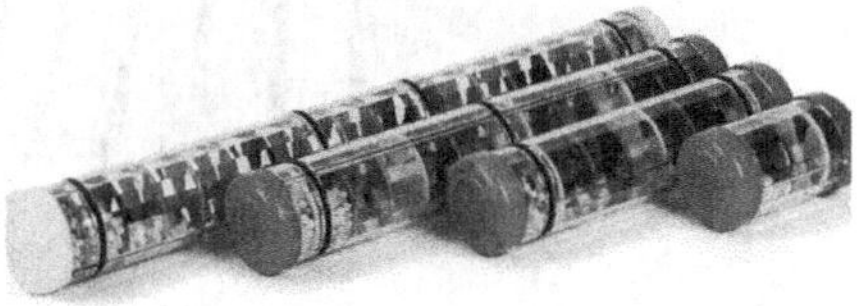

雨声器

旋律乐器

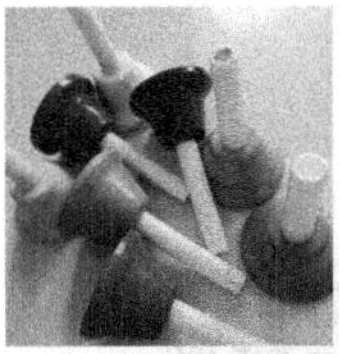

八音手摇铃

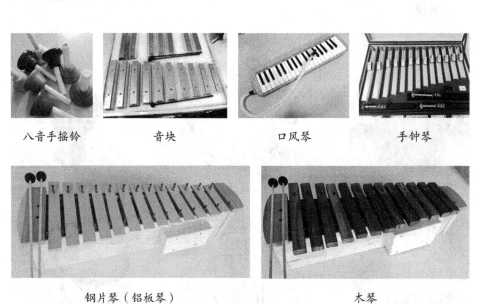

音块

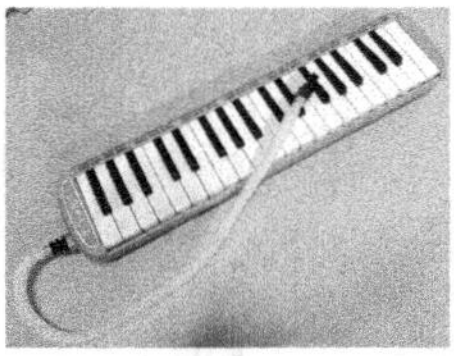

口风琴

手钟琴

钢片琴（铝板琴）

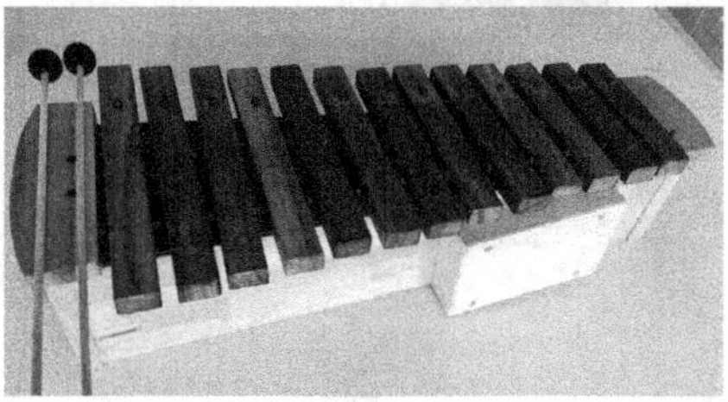

木琴

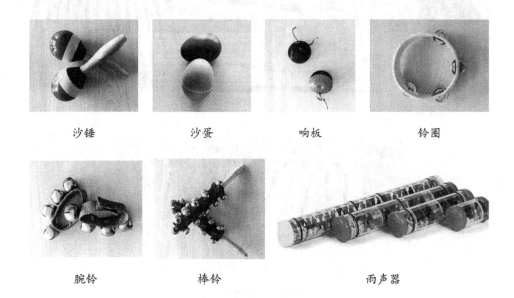

二、人人都能奏出的内心世界

个体即兴演奏分析与集体即兴演奏分析方法都是通过让参加者使用乐器进行即兴演奏，从音乐投射和评估的角度上进行分析，从而获得参加者个人的某些信息，使他们看到自己的某些特质。在音乐健康活动中起到破冰、暖身和评估等意义和作用。

活动准备：各类打击乐器、摄像机。

乐器准备：准备木质类、金属类、鼓类、散响类、旋律类乐器每种 1 ~ 2 件，引导者向来访者介绍每件乐器的名称和使用方式。

（一）个体即兴演奏分析

第一步：请 5 ~ 6 位体验者上前，每人选一件自己喜欢的乐器，依次用所选乐器进行即兴演奏，通过演奏向大家介绍自己或者表达此时此刻自己的心情，或者对某个话题的看法与感受，用摄像机录下演奏过程。

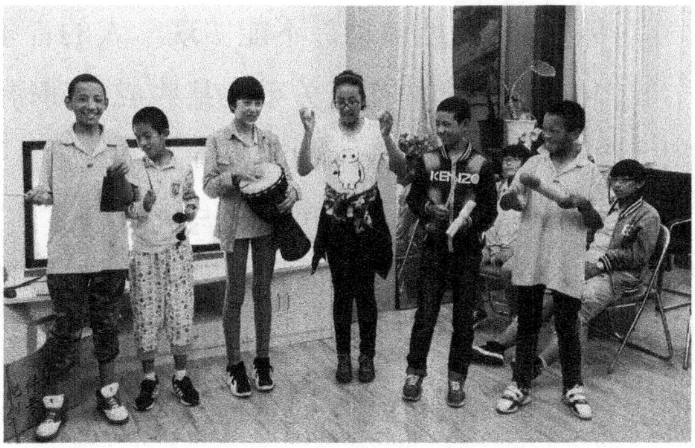

图 21　山东省济南西藏中学的藏族学生在进行即兴演奏

第二步：回放录像，带领其他来访者观察和讨论下面的问题：

（1）你看到了什么，感受到了什么？

（2）他 / 她在表达什么？

（3）所选的乐器和他 / 她本人有什么样的联系？

（4）请演奏者参与讨论，与大家分享演奏和讨论过程中的想法与感受。

（二）集体即兴演奏分析

第一步：请 5 ~ 6 位来访者上前，每人选一件自己喜欢的乐器，组成一个自由的即兴演奏小组，演奏的内容、时间长短、演奏方式均不受限制，小组的任何一个成员都可以开始或结束这个小组的演奏。用摄像机录下演奏过程。

第二步：回放录像，带领其他来访者观察和讨论下面的问题：

（1）音乐整体是什么样的？

（2）音乐的结构是怎样的？

（3）第一个开始演奏的是谁？

（4）最后一个结束演奏的是谁？

（5）谁主导了演奏？

（6）谁是配合者？

（7）谁在“里应外合”？

（8）谁像是“局外人”，完全沉浸在自己的感受中与集体的演奏相脱离？

（9）谁明显地被动，不能实现个人的音乐动机？

（10）什么样的交流关系在某些成员间得到发展？

（11）有哪些象征性的移情问题？

（12）请演奏者参与讨论，与大家分享演奏和讨论过程中的想法与感受。

这种个体 / 集体即兴演奏的目的是通过直接有序的方式激发感情的真实表达。在即兴的表达之后，通过第二步中各种问题的讨论，我们能够对所有的演奏者有一定的了解，并且通过讨论让小组成员敞开心扉、讨论音乐之外有关心理和生活的内容。

在我的临床实践经验中，非音乐背景的来访者经常会比受过音乐训练的来访者更加放松和自由地演奏和表达，因为很多时候受过正规音乐训练的人反倒很难摆脱音乐规范的限制，就像很多著名的绘画大师却无法像孩子一样自由地画画一样。所以，组织这样的活动需要注意尽可能去激发成人使用孩子的本能通过这些乐器来表达自己的情感。

个体 / 集体即兴演奏活动适合不同程度的团体心理拓展、心理成长，以及音乐心理剧的暖身等。在专业的音乐治疗过程中能够使治疗师迅速地与来访者建立关系，并在进行即兴演奏聆听和讨论的过程中敞开心扉、进入较深层次的心理探讨；也可以作为团体成长的主要的方法技术，进入深度的心灵层面和团体成员人际关系的深度建设，由于将面临深度的敞开心扉和自我暴露，对团体的封闭性和安全性要求非常高，要求全体团体成员必须严格遵守团体的规则、保守团体的隐私、接纳团体中的问题并努力解决等；相应地，对于安全性较低、松散型的团体，往往不宜进行较为深入层次的探讨。

三、人人都能乐在其中的鼓圈

来自美国的阿瑟·赫尔创立的鼓圈（Drum Circle）具有这样的特点：

> 这种社会性集体鼓圈是一场通过灵魂的韵律和鼓点来表达的对生命的庆典。鼓乐的语言历来具有强大的治愈能力、能进行跨文化的交流。鼓圈活动能够治愈参与者的身心，开发出无限的可能性。
>
> 社会性集体鼓圈是一个强大的载体，它能提升人类的精神、激发创造力、至于身心、改善生活质量。创造性鼓圈能够改善人们的健康和幸福状态，同时为团队建设和社区服务提供强有力的帮助。
>
> ——阿瑟·赫尔

我第一次接触到鼓圈活动是 2011 年 7 月在韩国首尔举办的第十三届世界音乐治疗大会上，来自世界各地的几百位治疗师共同完成了这么一个下午的活动，并且意犹未尽。

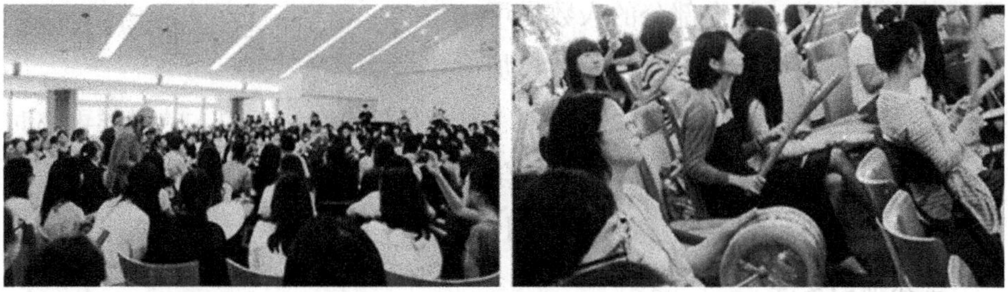

图 22　第十三届世界音乐治疗大会上的鼓圈工作坊

（一）适用的人群

鼓圈就是一种群众性的音乐活动，在一场鼓圈活动中，参加的人越多越热闹、效果越好，与“广场舞”具有同样的亲民性但又更富有艺术性和感染力。所有的人群只要能够完成“敲”和“打”的动作，以及具备一定程度的注意力和理解力，都可以参加，可以说是老幼皆宜，即便是具有某些障碍或者残疾的特殊人群也能够参与到活动中来。鼓圈活动适合在社区、企业培训、公司年会、学校、休闲度假机构等平台或场合开展。参加鼓圈活动能够使人得到快乐和放松的体验、纾解情绪和释放压力、促进人际交流和互动、在集体演奏中收获快感、自信和创造力。对于需要减压的亚健康人群、学生、企业员工、老年人、儿童均有触动性的效果。鼓圈活动不要求参加者具备音乐背景或者乐器演奏的技能，而是更注重每一个参加者在活动过程中的体验和自身感受，这与专业的架子鼓、非鼓表演是不同的。

（二）鼓圈的组织

1. 座位的安排

全体成员分坐在如图 23 所示的 4 个部分，每两个部分中间留出一个小小的通道，整体围成一个圈。鼓圈的带领者可以从图中的 A、B、C、D 任意一个通道进入鼓圈的中间，也可以在鼓圈的进行中从任一个通道退出到“圈”中。

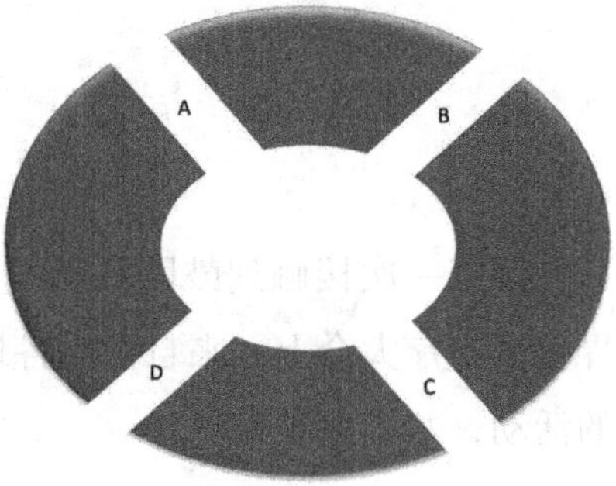

图 23　鼓圈的座位结构

参加鼓圈活动的成员从鼓圈的最内圈向外依次入座，每个部分的人数尽可能均匀，如果现场准备的座位超过参加者人数，要把多出的椅子和乐器撤掉，中途有新的参加者加入的时候再临时加入。在进行鼓圈活动的时候，一般会先按照乐器的种类排列位置，然后参加活动的成员再坐到自己喜欢的位置上。

2. 乐器的安排

通常情况下，鼓圈的乐器分为鼓和小打击乐器两个大类，数量上，两大类乐器各占总人数的二分之一。

鼓类乐器根据音色和大小分为低音、中音和高音，小打击乐器包含木质类乐器、金属类乐器和散响类乐器。

乐器的种类越齐全，鼓圈的音乐层次感越强。

低音鼓排放在鼓圈的最内圈，向外依次排放中音鼓、高音鼓，小打击乐器排放在鼓圈的外圈，与鼓类交错排放；另外，每个声部的乐器种类分布也要尽可能均匀。

（三）鼓圈活动的主要思想

阿瑟式鼓圈中国训练营的学员主要以音乐治疗师和音乐教育老师为主，老师每年除了固定的时间到各个国家讲学之外，夏天会在夏威夷举办鼓圈集训营，来自世界各地的学员都会到那里聚集，在世界各国文化背景下的鼓圈中提升作为一个鼓圈带领者的能力。

鼓圈是十足的体验式和参与式的活动，训练鼓圈带领者的过程需要不停地体会在“圈里”和在“圈中”的感受，即在带领者和参与者之间相互切换。很多时候，不同背景的参与者也会给带领者带来不同的挑战，在我参加的训练营里，同学们大部分都是音乐背景，不论是跳进“圈里”进行带领者的练习还是坐在自己的位子上作为“圈”的参与者来打鼓，都可以不太费劲就能把意思传达给大家或者很容易地领悟指挥的手势进行配合，但是当我们离开培训班真正组织一场鼓圈活动的时候，很多问题会接踵而来，参加完第一阶段培训的我就遇到了这样的问题。带着自己遇到的各种问题参加第二阶段的培训，才开始深切地体会阿瑟老师对鼓圈带领者们提出的下面这些思想以及这些思想中的音乐治疗学意义。

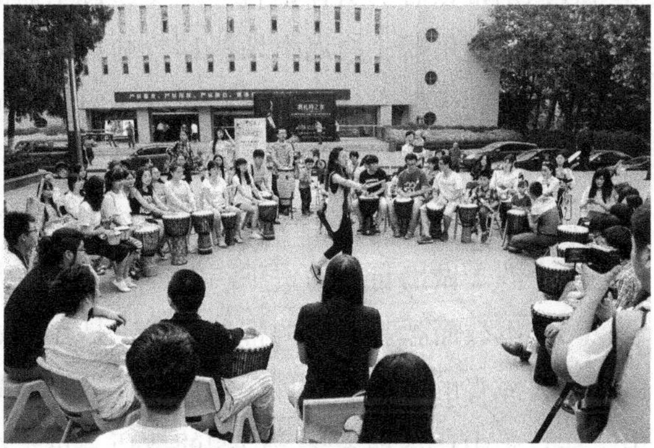

图 24　2015 年山东艺术学院音乐教育学院“525”大学生心理健康主题教育活动的百人鼓圈

（1）带领者的身体语言要对鼓圈负起责任。鼓圈的带领者一旦站到圈子的中间，身体的语言就是音乐进行的信号，鼓励使用创造性和个性化的信号，但是信号的意义要明确。

（2）教参加者们识别带领者的身体语言。这个过程往往是通过音乐而不

是过多地使用语言来进行的，在鼓圈开始的时候，带领者会引导鼓圈的参加者通过音乐识别他 / 她的最基本的

身体语言：开始、停止、注意、继续等，使大家尽可能地熟悉带领者和他 / 她的身体语言，并对鼓圈充满期待。

（3）明确角色。一方面，包括带领者角色的明确和参加者角色的明确：在鼓圈活动开展的过程中，带领者的角色有一个变化的过程，最初的时候是以教授技巧为主的“教导者”，随着鼓圈的进展，变为鼓圈音乐的“引导者”“推动者”，最后成为“乐队指挥”；参与者的角色变化则是从最初的“个人”变得开始有一些“团队意识”，大伙共同组成的鼓圈开始有“打击乐合奏”的感觉，进而变成一个“乐队”。另一方面，在鼓圈开始的时候除了让参与者识别带领者的身体语言，还要通过乐器的分类如高音鼓、中音鼓、低音鼓，木质类乐器、金属类乐器和散响类乐器来明确自己在鼓圈中的角色。

（4）建立信任。带领者需要注意使用准确的身体语言、真诚的眼神、微笑的面孔向参与者传达出自己的专业、敞开与平等，与圈子的参加者建立关系，让他们感受到带领者的热情，感受到每个参加者都是这个圈子中的一员、在为这个圈子做出自己的贡献、发挥自己的能力。

（5）不教而教。鼓圈的带领者不论是在开始时“教导者”的角色，还是进入炉火纯青的“乐队指挥”角色，在带领鼓圈的过程中，更多的是在体验中、在音乐中让参加者学习鼓圈的技巧。对于在训练营中大家做练习时常会犯一些各种各样的错误，阿瑟老师认为犯错 = 学习的机会，不必去定义错误而是进行总结：发生了什么？为什么会这样？怎样做才能更好？

（6）编排来自鼓圈的鼓乐。不论是在鼓圈的开始还是中途的发展、高潮，鼓圈的音乐都是来自这个圈子的参加者的。例如，带领者会给出一个简单的节奏型，让所有的参加者利用自己手中的乐器进行创造性的变换和发展，再从“圈”中找到一些有特点的音乐，让大家来聆听和感受这些音乐，再由这些音乐作为引导，制造出新的鼓圈音乐。带领者需要从鼓圈中找灵感：带领者自己的音乐、参与者的音乐和鼓圈中内部的音乐联系。

（7）读懂这个“圈”。训练营的所有学员都被阿瑟老师要求打开自己的三个“雷达”——听觉、视觉和动觉，通过这三个雷达来关注鼓圈中的参加者，即聆听和关注到鼓圈中的每一个人，关注他们的演奏、关注他们的音乐性，

然后进入行动。让演奏某种同样的乐器的成员与其他参加者进行互动，即便是一只小小的沙锤，让他们在聆听自己的声音、大家的声音中体会自己的存在感；让某一位非常有特点的演奏者进行 solo；挑选出座位相隔远近不同但音乐却很融合的几位参加者来聆听他们的音乐……

四、学术派

除了上述简单可操作的于健康相关的音乐活动之外，下面我将列举几个专业音乐治疗中的代表性学派和方法供读者参考，以便更好地了解音乐在大健康领域所起到的更深入、深刻的作用和相关的方式方法。

（一）创造性音乐治疗学派

创造性音乐治疗学派由美国音乐家、作曲家保罗·诺道夫和英国特殊教育家克莱夫·罗宾斯创建。两位创始人最初的合作始于 1959 年，在英国的一家叫作“桑菲尔德儿童之家”的人智学背景社团，为那里的特殊儿童进行音乐治疗。

1989 年在纽约大学成立了诺道夫－罗宾斯创造性音乐治疗中心。

目前诺道夫－罗宾斯音乐治疗中心已经遍布美国、英国、澳大利亚、日本、新西兰、南非等国家和地区，除了上述治疗中心，其创造性音乐治疗工作坊已经走遍韩国、中国、非洲等地。

创造性音乐治疗学派的相关理论：

1. 人本主义与存在主义：诺道夫和罗宾斯强调为儿童提供一个安全无威胁的环境以及儿童与音乐、治疗师建立关系的重要性，这与存在主义所强调的“存在性”和人的三种存在关系（周围世界、人际关系世界、自我内在世界）能够影响人格发展的理论是相一致的。诺道夫和罗宾斯还强调要通过在治疗中观察到的每一个儿童的性格、脾气、爱好、对音乐的感知力来确定即兴演奏的内容，特别是在治疗的开始，儿童是即兴的领导者，治疗师的即兴演奏要跟随儿童、为儿童的音乐、行动和情绪提供支持，这些观点支持了人本主义学派的代表人物罗杰斯的“来访者中心”说。

2. 人智学：奥地利科学家、思想家和教育家鲁道夫·史代纳（Rudolf Steiner）对人的精神活动做了深入的研究。他认为可以用科学的方法来研究精神领域，并创立了特别的“精神科学（Spiritual Science）”，称为人智学（Anthroposophy）。史代纳还在人智学的研究理念下创立了名为“华德福教育”的以人为本、注重儿童身、心、灵，注重精神整体健康和谐发展的全人教育体系。

人智学的精髓给了诺道夫和罗宾斯两人很多的启示，使他们萌发了尊重每个人生存意义的研究态度。通过这种研究态度，他们尊重每个接受治疗的孩子的内在生命，并且他们很开放式地认为通过激发这些障碍孩子的音乐能力可以激发那些潜在的超能力。他们后来在人智学理念继承者的指导下进行多元化和开创性的治疗实践，促进了后来的“音乐儿童”理念的诞生。

3. 创造性音乐疗法本身的核心理念——音乐儿童（music child）罗宾斯教授是这样讲解“音乐儿童”理念的：我们在人与人交往过程中没有一种像这种形式这样独特：一方面是儿童的性格；另一方面是内在的音乐的感受性与音乐的对应。我们可以将这个画成一个图：

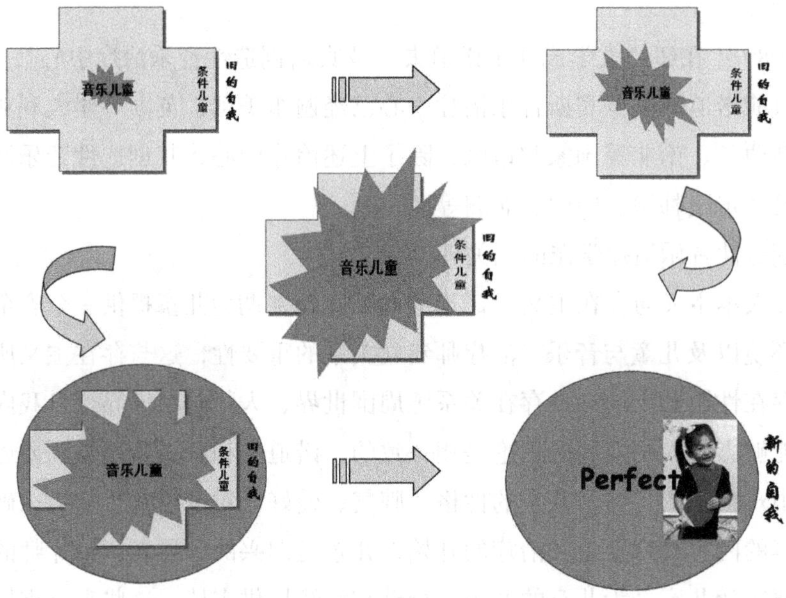

图 25　音乐儿童图

条件儿童（condition child）是在一定的限制之下发展的，同时我们也可以把它称作音乐儿童，音乐有可能使她冲破一些限制。同时，条件儿童也是音乐儿童，经过一段时期的治疗，音乐可以帮助儿童将她的残缺补齐，使其发展完美。”

（二）音乐心理剧

音乐心理剧是一种即兴式音乐治疗方法技术，多用于团体治疗。音乐心理剧以小组成员的心理冲突为素材，在心里剧的基础上通过音乐治疗师的指导，用音乐来支持和反映言语的交互作用，帮助小组成员探索和解决他们的心理问题。创始人约瑟夫·乔·莫雷诺曾多次来中国讲学，在他的大师班我们看到他为多位学员现场进行音乐心理剧治疗的精彩情景，这种音乐治疗方式也在我自己的临床治疗实践中取得了很好的效果。张鸿懿教授《音乐治疗和心理剧——演出你内心的音乐》是一本专门介绍音乐心理剧的译著，在这里摘取一部分进行简要介绍。

1. 音乐心理剧的作用

（1）为团体成员的情感宣泄提供一个安全和无威胁的环境；

（2）给予参与者团体动力和支持；

（3）疏泄作用，使心理能量得到释放；

（4）以往压抑或否认得到重识，使个体心理产生轻松感；

（5）帮助个体实现自我的再发现。

2. 音乐心理剧的发展

亚可布·李维·莫雷诺于20世纪20年代创立了心理剧治疗方法，通过演出而非谈论心理冲突的情景来帮助个体探索他们心理问题的各个方面。同时，他还不断探索心理剧与其他艺术形式结合、扩大心理剧作用的新途径，他曾不停地进行名为“心灵音乐”的实验。他的侄子约瑟夫·乔·莫雷诺从20世纪70年代中期开始心理剧和音乐实践相结合的研究，最终形成音乐心理剧的治疗形式。

3. 音乐心理剧的定义

约瑟夫·乔·莫雷诺将音乐心理剧定义为：音乐心理剧是将音乐即兴创作、音乐想象及其他音乐治疗技术与传统的情节心理剧相结合的一种综合治疗方法，其效果优于单独运用其中任何一种治疗技术。在音乐心理剧中，音乐经常用来支持和反映言语的交互作用，心理剧的主角在进行语言交流的同时可以得到音乐的支持，使非语言的情感得以表达，达到最大程度的交流。

4. 音乐心理剧的程序

音乐心理剧的基本程序包括暖身、实施和讨论三个阶段的内容，每一部分内容中包含多种方法技术。

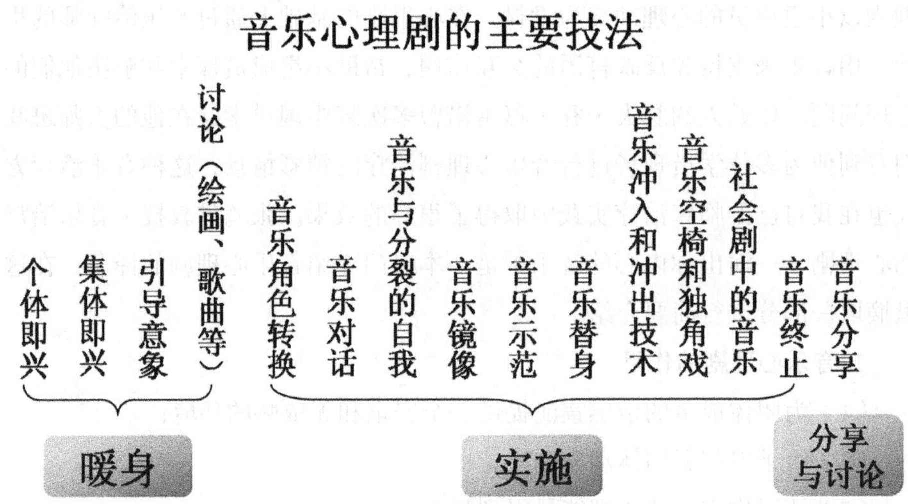

图 26　音乐心理剧的主要技法

音乐心理剧的主要技法：

（1）暖身阶段

暖身是音乐心理剧的关键部分。暖身的目的有两个：在没有明确的主角时，发现潜在的主角（这种情况比较有可能出现在随时发现团体或团体成员的问题并且随时进行解决的、封闭性和安全性较高的紧凑型成长性的团体中）；在有明确的主角时，发现主角的问题及对这些问题进行探索，寻找音乐心理剧实施的线索。很多探索性的音乐治疗方法技术可以作为音乐心理剧的暖身方式，如上文介绍的个体音乐即兴演奏分析、集体音乐即兴演奏分析和接受式音乐治疗方法中的音乐想象、歌曲讨论等方法。

（2）实施阶段

实施阶段的主要技法将心理剧的技法与音乐紧密结合，音乐与语言相互配合，使音乐心理剧过程中的情感得到最大程度的表达，促进主角问题的解决。

主要有下面这些技法：

①音乐角色转换：通过演奏乐器的方式代替或配合语言，进行心理剧“角色转换”技术中的表达。

②音乐对话：当心理剧中的语言表达失去成效或者意义不显著时，让主角选择乐器作为媒介来表达自己，可以是音乐对音乐的交流，也可以是音乐与语言的对话。

③音乐终止：对于音乐心理剧中的一些关系的终止、某位角色的离开或死亡、心理剧的结束等，往往不建议用语言来结束这种关系，而是使用表情、肢体动作等非语言的方式，音乐的结尾往往能够达到深刻的效果。

④音乐与分裂的自我：使用不同的乐器演奏方式将内心的两级和自我分裂的状态戏剧化地表现出来。当主角做出了选择时，用音乐终止的方式对所做选择进行强化；当主角做出选择但不希望另一方完全消失，愿意对其进行加工或改造时，可以在导演的帮助下对音乐进行相应的改变，音乐可以在与主角的内心不断联系与回应的过程中细腻地完成这一改造过程。

⑤音乐镜像：心理剧中辅角在场景中真实地反映主角的一般行为和互动方式可以帮助主角在一定距离之内看到他人扮演的自己的行为，推动主角以一种更有效的新的方法对待生活境况。音乐心理剧可以让辅角用音乐来反映主角的行为和互动的方式，达到语言之外更为细腻、更符合主角内心的情感表达效果。

⑥音乐示范：是音乐镜像的自然扩展，在音乐示范技术中，辅角超出对主角行为的单纯反映转向通过积极的示范来为主角提出行的和互动的新方式，推进主角转到更主动的言语互动。

⑦音乐替身：音乐心理剧团体成员以个人或者小组的形式通过即兴演奏的音乐，或者与言语结合的方式帮助主角自由地表达。

⑧音乐冲入和冲出技术：在主角需要冲破内心的障碍或者加入到某个渴望却很难进入的团体时，按照心理剧的程序，由辅角小组手挽手围城一个坚固的圈，主角被围在圈内或者站在圈外，必须用身体的努力在冲出圈外或者冲入圈内来代表实际生活中的决定与努力。作为主角内心活动的表达和辅角小组的表达，使用乐器的演奏配合言语，增加音乐性和戏剧性，激励主角做出行动。

⑨音乐空椅和独角戏：音乐对话的扩展。主角可以挑选一种乐器进行演奏代替对空椅上想象的辅角进行的语言表达；在独角戏中，主角可以与空椅上的辅角进行角色转换，进行音乐的对话。

⑩社会剧中的音乐：用音乐对抗的方式来表达一些社会问题的纷争双方观点或态度，提高纷争双方集团的集体认同感、使两派的舞台角色最大限度地确定身份、激发小组的能力和投入程度。

（3）分享与讨论阶段

团体分享是心理剧的一个重要环节，团体成员共同分享他们如何对待处理与主角相关的自己的问题，并在自己的生活中解决这些问题。这种方式能够使主角认识到他们并非独自处于他们的问题之中，也许其他人已经遇到并克服了类似的障碍。这个过程中当语言表达不足以代表他们的感受时可以用即兴演奏的音乐来代替他们的陈述。

第四章 “乐由心生”方

这一部分将介绍一种名叫“音乐创作”的方法，在介绍这种活动方法之前，先请读者们欣赏下面这一段歌词：

这是在一堂“音乐心理”课上，山东省济南西藏中学的藏族学生们由《小苹果》为基础，集体创编的一段歌词，除了这段歌词之外，我们还全体一起进行了录音。这就是这里要介绍的“音乐创作”的方式之一。

小星星

夜空中最亮的星
你带来无限遐想
今天是个伟大日子
摘下苹果送给你
摘下花朵送给你
让我们每天一起前行
变成天使陪伴自己只为保护你
把我一切都献给你只要你欢喜
你让我每个明天都变得有意义
生命虽短爱你永远不离不弃
春天和你奔驰在辽阔的草原上
夏天漫步沙滩陪你看日出海面
秋天与你重温午后阳光看落叶
冬天带你去雪域吃麻辣火锅
你是我的小呀小星星儿
怎么爱你都不嫌多
闪闪的小脸儿温暖我的心窝
点亮我生命的光光光光光
你是我的小呀小星星儿
就像草原最美的花朵
太阳又升起了花对我微笑
放飞梦想就会实现

音乐创作需要了解体验者的心理、情感、认知和交际需要，由专业的引导者或者音乐治疗师来共同完成。有时所创作的歌曲不仅给出自我表达的多种可能，而且还有可能与体验者曾经的记忆有关系。在音乐创作活动中，体验者可以在看似娱乐的模式中发掘自己的生活、潜能、所失和渴望。

音乐创作不仅适用于学生、白领、管理者、老年人、妇女和儿童，对于经历心理创伤、精神障碍、脑外伤患者、肿瘤患者、经历亲人去世的家属等人群都有有效的干预和治疗效果。

组织音乐创作活动有几个步骤：

第一步：与体验者建立起一定的信任关系，引导者对体验者的情感、心理、认知和人际交往能力等有一定的了解。

第二步：确定活动的目标，即把体验者的哪些问题作为音乐创作活动的方向，是疼痛、创伤、喜爱、愤恨、感动，还是自信、表达，还是某些身心健康方面的症状。

第三步：找到主题，集体创作歌词或者音乐。一般情况下根据现有的流行音乐或者经典音乐进行改编填词的情况比较多，也有的小组喜欢将曲子进行改编或者重新创作，还有的歌词和旋律都要新创作的。这个过程中词曲的配合、语言的习惯等都需要考虑到。

第四步：通过录音、表现等方式进行展示。通过排演，让小组成员对参与录制感到熟悉；录制时段被认为是歌曲写作过程的极其重要的部分，因为体验者听到他们的歌曲时会露出骄傲的笑容；对于一些有负面或消极情绪的来访者来说，从开始谈论这些消极内容到处理歌词和排演他们的歌曲，能够帮助他们看淡消极内容；他们将歌曲与人们分享让他们产生了更深的理解，感觉到自己可以为自己和别人做点儿事情，提高了自尊心和自信心。

案　例

中国音乐学院音乐治疗专业研究生胡海歌曾在北京回龙观医院为精神障碍的病人进行音乐创作的专题研究，这里展示她做的案例：

赵斌（化名），53岁，1991年5月住进回龙观医院，经过医院的诊断为精神分裂症，妄想表现非常明显。由于原来在东城区合唱团工作过，赵斌有比较好的音乐基础，在我们刚开始音乐治疗的初期，他谈到以前自己曾在2006年便根据电视剧《渴望》的主题曲，自己填了歌词（歌词填得不错）。我给他介绍了音乐创作这种活动方式，他非常高兴，随即便根据在回龙观医院护士教的歌曲《粉刷匠》曲谱基础上，创作出了歌词，并对曲谱也做了少许改变。

《欢迎来音疗》

欢迎欢迎欢迎您
音乐学院的老师
欢迎欢迎欢迎您
我们一起做音疗
你快乐呀我开心
我们一起来合作

随后的音乐治疗中，治疗师了解到他非常喜欢这种活动，于是便敲定以音乐治疗活动为主题写一首歌曲，经过两周，赵斌最后写好了歌词，名字为《音乐治疗好》。

《音乐治疗好》

音乐治疗活动好
大家一起乐呵呵
很多美好的回忆全都涌上了心头
很多美好的回忆涌上了心头
音乐治疗活动好
很多回忆涌上了心头
不知如何来表达
将来想起唱首歌
来表达此刻心情
啊……

大家一起来音疗音乐治疗师根据赵斌的爱好，给他推荐了《莫斯科郊外的晚上》这首歌曲，他说很喜欢，希望把这首歌的曲调作为他新歌曲的曲谱，于是《音乐治疗好》这首歌曲便成了赵斌新的作品。附曲谱如下：

音乐治疗好

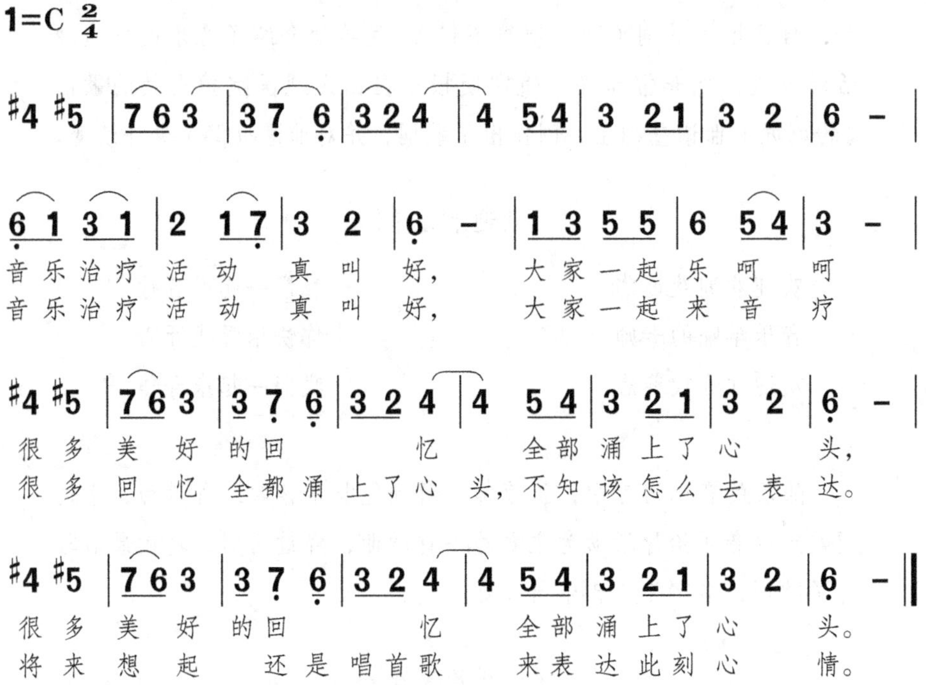
1=C 2/4
音乐治疗活动真叫好，大家一起乐呵呵
音乐治疗活动真叫好，大家一起来音疗
很多美好的回忆全部涌上了心头，
很多回忆全都涌上了心头，不知该怎么去表达。
很多美好的回忆全部涌上了心头。
将来想起还是唱首歌来表达此刻心情。

歌曲整体完成后，邀请了医院的几位医生和护士来听他演唱歌曲、音乐治疗师给他做钢琴伴奏。赵斌是个完美主义者，很是认真，音乐治疗师和他一起录了两首歌曲，每次的录音，他都很认真地矫正，看看有没错误的地方，最后经过多次认真的配合，录制了《欢迎来音疗》《音乐治疗好》两首歌曲，被邀请的几位医生和护士，听到他最后成功的录制都爆发出热烈的掌声，赵斌很是开心和自豪。音乐治疗师把歌曲的手抄本和录制的 CD 光碟送给了他，他说这些歌曲对他来说太有意义了，他以后一定会好好保留。

案例中参加活动的虽然是有一定的行为或功能障碍的人士，但对于普通健康的儿童、成年人、老年人更是适用的。很多耳熟能详的歌曲都可以使用这样的方式来作为音乐健康活动的素材，或者说用我们熟悉的歌曲来为创作的歌词进行配合。

音乐创作活动不仅可以结合熟悉的歌曲旋律进行歌词的改编和创作，也可以从作曲到写词，完整创作一首全新的曲子。古人之所以说“乐由心生”

正是说明这样的道理：心中所想，可以借由音乐来表达；音乐所表现的，亦是心中所想。就像上文案例中的病人所说的：音乐创作让我们轻松地表达出自己的想法。

下篇

生命的“乐”历

生命中的每一个阶段都不可缺少音乐，音乐伴随着我们的生命历程，保持和维护我们心身健康，是使我们更加快乐、轻松的“仙丹”。在这一部分，我将为您介绍每一段生命历程中如何使用“上篇”中介绍过的方法和活动，您可以将上篇和下篇的内容对应起来阅读。

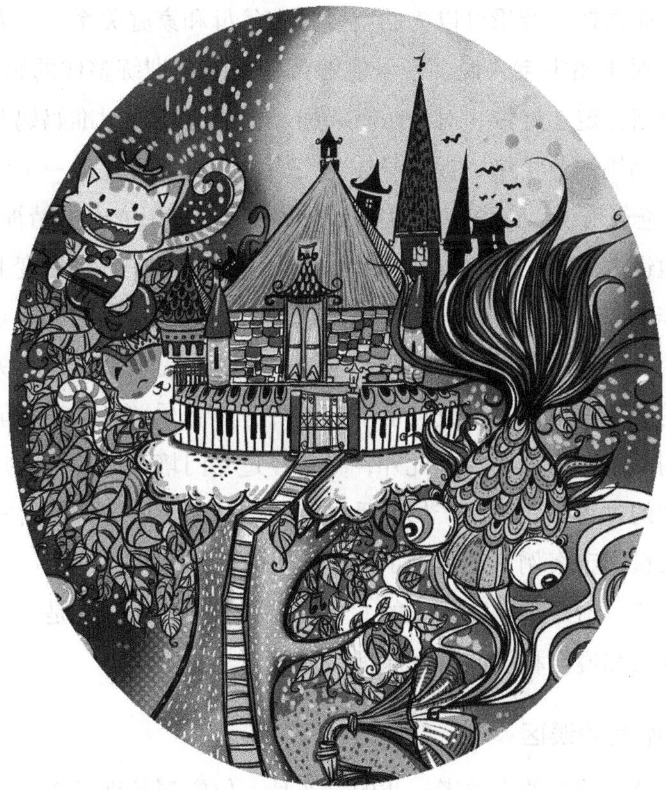

第五章　音乐助您健康好孕

一、音乐胎教新观

孕育生命之初，音乐可以为胎宝宝、准父母和家庭关系三个方面的健康做出贡献。对于胎宝宝来说，音乐能够帮助胎宝宝训练整体的感知觉能力，出生以后情绪稳定、好带、对音乐有兴趣、创造力强；对准妈妈来说，音乐能够帮助准妈妈调节情绪、提高身体免疫力、为胎宝宝提供一个健康的发育环境；对准爸爸来说，音乐能够为家庭提供夫妻、亲子之间的精神沟通环境，更快更好地进入父亲的角色，参与音乐胎教的过程还在一定程度上起到缓解准爸爸工作压力的效果；对家庭关系来说，下一代新生命的诞生是整个家庭成员之间的关系和角色重建的过程，这个过程为夫妻关系、亲子关系以及与老人之间的关系都带来了挑战，也制造了机遇：音乐胎教的过程能够帮助家庭成员之间的关系更加融洽。此外，一些经过专门培训的音乐治疗师会参与到分娩助产的过程中，使用产妇熟悉的音乐和功能性的音乐缓解宫缩带来的疼痛，有大量临床案例证实达到了缩短产程的效果。

建立在音乐治疗学科背景上的专业音乐胎教和音乐助产是一个整体关注孕期心身健康和遵循科学的教育原理的过程。

（一）胎教的误区

我本人就是胎教的受益者。我的母亲是一位资深护理工作者，同时还学习了多年中医，从小到大对我在卫生、健康、营养护理方面的养育非常专业，把我照顾得非常细致。母亲对我另一个重要的贡献是很早就让我和音乐结下了缘分。她常常对自己的“科学育儿”的方法津津乐道。我最早知道“胎教”就是从母亲细数养育我的过程中听说的。母亲总说自己五音不全，但是却拥有一个“摸摸音乐老师的琴”的梦想，我就出生在母亲职称英语考试后的几天里，听音乐和学习英语是我在母亲肚子里时陪她做得最多的事情。于是后来，我就和很多孩子一样，在母亲想要通过下一代来满足自己未达成的愿望的初心下走上了学习音乐的道路，幸运的是，这条路比较适合我。现在回想起童年，我还总会想起小时候跟随录音机背配乐唐诗和听各种儿歌的画面。母亲总说我在音乐和语言方面的能力是得益于她的胎教和早期教育。

我母亲的这种“自助”式的胎教是很普遍地存在的，通常情况下都是收集一些儿童歌曲和自己喜欢的歌曲，每天听一些。这种方法能够达到一定的效果，但是也很容易走进某些误区，其中有些后果还是挺严重的。

误区一：胎教就是给宝宝听音乐

孕期适当听音乐是正确的，但要讲究内容、方式和方法。

早期很多孕妈妈会把耳机或者音箱放在身体附近甚至贴在肚皮上，其实这样对宝宝的听力并没有好处甚至会损伤宝宝的听力。宝宝的听力在四个月才发育完成，在很长的一段时间里耳蜗都会非常脆弱，不当的声音刺激会造成不可逆的听力受损。

真相：胎教过程中更需要关注的是准妈妈、准爸爸的“教育”，孕妈妈的情绪和精神状态、规律的作息习惯、和谐的夫妻和家庭关系、准爸爸定时参与的“三口时光”和整个胎教过程中建立起来的亲子关系才是最重要的。因此，与其说是给宝宝听音乐，不如说是准妈妈、准爸爸听音乐。

误区二：胎教是母亲一个人的事情

很多家庭认为只要照顾好孕妇的饮食和营养，而孕育宝宝是准妈妈一个人的事情，别人帮不上忙，胎儿待在妈妈的身体里只有准妈妈才能够照顾他/她，因此，准妈妈一个人做胎教就够了。

真相：任何一位成年人都知道，人是社会性动物，心理学讲人的情绪是由于对周围环境的认知而引起的反应。胎教的目的是为胎儿提供一个良好的生存和发展环境，而影响这个环境的不仅仅是母亲的身体健康、物质营养，更包含了心理和精神层面的营养状况。心身医学的研究表明很多身体的疾病是源于心理性因素的，情绪的变化引起植物神经系统发挥作用从而导致身体内脏和内分泌功能的紊乱。新生命的降临也是父母甚至整个家庭重新塑造身心健康和言行举止的开始。

误区三：胎教，自己在家做做就好

信息化时代带给我们大量的知识，准妈准爸经过细心甄选，找出适合自己的胎教方法、调节情绪和保持健康的方法、关注自己和家庭的关系、适时沟通，是不难做到的。

真相：在整个孕期过程中，准妈妈的身体由于妊娠作用会发生一系列的变化，这些变化也会给准妈妈的心理带来各种波动。在这个特别的时期里，有些准妈妈会变得异常敏感，过往的经历特别是某些创伤经历有可能会在此时给准妈妈带来一些心理上的困扰、影响宝宝的健康发育，这样的情况下应该及时请教专业人士、学习和掌握一些调节情绪和自我放松的方法。另外，不可忽视的是团体的作用，心理学中有一个名词叫作“同伴关系”，原指年龄相同或相近的儿童之间发展起来的互相协助的关系，我们也可以用这个词来代表面临同样环境或身心状况的成年人，医院的孕妇课堂和专业胎教机构中集体的课程可以让准妈准爸们形成一个“场”，这个“场”能够为场内的准妈和准爸们提供集体的支持、相互分享和交流孕期的经验。

误区四：胎教是超早期教育，胎教做好了，宝宝长大一定是神童

有大量的临床案例证明了经过专业音乐胎教的宝宝出生后情绪更稳定、有些宝宝对胎教时常听的音乐有特别的注意力。但是，向着神童或者超常规的开发智力的方向进行胎教未免太急功近利，此法不可取。

真相：胎教可以帮助发掘宝宝的素质潜能，让每个胎宝宝的先天遗传素质获得最优秀的发展。尽管胎教与出生后的早期教育很好地结合起来，宝宝将会更加优秀，但并不是培养神童或者某方面能力超常的孩子的捷径。

胎儿大脑在出生前都处于深度的麻痹状态，新生儿在出生后正式呼吸第一口空气之后，大脑功能才被激活。因此，在胎教中对宝宝进行知识的传授、教育等类似的观念是不现实的。学习的过程从心理学上可以解释为是一个形成“条件反射”的过程，胎儿大脑的发育还不具备形成条件反射的条件，不具备条件反射，也就没有意识，所以也就不具备进行教育的条件。

（二）争议中的“莫扎特效应”

提到胎教，很多人会马上想到“莫扎特效应”。唱片上但凡标有这五个字，就会比一般的古典音乐销量高很多。许多人认为莫扎特的音乐可以提高孩子的智商，有很多准妈妈在怀孕的时候把莫扎特的音乐作为胎教音乐、宝宝出生后继续听莫扎特来开发智力。那么，“莫扎特效应”究竟是什么效应？它真有这么神奇吗？很多人都想一探究竟。下面这组来自网络的文字内容道出了关于“莫扎特效应”的一些故事。

“莫扎特效应”的提出源于美国加州大学欧文分校的弗朗西斯·H. 劳舍尔教授和她的同事于1993年在《自然》杂志发表的一篇研究报告。她们通过实验发现，让大学生听完莫扎特的《D大调双钢琴奏鸣曲K448》第一乐章之后马上进行空间推理的测验，发现大学生们的空间推理能力发生了明显的提高。这引起了社会各界的关注，一时间，“莫扎特效应”变得炙手可热，也引起了很大的商机，得到了商界的炒作。但同时在科学界也引起了很大的争议，科学家们纷纷进行各种实验来证明“莫扎特效应”是否真的有效、是否能够真的有增强智力的神奇效果。

伊利诺斯大学医疗中心的神经生物学家胡格与音乐学教授进行了仔细分析。他们设定了一个标准，计算音乐的音量10秒钟或更长的时间里的起落频率。在这项测试中，流行乐和其他音乐得分最低，而莫扎特作品的得分要高出两三倍。胡格预言，20～30秒的重复频率对大脑影响最为明显，因为中枢神经的许多功能也是以30秒左右的频率运行的，在音乐分析中很巧合地发现，莫扎特的音乐韵律差不多每30秒达到高峰。

最具有代表性的是维也纳大学的心理学家雅克布·皮奇尼哥、马丁·沃拉·克和安东·K. 福曼的研究。他们的关键性发现非常明确：基于目前证据的积累，尚未找到支持听莫扎特的音乐可以增加空间分析能力的证据。这些新发现表明也没有证据说明听莫扎特的音乐可以使人变得更聪明。

而事实上，“莫扎特效应”被传播为具有开发智力、使人更聪明的“功能”是对劳舍尔研究的曲解。最近，劳舍尔开始修正自己最初的结论，她认为听莫扎特对大脑带来的好处可能只不过与做某种令人享受的事情时所得到的一般性反应相当。同时，她对自己的研究成果被曲解感到愤怒，她说：从来没有人说过听莫扎特会让人变得更聪明。她解释说，她的研究只表明试验对象的空间推理能力得到暂时和有限的提高，而不是在智商上有根本提升。

电子科技大学夏阳教授表示，对于莫扎特效应争论的焦点主要集中在莫扎特效应产生的机制问题，有研究者认为是由于被试者对音乐的偏爱，从而提高空间记忆能力；也有研究者认为该效应是由于音乐直接激活大脑神经元，从而提高被试者的空间记忆能力。在后续的一些研究中，音乐作品和测量工具的选择都对实验结果产生影响，无法客观地证明莫扎特效应的存在。

2016 年 1 月 21 日，电子科技大学尧德中教授、夏阳教授的研究论文《莫扎特、莫扎特的节奏和反向莫扎特效应：来自行为学与神经生物学的证据》在线发表在英国自然出版集团出版的《科学报告》上，该研究发现：乐曲的节奏可能是大鼠和人出现莫扎特效应的关键；反向莫扎特音乐（通过把莫扎特 488 号乐曲的音符以相反序列排列所得）显示了负向作用。该研究采用反向莫扎特作为对照，保证被试聆听的音乐的物理元素是相同的，有 60 位大学生和 45 只大鼠分别进行测试。研究人员检测了大鼠聆听音乐后不同时间点与学习记忆相关的神经因子的水平变化，以及音乐对大脑新生神经元的影响，这些实验结果均支持莫扎特效应的存在。为了研究哪些音乐元素有助于莫扎特效应的产生，研究人员通过改变莫扎特音乐的节奏或音高成分，发现保留了莫扎特节奏成分的音乐可以产生与莫扎特音乐类似的效果，而仅保留音高成分后的音乐没有出现明显的效果，说明节奏成分可能是莫扎特效应的关键因素。在研究中还发现，反向莫扎特音乐对人和大鼠的认知有显著的负效应，因此呼吁大家需要关注反向音乐的负性影响。

尽管很多研究证实了莫扎特某些作品在实验中的有效性，但并不表示所有莫扎特的任何作品在任何情况下都能够引起“莫扎特效应”。他的音乐也有很多表现激越强烈的感情，或忧伤或狂热或悲壮，这样风格的音乐就算是天才之作也不适宜选作胎教音乐的莫扎特效应。不同风格和情绪特点的音乐要搭配不同的情绪和功能需求。美国艾莱利大学的心理学家斯科特 · 利林费尔德，在他的《50 个流行的伟大心理学神话》一书中“莫扎特效应”已经排名第六。

当然准妈妈们还要注意的一点是，有些准妈妈为了追求所谓的“莫扎特效应”，强迫自己听一些根本听不进去甚至感到不舒服的古典音乐曲目，这也不是我们所提倡的，因为聆听音乐为准妈妈带来愉悦、幸福和任何积极的情感体验是我们首要追求的目标。

音乐胎教也不同于音乐教育，音乐是一个载体，是一个工具，是一个使者，它带给人美妙的体验，在体验中给予人的，是深层次、内在的心灵体验和灵魂的对话。

（三）胎教是父母教育

前面列举了众多胎教的误区，那么真正的胎教该是什么样子的？或者说，胎教的理念究竟是如何的呢？

北京市丰台区妇幼保健院院长王小年在经过与中国音乐学院的博士生们合作的音乐胎教课题之后有感而发说：“胎教，真应该从准备怀孕的时候就开始！”这句话不无道理，依照南怀瑾先生对《佛说入胎经》的解读，生命在诞生之始就不是偶然的，而是在合适的时间、合适的机缘下，一个属于这对父母的生命才会降临。在很多三甲医院和专科医院，不孕不育专家诊室门庭若市、一号难求，我们会感慨如今为何人类最基本的本能都变得如此之困难？另外再看儿科门诊，脑瘫、智障、唐氏综合征、儿童自闭症……这些以前我们听都没听过的“疑难杂症”今天就在我们身边，是什么为我们的生活带来了这些“不速之客”？有人说是环境，有人说是食品安全，有人说是基因……

说好的胎教呢？我们好像正在讨论一个与正题毫不相关的社会问题。那么，环境、食品安全、基因……这些从哪儿来？是人，是人性。我们又回到了本源。

说到人性，不得不提一位伟大的心理学家弗洛伊德，这位跨越十九、二十世纪，影响了一个时代甚至影响了全人类的世界观的人物，他把人的一切行为和心理问题归结为一个叫作“利比多”的东西，有人称之为性，但绝非是男女之间的肉体欢愉，而是一种和人的本能有关的驱动力。弗洛伊德的贡献在于他总结了人从出生到成年各阶段利比多发展的特点，这些特点对人一生的心理发展的作用，而很多成年问题的成因在于从出生到童年时期的经历，而这一时段的关键时期在 0 ~ 3 岁。

0 ~ 3 岁经历的制造者，正是父母和家庭。

按照弗洛伊德的理论，出生到18个月是孩子安全感建立的关键时期，这一时期安全感来源于哪里？来源于宝宝饿了是否马上有母乳或者奶粉吃；尿垫湿了、排便了是否很快得到清理和更换；宝宝对母亲的依恋是否常常得到满足……宝宝有如此之多的需求、他/她的这段成长期又是如此之关键，毫无经验的新晋父母如何才能搞定？

“如果我们家养育的是个能吃能睡、生活作息规律又好带的聪明宝宝该有多好！”人人都想养育这样的好宝宝，而事实上很多产后抑郁症患者是由于生了宝宝之后作息规律被打乱、睡眠不足、精神压力大、焦虑以及来自夫妻关系和家庭关系甚至是自身原因的心理创伤经历而引起的。然而，这些困扰新晋父母的问题中有很大一部分是可以在孕期进行干预和控制的，例如：掌握并尽可能帮助胎儿培养规律的作息，能够有助于将来宝宝出生后作息规律的养成；学习放松和管理情绪的方法，保持愉悦的心情、科学地应对紧张和焦虑的情绪；通过心理医生或者家庭治疗师的指导来调整夫妻关系和家庭关系；通过参加胎教课程，学会表达和分享孕育的点点滴滴和喜怒哀乐。

最后归纳为一句话：新生命诞生和孕育的过程也是父母重生的过程，重生，是对生命的重新解读，是对人生的重新部署，是对生活的重新接纳。

二、音乐胎教的方法

（一）音乐胎教·聆听

听是非常有讲究的。专业的音乐治疗有一类方法技术叫作“接受式音乐治疗”，也叫作聆听法，就是用各种听音乐的方法来达到放松、探索内心、开发智力，甚至整理某些情绪等目的，使用这样的方式进行心理治疗。在音乐胎教中，我们也借用这一类的方法来达到不同的目的。

1. 放松和想象

放松练习能够帮助准妈准爸从身体上进入放松的状态，当身体放松时，精神和情绪也很容易进入放松的状态。放松状态不仅能够缓解紧张、帮助睡眠，将来在分娩过程中也能够缓解紧张、减轻产痛。

进行放松练习时，准妈准爸可以互相辅助完成，也可以使用录音设备录制成品以备常用。练习时由辅助者一边控制音乐、一边通过下文的“方法指

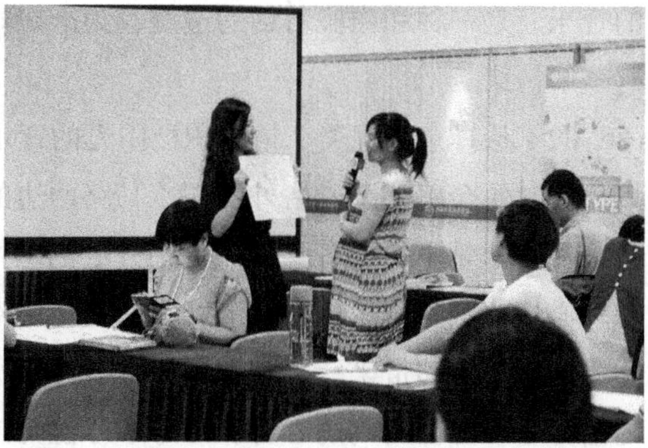

图 27　准妈妈们在进行音乐放松和想象后的分享

引”找到相应的指导语进行念诵，注意念诵的时候语速尽可能适中、与音乐相应，音调与平时相同即可。主要的放松方式有以下几种：

（1）以前从未进行过放松练习或者不容易找到放松状态的准妈准爸可以使用“主动式音乐肌肉渐进放松”的方法进行放松学习。

方法指引：上篇——“内在探索”方：主动式音乐肌肉渐进放松

（2）可以找到放松状态或者对上面的放松感到不适的准妈准爸可以使用“被动式音乐肌肉渐进放松”的方法进行放松训练。

方法指引：上篇——“内在探索”方：被动式音乐肌肉渐进放松

（3）在进行了上面两种简单的放松训练之后，就可以配合有流水、鸟鸣等自然声音和优美旋律的轻音乐，使用“指导性音乐想象”的方法进行放松和想象了。

方法指引：上篇——“内在探索”方：指导性音乐想象

心理学的研究证明，充分调动了人的视觉、听觉、嗅觉、触觉等感觉的音乐想象所带来的放松的效果与真正身临其境的效果是相似的。准妈准爸可以通过“指导性音乐想象”的指导语，想象自己曾经去过或者想象的美好的景色。

16 ~ 18 周以后的准妈妈在进行放松练习的过程中可能会感觉到胎动，准妈妈可以想象自己正在与胎宝宝一起来完成放松想象练习，在想象的过程中可以畅想与宝宝一起互动、玩耍的情景。

2. 日常聆听的音乐

除了放松、想象这样的练习，准妈准爸日常聆听的音乐有什么讲究呢？我有这样的几点建议：

（1）选择自己喜欢的音乐：每个人会因为自身性格、生活经历和成长环境的不同而对特定风格的音乐或者某些歌手的作品产生共鸣，选择自己喜欢的音乐，是一种和内心对话的过程，为准妈妈提供情感上的支持、帮助准妈妈疏解情绪。

（2）选择意境优美、情绪积极阳光的音乐：我们都有这样的经历：心情愉快的时候会感到阳光格外明媚、马路两边的一草一木都可爱、身边的一切都很美；心情不好或者经历一件不开心的事情的时候却很容易做错事情或者把坏心情蔓延到其他的事情上，这就是情绪对我们的影响。意境优美、积极阳光的音乐能够带来一系列积极的身心体验甚至作用于认知体系，唤醒内在的潜力和动力。妈妈的心身状态好了才能为宝宝提供健康的生长环境、建立和谐的亲子关系。

《艾米丽圆舞曲》《爱的礼赞》《贝多芬第5号钢琴协奏曲》等都是意境较为优美、情绪积极阳光的音乐。

（3）选择适合胎儿的“莫扎特效应”：以莫扎特作品为例，适用于胎教和儿童智力开发的音乐大多具有重复和节奏平缓的特点：

①重复的旋律：莫扎特的音乐总是喜欢让某一个旋律多次重复出现，对胎儿来说，大脑还没有发育完全，重复的曲调可以帮助他们训练记忆力，也不会感觉到疲倦。

②节奏平缓，接近心跳频率：音乐的节奏与心跳频率接近一方面有助于放松准聆听者身心、带来美的感受，另一方面可以更好地刺激胎儿和儿童的听觉神经。

推荐几首莫扎特的作品：

C大调长笛与竖琴协奏曲小行板 Concerto for flute and harp in C Major, K.299, II Andantino

D大调“哈夫纳”小夜曲小步舞曲 Serenado No.7 "Haffner" in D Major K.250 Menuetto

土耳其进行曲 Piano Sonata No.11 in A Major K331, Ⅲ Alia turca:Allegretto

A大调单簧管协奏曲回旋曲，快板 Clarinet Concerto in A major, K.622, Ⅲ Rondo. Allegro

歌剧《后宫诱逃》序曲 Die Entfuehrung Aus Dem Serail，Opera, K.384, Ouverture

C 小调钢琴协奏曲小快板 Concerto For Plano And Orchestra No,. 24 In D Major K.491, Ⅲ Alletto

歌剧《魔笛》序曲 Die Zauberflö te (The Magic Flute), Opera, K.620, Overture

C 大调双簧管协奏曲快板 Oboe Con in C Major, K314, I Allegro Aperto

以及其他作曲家的部分作品：

维瓦尔第小提琴协奏曲《四季》之《冬》第二乐章广板 Antonio Vivaldi：Concerto in D, Op3.9, RV 230, II Larghetto

肖邦降 D 大调前奏曲：雨滴 Chopin: Prelude in D-flat major “Raindrop”, Op.28 No.15

埃尔加《爱的礼赞》Elgar: Salut d'amour Op.12

德沃夏克《幽默曲》Antonín Dvorák: Humoresque, Op.101, No.7

肖邦降 E 大调夜曲 Chopin: Nocturne in E flat major, Op.9 No.2

（4）选择好听的儿歌：儿童歌曲大多充满着童真童趣，准妈准爸一起聆听儿童歌曲可以引发未来孩子出生后对共同陪伴孩子成长的生活无尽的想象，增进夫妻感情。

很多临床案例证实，宝宝出生后会对音乐更加敏感，也有很多新生儿会对胎教时听过的歌曲有熟悉的感受，聆听儿歌能够帮助宝宝出生后稳定情绪、促进认知发展、有助于早期教育的开展。

推荐的儿歌：

《我的好妈妈》《数鸭子》《捉泥鳅》《可爱的家》《好爸爸坏爸爸》《读书郎》《雪绒花》《世上只有妈妈好》《歌声与微笑》《红蜻蜓》《摇篮曲》《鳟鱼》《哈巴狗》《口哨与小狗》《丢手绢》《小燕子》《蜗牛与黄鹂鸟》等。

3. 集体音乐聆听

在专业的音乐胎教机构中或者准妈妈们的聚会中，集体聆听音乐并进行分享、讨论或者再度创作的方式对准妈妈和胎宝宝甚至全家都会有积极的作用，音乐为准妈妈们建立起了一座沟通的桥梁，打开了心灵的窗口。

（1）歌曲讨论

准妈妈们 3 ~ 5 人组成一个小组，每人分享一首自己最喜欢的音乐，可以是自己最爱的也可以是与宝宝相关的。分享音乐的准妈妈首先要向大家介绍自己分享这首音乐的原因、喜欢的原因、每当听到这首音乐给自己带来怎样的感受、怎样的心情、身体上的感受等，然后播放音乐，大家一起欣赏这首音乐之后轮流讨论各自的感受。在经验丰富的引导者的带领下，准妈妈们将借着自己的音乐进行一场心灵深处的交流。在交流的过程中引导者要注意对准妈妈们的积极情感，例如对宝宝即将降生的期待和希望、成为妈妈的幸福感、家人对自己细心的照顾和关怀等多进行挖掘和讨论，激发准妈妈们对这些积极情感的共情和分享。这样的共情和分享有助于准妈妈们保持好的心境、拥有健康的孕期身心状态。

另外一种歌曲讨论的方式，是由引导者准备一首或者几首特定主题的音乐，比如亲子主题，或者宝宝的主题，或者爱的主题，或者亲情的主题等，准妈妈们一起聆听这些音乐，并结合自己的生活和感受以及歌曲的歌词进行讨论。在讨论的过程中要尽可能多地挖掘准妈妈的积极的生活体验和情绪情感。

当个别准妈妈出现负面的情绪和情感时，要尽量避开或者进行简单的处理，避免这些负面的情绪和情感放大、引起更多或者其他准妈妈的负面情绪爆发。出现难以自己解决的负面情绪情感或者创伤的准妈妈最好能够接受专业音乐治疗师的个别咨询或者治疗。

方法指引：上篇——“内在探索”方：歌曲讨论

（2）积极的音乐想象

前面介绍的放松和想象的方法也可以组织多个准妈妈一起参加。在进行音乐想象的时候，一定要选择听起来积极、阳光、充满快乐或者幸福感等情绪感受的音乐，这样有助于帮助准妈妈们进入积极的情绪中。在音乐想象结束之后，准妈妈们可以在一张白纸上用彩色的画笔描绘出自己的内心体验和感受，然后进行分享。此外，还可以鼓励准妈妈们写孕期日记来记录自己所经历过的这些美好、愉快、幸福的体验。

方法指引：上篇——“内在探索”方：音乐安全岛、非针对性积极资源

强化、针对性积极资源强化

（3）音乐创作

组织准妈妈对一个共同的话题比如生命的诞生、妈妈的爱、对宝宝的期待、对家人的感谢等进行讨论，然后选择一首耳熟能详的歌曲，将准妈妈讨论的话题内容与歌曲相结合进行改编、创作一首新的音乐。然后组织准妈妈进行演唱、录音，准妈妈可以把自己的录音带回家给家人和亲友欣赏，也可以作为胎教音乐进行聆听。

方法指引：上篇——“乐由心生”方

（二）音乐胎教·唱诵

1. 歌唱

歌唱是一种最普遍的和音乐接触的方法。母亲常常提起小时候我从幼儿园回来为她表演唱一首歌词为“我的好妈妈，下班回到家，劳动了一天多么辛苦呀！妈妈、妈妈，快坐下，请喝一杯茶！让我亲亲你吧，我的好妈妈”的歌曲的情景，表扬小时候懂事又可爱的我。虽然那时，我的歌唱水平完全是小朋友的原生态，走调、歌词含混不清，但丝毫不会影响这个场景在母亲心中留下的深刻印象。这首具有鲜明时代印记的歌曲想必80后的家长和孩子们都不会太陌生，这就是音乐的魅力：一句歌词、一首曲调就会唤起曾经某个片段的记忆和与之相关的情绪。可见，歌唱首先是一种情感表达的渠道。

另外，我们再了解一下声音的原理：声音的形成是发声器官协调工作产生的生理现象，这个现象的产生是气息运动和声带振动所形成的物理现象。但是由于有情感表达的加入，歌唱的发声运动又和我们平时说话的发声有所不同，歌唱的过程需要气息的支撑、呼吸的控制，同时还是一个复杂丰富的心理活动过程，因此我们的歌唱运动可以说是生理、物理、心理“三位一体”的行为。

胎教中，歌唱的好处是什么？

第一，是情感支持与表达。很多人不习惯把感情放在嘴上表达，而是深埋在心里，或者寻找某些“渠道”来进行转化，比如：有些人会把深深的爱转化为倒一杯水、准备一顿美味的早餐、默默地在油箱里加满油，等等；有的人会把内心的情感写成诗歌、小说、画一幅画，每一种艺术创作都是一种情感表达的渠道，这在心理学中有一个名词叫作“投射”。我们的每一种情绪和情感都需要有所支持、有渠道来表达和抒发，歌唱就是一种很好的表达方式。很多歌手、作曲家有很多好听又有意义的作品是为宝宝们创作的，比如张悬唱的《宝贝》、周华健的《亲亲我的宝贝》等，准妈准爸可以尝试选择这些作品进行歌唱。歌唱的过程中不必过分担心自己的演唱水平或者音乐水平，可以一边播放原唱一边对照歌词用心跟随歌唱，用心感受音乐和歌词并且将歌曲所表达的情感与自己的情感联系起来、再去体会宝宝的感受。与歌曲演唱不同的是，在歌唱的过程中重要的是准妈准爸情绪的支持和表达、亲子关系的建立，歌唱的技能、音准等并不重要，无须音乐背景、任何人都可以来完成。

第二，歌唱能够给准妈准爸带来愉悦、快乐和幸福的心理体验。音乐能够促使人体分泌多巴胺、去甲肾上腺素等产生愉悦和幸福感觉的激素，还可以促进免疫球蛋白 A 的分泌，增强准妈妈的免疫功能。根据心理学关于情绪的原理，当人的积极情绪占据主导地位的时候，整个人的状态都是积极的，也正是所谓“人见人爱、花见花开”，而消极情绪占主导地位的时候，就容易引起各种消极的情绪和引发消极的回忆，甚至发生所谓的“祸不单行”。而人在不同的情绪下身体的反应也是不同的，中医宝典《黄帝内经》中有大量的篇幅论证了“五志”变动和“五脏”机能的关系指出，“喜伤心、怒伤肝、思伤脾、忧伤肺、恐伤肾。”由此可见，好的心情、平稳的情绪对身体的健康是十分重要的，准妈妈有好的身体才能够为宝宝提供舒适的成长环境。

第三，歌唱是一种运动，为顺产提供支持。歌唱是一种需要身体多个器官共同完成的身体运动，它们以歌唱的生理学为基础，在人体神经系统的调节与支配下完成，歌唱的过程也是身体各个器官和谐运动的过程。另外，在歌唱的过程中如果能够注意一些呼吸控制，会对分娩的过程特别是顺产的过程有很好的帮助。记得多年前我还没有学习音乐治疗的时候，我最好的朋友分娩之后跟我讲述在产房中大夫如何教她在适当的时刻调整呼吸来帮助分娩的过程，她很失望地对我说：大夫教的如何呼吸和用力，我根本学不会。现在有很多准妈妈会在医院的“准妈妈课堂”或者“孕妇学校”中学习或者接触到“拉马兹呼吸法”，这是一套通过调整呼吸来帮助分娩时配合宫缩、降低产痛的方法，但是临床使用的结果并不是十分理想，有一部分原因是很多准妈妈对这套呼吸法的“要领”把握不住、分娩时无法正确使用这套方法。但如果是学习过声乐或者经常练习歌唱，就比较容易分辨出胸式呼吸和腹式呼吸，控制好吞气、吐气的频率和速度，使分娩的过程更加顺利。

推荐的歌唱曲目有：

王菲《爱笑的天使》、张悬《宝贝》、品冠《最美的问候》、阿牛《宝宝》、周华健《亲亲我的宝贝》、水木年华《宝贝你听到了吗》、李克勤《小宝宝》等。

2. 吟诵

吟诵在一定程度上可以与歌唱有异曲同工之妙，并且可以在歌唱之外达到更多的修身养性和情操陶冶的效果。吟诵是中国传统文化的精粹，内容以传统诗词歌赋为主，形式上也有呼吸、运气和强调的讲究，比起歌唱更容易掌握，尤其适合于对歌唱实在难以开口的准妈妈。

除了传统的吟诵，还可以选择意境比较好的散文、含有哲理的故事进行朗读，准妈准爸在吟诵、朗读的过程中达到修身养性的目的，同时胎儿也会在父母平和、安静的身心状态下感受亲子时光、为出生后亲子关系的建立奠定基础。

讲究呼吸、运气、节奏的吟诵和朗读自身就会成为美妙的音乐，还可以同时配合舒缓、旋律柔和绵长的轻音乐或者钢琴曲。

安德蒙系列钢琴曲、神秘园、班得瑞等轻音乐都比较适合配合吟诵和朗读。

适合吟诵的诗词：

汉乐府《江南》：江南可采莲，莲叶何田田，鱼戏莲叶间。鱼戏莲叶东，鱼戏莲叶西，鱼戏莲叶南，鱼戏莲叶北。

北朝民歌《敕勒歌》：敕勒川，阴山下。天似穹庐，笼盖四野。天苍苍，野茫茫，风吹草低见牛羊。

骆宾王《咏鹅》：鹅，鹅，鹅，曲项向天歌。白毛浮绿水，红掌拨清波。

李峤《风》：解落三秋叶，能开二月花。过江千尺浪，入竹万竿斜。

贺知章《咏柳》：碧玉妆成一树高，万条垂下绿丝绦。不知细叶谁裁出，二月春风似剪刀。

王之涣《登鹳雀楼》：白日依山尽，黄河入海流。欲穷千里目，更上一层楼。

孟浩然《春晓》：春眠不觉晓，处处闻啼鸟。夜来风雨声，花落知多少。

李白《古朗月行》：小时不识月，呼作白玉盘。又疑瑶台镜，飞在青云端。

李白《望庐山瀑布》：日照香炉生紫烟，遥看瀑布挂前川。飞流直下三千尺，疑是银河落九天。

李白《早发白帝城》：朝辞白帝彩云间，千里江陵一日还。两岸猿声啼不住，轻舟已过万重山。

杜甫《绝句》：两个黄鹂鸣翠柳，一行白鹭上青天。窗含西岭千秋雪，门泊东吴万里船。

杜甫《春夜喜雨》：好雨知时节，当春乃发生。随风潜入夜，润物细无声。野径云俱黑，江船火独明。晓看红湿处，花重锦官城。

孟郊《游子吟》：慈母手中线，游子身上衣。临行密密缝，意恐迟迟归。谁言寸草心，报得三春晖？

高鼎《村居》：草长莺飞二月天，拂堤杨柳醉春烟。儿童散学归来早，忙趁东风放纸鸢。

贾岛《寻隐者不遇》：松下问童子，言师采药去。只在此山中，云深不知处。

张志和《渔歌子》：西塞山前白鹭飞，桃花流水鳜鱼肥。青箬笠，绿蓑衣，斜风细雨不须归。

刘禹锡《望洞庭》：湖光秋月两相和，潭面无风镜未磨。遥望洞庭山水翠，白银盘里一青螺。

刘禹锡《浪淘沙》：九曲黄河万里沙，浪淘风簸自天涯。如今直上银河去，同到牵牛织女家。

白居易《池上》：小娃撑小艇，偷采白莲回。不解藏踪迹，浮萍一道开。

白居易《忆江南》：江南好，风景旧曾谙。日出江花红胜火，春来江水绿如蓝。能不忆江南？

李绅《悯农》：锄禾日当午，汗滴禾下土。谁知盘中餐，粒粒皆辛苦。

杜牧《山行》：远上寒山石径斜，白云生处有人家。停车坐爱枫林晚，霜叶红于二月花。

杜牧《清明》：清明时节雨纷纷，路上行人欲断魂。借问酒家何处有，牧童遥指杏花村。

胡令《小儿垂钓》：蓬头稚子学垂纶，侧坐莓苔草映身。路人借问遥招手，怕得鱼惊不应人。

苏轼《饮湖上初晴后雨》：水光潋滟晴方好，山色空蒙雨亦奇。欲把西湖比西子，淡妆浓抹总相宜。

苏轼《惠崇〈春江晓景〉》：竹外桃花三两枝，春江水暖鸭先知。蒌蒿满地芦芽短，正是河豚欲上时。

苏轼《题西林壁》：横看成岭侧成峰，远近高低各不同。不识庐山真面目，只缘身在此山中。

杨万里《小池》：泉眼无声惜细流，树荫照水爱晴柔。小荷才露尖尖角，早有蜻蜓立上头。

杨郑燮《竹石》：咬定青山不放松，立根原在破岩中。千磨万击还坚劲，任尔东西南北风。

（三）音乐胎教·律动

律动是指跟随音乐的节奏和韵律进行运动和活动的过程。在这个过程中，将音乐的情感和人的情感通过与音乐相一致的节奏、速度、力度等身体动作以及人际互动进行联系和表达，帮助准妈准爸获得身心的放松和增进亲密的夫妻、亲子关系的建立。在奥尔夫、达尔克罗兹、柯达伊和铃木这四个主流的音乐教学法中都有律动方面的音乐思想和理念，在中篇“载歌载舞”方中的多个活动都设计了律动方面的内容。

很多耳熟能详的音乐经过一定的设计和编配，都能够做成有趣的律动游戏。下面举几个例子，准妈准爸们可以按照同样的办法对熟悉的音乐进行尝试创编。

律动活动一：

两只老虎

两只老虎，两只老虎
跑得快
跑得快
一只没有尾巴，
一只没有耳朵
真奇怪！
真奇怪！

准妈妈在怀孕期间特别是临近生产身体负担会越来越重，准爸爸可以陪准妈妈一边聆听歌曲一边帮准妈妈进行背部按摩放松：

活动说明：

第一句“两只老虎，两只老虎”：两手十指弯曲像老虎的脚掌状，从准妈妈后背由下到上“爬”上去；

第二、第三句“跑得快”：两手分别捏或轻捶脊柱两旁肌肉，迅速向下移动；

第四句“一只没有尾巴”：揉捏左肩；

第五句“一只没有耳朵”：揉捏右肩；

第六、第七句“真奇怪”：揉捏脖子。

律动活动二：

嘀哩嘀哩

（前奏）
春天在哪里呀春天在哪里
春天在那青翠的山林里
这里有红花呀这里有绿草
还有那会唱歌的小黄鹂
嘀哩哩哩哩嘀哩哩嘀哩哩哩哩哩

嘀哩哩哩哩嘀哩哩嘀哩哩哩哩哩
春天在青翠的山林里
还有那会唱歌的小黄鹂
（间奏）
春天在哪里呀春天在哪里
春天在那湖水的倒影里
映出红的花呀映出绿的草
还有那会唱歌的小黄鹂
嘀哩哩哩哩嘀哩哩嘀哩哩哩哩哩
嘀哩哩哩哩嘀哩哩嘀哩哩哩哩哩

春天在湖水的倒影里
还有那会唱歌的小黄鹂
（间奏）
春天在哪里呀春天在哪里
春天在那小朋友眼睛里
看见红的花呀看见绿的草
还有那会唱歌的小黄鹂
嘀哩哩哩哩嘀哩哩嘀哩哩哩哩哩
嘀哩哩哩哩嘀哩哩嘀哩哩哩哩哩
春天在小朋友眼睛里
还有那会唱歌的小黄鹂

乐器准备：双响筒、铃鼓或铃圈各一个。

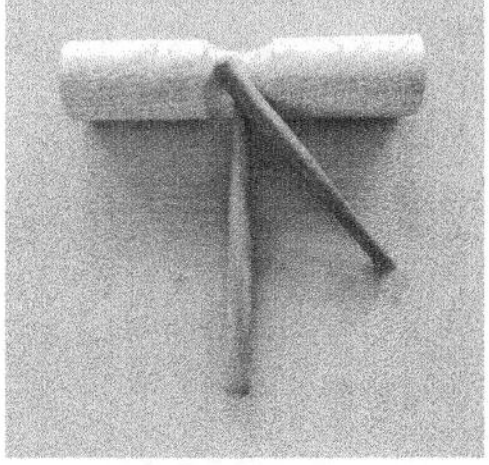
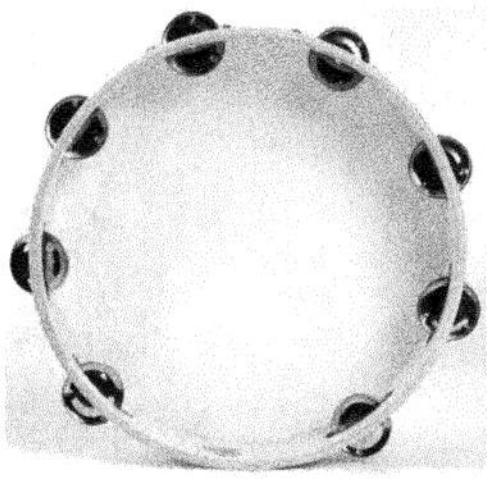

活动说明：

前奏、间奏：使用铃鼓或者铃圈，跟随节奏进行拍或者抖。

1、2、3、4　　　　1、2、3、4

拍拍抖~~~　　　　拍拍抖~~~

1、2、3、4　　　　1、2、3、4

拍拍抖~~~　　　　拍拍抖~~~

所有的“嘀哩哩哩哩嘀哩哩嘀哩哩哩哩哩”：抖铃鼓（圈）。

其他歌词：演奏双响筒

春天在哪里呀春天在哪里？
（左　左右右　　左　　左右右）
春天在那青翠的山林里。
（左　左右 右　　左左　右右）
这里有红花呀这里有绿草，
（左　左　右右　左　　左右右）
还有那会唱歌的小黄鹂。
（左　左　右　　右　　左左右右）

抖铃鼓（圈）的时候，两手的手臂打开，做伸展的动作；

演奏双响筒的时候，双脚可以跟随节奏踏步或者小步移动。

律动活动三：

小燕子

小燕子，穿花衣
年年春天来这里
我问燕子你为啥来？

燕子说

这里的春天最美丽

活动说明：

（听音乐，进行音乐放松和想象）

双手手臂张开，模仿燕子飞来飞去；

双手打开手心面向自己，两个大拇指互相勾住，其余四指并拢弯曲再伸直作燕子在面前飞翔状；

双手手背面向自己，两个大拇指互相勾住，其余四指并拢弯曲再伸直作燕子向前方飞翔状。

（四）音乐胎教·情绪

准妈准爸们读到这里想必一定对情绪在胎教中的重要性有一定的感触了。本书前面文中曾介绍过与情绪有密切关系的自主神经系统所包括的交感神经与副交感神经之间的交互抑制作用会引起内脏器官的病变、大脑主管自主神经的下丘脑又被称为“情绪中枢”、人们的情绪如愤怒、痛苦、悲伤常会伴有明显的自主神经反应，并影响到相应的内脏器官，等等。

准妈妈有一个好的心情本身就是在为宝宝提供一个舒服的生存环境。

准妈准爸们会问：道理我们懂了，可是情绪来的时候，或者心情不好的时候我们该怎么做？音乐最神奇的功能就是能够直接作用于人的情绪。

1. 音乐放松

最直接有效的方法之一是我们前面介绍过的音乐放松法，音乐放松的方式方法也是灵活多变的，准妈妈一个人练习的时候可以用这样的方式进行自我调节。如果准妈妈能够很好地掌握放松方法，对分娩时疼痛的缓解也是大有好处的。

方法指引：上篇——“内在探索”方：音乐放松法

2. 音乐想象

前面我们已经介绍过，胎教中的音乐想象应当避免选用带有消极的情绪

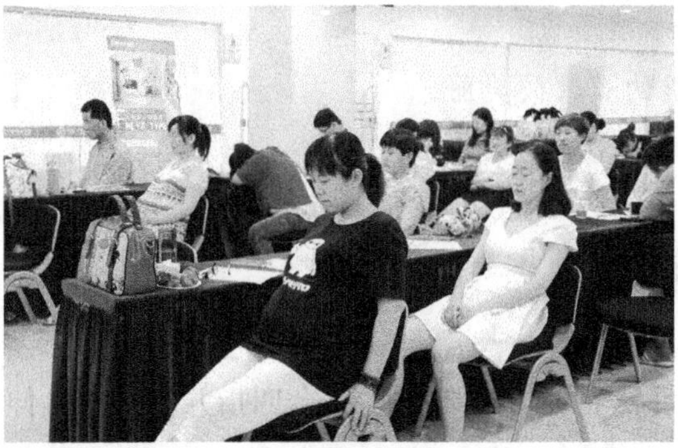

图 28 准妈妈们在进行音乐想象

和感情的音乐，一定要选择旋律色彩积极、阳光、充满“正能量”的音乐，否则可能会引发难以控制的负面情绪、产生一系列“副作用”。

准妈妈自己在家可以这样进行音乐想象：在进行全身放松之后，播放选好的积极情绪和感情的音乐，闭上眼睛，把所有的注意力交给音乐，在音乐的带领下进行自由想象。准妈妈可以在音乐中用心感受和宝宝、爱人和家人之间的各种联结，仔细体会在想象中自己的心情如何，身体上有什么样的感受，当音乐结束的时候，可以再次回顾音乐带来的感受，然后想象一下房间的样子、感受一下身体下面的床或者沙发、椅子或者垫子，活动一下双手、双脚，感觉到舒服的时候再慢慢地睁开眼睛。

进行音乐想象的时候很多人眼前会出现一幕一幕的画面，有时会像放电影一样，出现很多过往发生过或者像“白日梦”一样的意象，这些都是音乐带来的联想。很可能是准妈妈们潜意识的表现，代表着某些信息。

使用积极情绪的音乐可以引发一系列的积极回忆和情绪，对准妈妈是十分有益的。台湾风潮唱片出版的《三颗猫饼干》专辑、《艾米莉圆舞曲》《爱的礼赞》、贝多芬《第五号钢琴协奏曲》等都是可供选择的积极情绪音乐。

方法指引：上篇——“内在探索”方：指导性音乐想象、音乐安全岛、非针对性积极资源强化、针对性积极资源强化、非指导性音乐想象

非常鼓励准妈妈和准爸爸们用某些特定的方式来表达对宝宝的爱、对准爸准妈的爱、想对宝宝说的话以及某些时刻的心情和感受，等等。有这样的一些方式可供参考：

（1）歌曲创作：根据本书上篇介绍的歌曲创作的方法，选择熟悉和喜欢的歌曲进行填词创作。

方法指引：上篇——“乐由心生”方

（2）音乐绘画：每次聆听歌曲或者进行音乐放松、音乐想象之后，都可

以拿出一张纸，用彩色的画笔把自己的心情用画画的方式表达出来，可以给图画起拟一个标题。

（3）记胎教日记：准妈妈每天的胎教进度、在进行胎教的时候内心的想法、情感都可以通过日记的方式进行记录。

3. 准妈妈出现情绪、心理或者创伤方面的问题该怎么办?

在为准妈妈进行音乐胎教的过程中，我们常常遇到一些遭遇过创伤或者有一些没有处理的情绪问题或者自身缺乏安全感、缺乏积极资源的准妈妈。准妈妈的这些情绪问题如果没有得到很好的处理，将会对胎儿的发展产生不好的影响，因此还是要提醒准妈妈及时处理自己的情绪问题。

对于情绪带来的困扰，除了使用上面介绍的音乐放松和简单的音乐想象技术之外，还有很多音乐治疗的方法技术，如音乐安全岛、音乐引导想象、音乐同步脱敏再加工、音乐心理剧等都能够帮助准妈妈解决上面的问题，但是需要专业的音乐治疗师的参与，建议准妈妈向有经验的专业音乐治疗师或心理医生、心理咨询师寻求帮助。

第六章　大健康从娃娃抓起

近来，几乎所有我认识的从事教育工作和心理健康工作的老师、心理咨询师在一个观点上都普遍表示认同，我个人认为这个观点和其所带来的一系列问题若能够得到家庭和社会的广泛关注和积极解决，将能够从根本上改善国家的社会意识形态，使我们的国家充满阳光、健康和活力。这个观点就是：

在对孩子们的教育和发展过程中发现，孩子们所表现出来的很多问题都是来自于家长或者家庭的。

我特别想大声告诉每一位读者和身边的朋友们：身体健康要从娃娃抓起！心理健康要从娃娃抓起！在对娃娃的教育和养育的过程中，一定、必需、十分重要的是：家长一定要对孩子们每一个阶段的发展特点有所认知，要学习和遵循人的发展规律特别是心理发展规律，懂得孩子们、用科学的方式教养他们。

在过去的年代中，教育是忽视“人心”的，很多家长自身承受了祖辈错误的教育方式，在成长的过程中留下了这样或那样的“创伤”，比如：对女性的歧视、严厉的教育之下造成的深深的自卑和自信的缺失、安全感的缺失、“别人家的孩子”带来的阴影、过多的“规矩”造成的刻板和创新创造力的匮乏、成长过程中未处理的创伤经历所带来的情绪问题和心理问题、夫妻关系的不和谐、家庭的不幸，以及生活中的各种经历所带来的人格的扭曲、认知的偏激、情绪的异常、世界观和价值观的异常等，所有的问题都有可能在日常生活中有意或无意地成为孩子模仿和学习的榜样。

——这些问题已然越发严峻，值得我们深思。

值得庆幸的是，一旦我们意识到这些问题并积极地解决这些问题，生活中的很多困惑也将迎刃而解。如果您是一个新生儿的家长或者是尚未养育孩子的年轻人，那么真心地恭喜您：现在开启学习模式，您将可能成为一个优秀的爸爸或者妈妈；如果您是一名教师，那么更要恭喜您：现在开启学习模式，您将影响至少一个班级的孩子的未来；如果您是一位校长，那么我们要感谢您：现在开启学习模式，您将影响成千上万个孩子的未来；如果您是一位媒体人，那么国家应该感谢您：现在开启学习模式，您将有可能影响整个国家的孩子们的未来。

一、人生好不好，要看童年美不美

在心理学的各门类课程中，我认为最实用、最贴近生活的一门就是“发展心理学”。建议所有的读者都来学习一下这方面的知识。在人毕生的发展过程中，儿童时期是最重要的发展时机，因为很多成年人的性格、安全感、婚姻甚至子女教育的状况都受到童年时期的经历的影响甚至有些起到决定性作用。主要表现在几个方面：

儿童早期心理发展的优劣对毕生心理发展质量有重要影响。

儿童发展的早期对环境的改变或是负面影响最敏感，早期不良教育的后果可能持续终身。

儿童会在某个时期最容易习得某种技能，错过这个时期或者发生某些意外有可能会出现障碍，甚至发生不可逆的结果。

了解儿童的心理发展特点、顺应儿童的发展特点进行看护和教育是每个家庭应作为常识进行学习的。从胎教、早教、学前教育到小学，音乐陪伴了大多数儿童的成长，如何利用音乐媒介进行顺应儿童发展规律的教育？我们还需要了解每一个发展时期儿童音乐学习心理的特点，根据这些规律教育孩子，培养孩子健康的心理、良好的习惯、健康的体魄、优秀的环境适应能力、创造力和高尚的道德品质。

（一）儿童早期发展与人格

构成一个人的思想、情感及行为的特有的统合模式就是人格。它包括气质、性格、认知风格、自我调控等方面。心理学家弗洛伊德认为，早期的童年经验在决定成人的人格方面起着关键作用。他将人格的发展分为口欲期、肛欲期、生殖器阶段、潜伏期和生殖器五个阶段，每个阶段都可从身体的某一部分反映出来一定的特点。他认为人格在五岁的时候就基本上固定下来了。在以后的生活中，人格进一步稳定，更不容易改变。除此以外，儿童从出生到三岁的婴儿时期与母亲之间的依恋关系也在一定程度上决定了成年后的人格发展。

口欲期（出生～18个月）：这段时期婴儿大多是通过嘴和唇来感知世界的，因此我们总是看到小婴儿喜欢把任何东西都拿到嘴边。0～6个月时，婴儿极度地无助与依赖，婴儿的活动只限于接受食物或其他东西。这段时期会发展乐观与悲观、信任与怀疑以及依赖他人的需要。当婴儿的需要能够及时受到关注并满足时，成年后就容易发展为安全感较高、容易信任他人的特质；当婴儿的需要不能经常得到及时的关注和满足的时候，成年后就容易发展为悲观、多疑的特质。7～18个月，婴儿开始冒出牙齿，并开始从啃咬、咀嚼中获得快感。这时期决定谁今后将成为一个好争辩的人，谁在阐述观点的时候喜欢使用辛辣的讽刺。总之这个阶段对于决定人的口头攻击性有重要作用。

肛欲期（18个月～3岁）：这个时期的儿童主要开始训练使用便盆，对儿童来说，便盆训练是他们第一次接受来自外界的约束，不能随心所欲地得到快感，必须学会做任何事情都要选择适当的时间和地点。这期间如果父母对儿童成功地在其恰当时间或地点排便予以慷慨鼓励，儿童就会相信他在“正确”的时间和地点制造的“东西”的价值。这种经验为成人后注重工作效率与创造性的人格特征奠定了基础。相反如果父母不是鼓励，而是强调对儿童没做好时的惩罚、嘲笑和羞辱，这样的儿童将来就倾向于固执、吝啬、执拗、顽固的人。如果儿童争取更主动的方式来反抗，在父母最不希望的时候使劲地大小便，那么他将来就倾向于成为一个肮脏、残酷、破坏性和极端敌意的人。

生殖器阶段（3 ~ 5 岁）：大多数儿童在这期间开始意识到了生殖器带来的快感。起初这种快感完全通过自我刺激获得并满足，渐渐地开始转向异性父母，也就是著名的“俄狄浦斯情结”，也可以理解为恋父 / 恋母情结。弗洛伊德认为俄狄浦斯情结是他最重要的理论贡献之一。在生殖器阶段里，包含着强烈的情绪扰动，充满着爱与恨、内疚、嫉妒和恐惧。他认为儿童如何解决生殖器期的冲突与困难决定了他以后对性、人际间的竞争与个人适应性的基础态度。

潜伏期（6 ~ 12 岁）：儿童进入一段相对平静的时期，称为潜伏期。儿童这一段时间处在一个比较平稳的发展阶段。

生殖期（青春期以后）：生殖期是人格发展的最后时期。在这个时期，个人的兴趣逐渐地从自己的身体刺激的满足转变为异性关系的建立与满足，所以又称两性期。儿童这时已从一个自私的、追求快感的孩子转变成具有异性爱权利的、社会化的成人。弗洛伊德认为这一时期如果不能顺利发展，儿童就可能产生性犯罪、性倒错，甚至患精神病。由于弗洛伊德重视早期经验，所以他对潜伏期和生殖期没有较多论述。

（文献来自张鸿懿《音乐治疗学基础》，中国电子音像出版社，2000 年版）

依恋类型决定成年后状态。依恋是在婴儿和母亲的相互交往过程中逐渐建立起来的母婴互动关系。依恋状态包括安全型、焦虑矛盾型和回避型三种，分别对应着十几个月时婴儿的需要得到满足的三种情况：能够及时得到满足、时而得到满足时而得不到满足以及得不到满足。依恋类型影响着婴儿和日后成人的情绪情感、性格特征、社会行为及人际关系的形成。

安全型依恋是最值得推崇的，为儿童的教养提供了目标范本。主要表现为：有母亲在时，这类婴儿会独自探索；母亲离开会引起强烈的不安；母亲返回时有温暖的回应，常寻求身体接触来缓解压力；有母亲在场时这类婴儿对陌生人很随和大方。在 2 岁时有更好的问题解决能力，有更复杂和创新性的象征游戏，有更多的积极情感、较少的消极情感，在同龄人中更具吸引力。3 岁时他们当中的很多会成为幼儿园中的领导者，对其他儿童的需求和情绪十分敏感，受到同伴的欢迎。好奇心强、喜欢学习、主动性较高。11 ~ 16

岁时，有更强的社会技能、更好的同伴关系、更有可能获得亲密的朋友。这一类型的孩子长大后具有高自尊、容易与别人建立持久的信任关系、具有良好的人际关系。

正确理解婴儿发出的信号所在以积极响应婴儿的需求，经常通过说、笑、爱抚等积极情绪进行情感交流，通过模仿、亲子游戏、音乐活动等以调节自己、适应婴儿的互动和社会活动需求都有利于帮助家长与婴儿正确建立安全的依恋。

（二）儿童的自尊

自尊是最值得重视的幼儿情绪体验，幼儿自尊的高低影响到成年以后的生活满意度、人际社会关系和幸福感。影响自尊的因素一方面是父母的教养方式，另一方面是同伴关系，也就是指小朋友们之间的关系。

儿童教养方式可以分为专制型、放纵型、忽视型和权威型四种类型。专制型的家长要求孩子无条件地服从自己。在这种教养方式下长大的孩子，会较多地表现出焦虑、退缩等负面情绪和行为，但他们在学校中可能会有较好的表现，比较听话、守纪律。放纵型的家长对孩子则表现出很多的爱与期待，但是很少对孩子提要求和对其行为进行控制。在这种教养方式下长大的孩子，容易表现得很不成熟且自我控制能力差。忽视型的家长对孩子不很关心，对于孩子，他们一般只是提供食宿和衣物等物质，而不会在精神上提供支持。在这种教养方式下长大的孩子，很容易出现适应障碍，他们的适应能力和自我控制能力往往较差。

（文献来自理查德·格里格等著《心理学与生活》第 16 版，人民邮电出版社，2003 年版）

对孩子最有利的是权威型教养方式，也是一种具有控制性但又比较灵活的教养方式。父母会对孩子提出很多合理的要求，并且会谨慎地说明要求孩子遵守的原因，保证孩子能够遵从指导。这种教养方式下长大的孩子在儿童时期具有较高的认知和社会能力；青少年时期具有较高的自尊、非常好的社会技能、较强的道德、不会产生问题行为、有较高的学业成就，他们有很强的自信和较好的自我控制能力，并且会比较乐观、积极。

在儿童的成长过程中，同伴的作用和影响是非常重要的。对孩子们来说，同伴为他们提供了安全感和社会支持、有助于他们成年后对社会事务处理能力的提高，同时同伴关系中所建立的友谊也是作为成年恋爱关系的准备。

同伴群体有这样的特点：基于规则的互动；有一种归属感；形成群体自己的规范，包括如何穿着、思考和行动；形成了群体成员为共同目标而努力的结构或等级组织。社交较好的儿童，其父母往往是温暖的、接受性的陪伴者，他们交给儿童有效的社会技能、树立模范，以非干涉方式监控儿童交往，允许儿童自主地运用在家获得的社会技能与同伴交往。

了解了上述儿童发展特点以及各种依恋类型和教养方式上的利弊，作为家长，真正想要教养出各方面都较为优秀的孩子还需要用心付出很大的努力。其最重要的一点是在音乐胎教部分便提出过的“父母教育”。作为父母，不仅要转变教育孩子的观念，更重要的是要以身作则。有很多父母经常提出这样的问题：明明自己对孩子的要求很严格，或者说严格遵守育儿的方法，可是为什么孩子常常不听话、唱反调或者不见任何效果？这是因为对孩子的这些要求，很多父母自己是很难做到的，有的根本做不到甚至自己做得与对孩子的要求是相反的。孩子在很小的时候就已经开始将父母作为标杆或者模仿的对象了：心理学的研究发现，婴儿一出生就可以识别喜、怒等表情，当大人笑的时候，婴儿也会对大人笑；当大人做生气的表情的时候，会引起婴儿大哭，很快婴儿就会学会通过识别大人的表情来判断自己行为的对错。之后，便开始了在任何时间对大人尤其是每天看护她 / 他的大人的一切语言、行为、逻辑思维和情绪等全方位地模仿。

对家长而言，培养身心健康的孩子的前提是自己首先是一个身心健康的人，在对孩子的教养过程中，家长应该做出言行一致的榜样。——孩子给予父母“重生”的机会。

二、儿童各阶段音乐学习和心理特点

如何在儿童成长过程中使用音乐？怎样用音乐开发儿童智力？几岁开始学习音乐？孩子学习什么乐器比较合适？学习音乐 = 学习唱歌 / 弹琴 / 拉二

胡/拉小提琴吗？如何在音乐的环境中培养一个综合素质高、全面发展的孩子？首先我们需要了解的是儿童各个阶段的学习特点、心理特点。

根据儿童各阶段的音乐学习特点和心理特点，我们可以总结出在不同的阶段使用音乐活动帮助儿童发展各方面能力的方式方法以及开展儿童音乐健康活动的目标、方法和内容，了解了这些内容，老师和家长就可以针对性地对孩子进行相关的教育和培养。总结表格如表 3 所示：

表3　各年龄段儿童的音乐学习和心理特点

阶段	音乐学习特点	心理特点	音乐活动特点
0～1岁	能够对不同的声音做出各种反应	口欲期，建立安全感和依恋	为婴儿播放不同风格的音乐、使用音乐作为安抚婴儿情绪的手段
1～3岁	1～2岁自发地、本能地“创作”并唱歌；2～3岁开始能把听到的歌曲片段模仿唱出；用模仿发声、节奏律动等身体动作表达对音乐的回应	口欲期向肛欲期过渡、规则和适应性的建立	能够和父母一起完成歌曲接唱、手指游戏、音乐律动等活动，让儿童在游戏中感受音乐、在音乐中学习生活常识
3～6岁	3～4岁能感知旋律轮廓，此时开始学习乐器可培养绝对音高感，对演奏乐器有极浓厚的兴趣；4～5岁能辨识音高、音区，能重复简单的节奏，有意识听音乐；5～6岁能理解、分辨响亮之声与柔和之声，能从简单的旋律或节奏模式中辨认出相同的部分，能够将倾听、动作、表演相结合	4岁能将颜色与其名称联系起来；5～7岁能正确命名常见颜色，可以分辨语音的细微差别；有意记忆得到突出发展；思维方式处于具体形象思维；无意注意占主导地位、有意注意逐步形成；对情绪的控制力逐年增强；性格可塑性非常大，受环境、教育因素影响	学习乐器和唱歌及表演，在乐器演奏、歌唱和表演中融入识字、常识学习等认知方面的内容，通过简单的唱歌和表演训练孩子的注意力、记忆力；在音乐活动和练习中培养审美能力和对情绪的感知与控制

（续表）

阶段	音乐学习特点	心理特点	音乐活动特点
6 ~ 12岁	6 ~ 7岁在歌唱的音高方面已较为准确，明白有调性的音乐比不成调的音的堆砌好听；7 ~ 8岁能够鉴赏协和与不协和音；8 ~ 9岁时节奏感较过去更好；9岁音乐才能发展达到平衡、节奏旋律的记忆改善，有韵律感，可以感知两声部旋律；10岁前音乐才能显露无遗、歌唱技能和器乐演奏能力显著提高；10 ~ 12岁和声观建立，对音乐的优美特征有一定程度的感知和判断能力	感知觉迅速发展、想象力日渐丰富；无意记忆占主导，有意记忆逐年增强；抽象记忆得到发展；无意注意仍然占主导，有意注意逐年增强；思维方式在由具体形象思维向抽象思维转变；情绪表现由外显向内隐发展	提高专业的音乐水平，在乐器演奏中学习更丰富的专业知识，将生活和学习中学到的知识融会到音乐学习中，通过识谱、背谱训练注意力和记忆力；在音乐的演奏或演唱中注重情感的表达与审美、关注音乐的内涵；参加合奏、合唱，感受人际的配合协作

三、音乐活动为儿童发展搭建平台

（一）音乐游戏搭建儿童智能拓展平台

在中篇“载歌载舞”方中，我曾介绍了一首歌曲《骑着我的小白马》。通过对歌词进行分析，我们知道歌曲讲了小朋友骑着小白马过河的故事。那么小马过河除了歌词中所讲的内容之外，还可以拓展哪些内容呢？我们马上会联想到《小马过河》的故事：

小马和他的妈妈住在绿草茵茵、十分美丽的小河边。除了妈妈过河给河对岸的村子送粮食的时候，他总是跟随在妈妈的身边寸步不离。

他过得很快乐，时光飞快地过去了。

有一天，妈妈把小马叫到身边说：“小马，你已经长大了，可以帮妈妈做事了。今天你把这袋粮食送到河对岸的村子里去吧！”

小马非常高兴地答应了，他驮着粮食飞快地来到了小河边。可是河上没有桥，只能自己蹚过去。可又不知道河水有多深，犹豫中的小马一抬头，看见了正在不远处吃草的牛伯伯。小马赶紧跑过去问道："牛伯伯，那河里的水深不深呀？"牛伯伯挺起他那高大的身体笑着说："不深，不深，才到我的小腿。"小马高兴地跑回河边准备蹚过河去。他刚一迈腿，忽然听见一个声音说："小马，小马别下去，这河可深啦。"小马低头一看，原来是小松鼠。小松鼠翘着她漂亮的尾巴，睁着圆圆的眼睛，很认真地说："前两天我的一个伙伴不小心掉进了河里，河水就把他卷走了。"小马一听没主意了。

马妈妈老远地就看见小马低着头驮着粮食又回来了。心想他一定是遇到困难了，就迎过去问小马。小马哭着把牛伯伯和小松鼠的话告诉了妈妈。妈妈安慰小马说："没关系，咱们一起去看看吧。"

小马和妈妈又一次来到河边，妈妈这回让小马自己去试探一下河水有多深。小马小心地试探着，一步一步地蹚过了河。噢，他明白了，河水既没有牛伯伯说的那么浅，也没有小松鼠说的那么深。只有自己亲自试过才知道。

家长或老师在和小朋友一起聆听歌曲《骑着我的小白马》或者做和这首歌曲有关的游戏的时候，不妨先讲《小马过河》的故事给小朋友听，一边听故事一边引导小朋友总结：遇到事情的时候，不管别人怎么说，只有自己亲自试过才能知道真相。家长或老师还可以续写《小马过河》的故事：

小马很快就适应了河水，每天都帮着妈妈蹚过河水到对面的村子里送粮食。回来的路上还常常和小朋友们一起玩耍，有时候还会驮着小朋友过河。小朋友想不想骑着小白马过河呀？

小朋友回答：想。

小朋友想象一下骑在马背上是怎样的感觉，能表演一下怎样骑马吗？

播放一段骑马的视频或者卡片，带领小朋友一起表演骑马的动作。

家长坐在地上或者椅子上，小朋友坐在大人的腿上，播放《骑着我的小白马》的音乐。

谱例 18：《骑着我的小白马》

骑着我的小白马

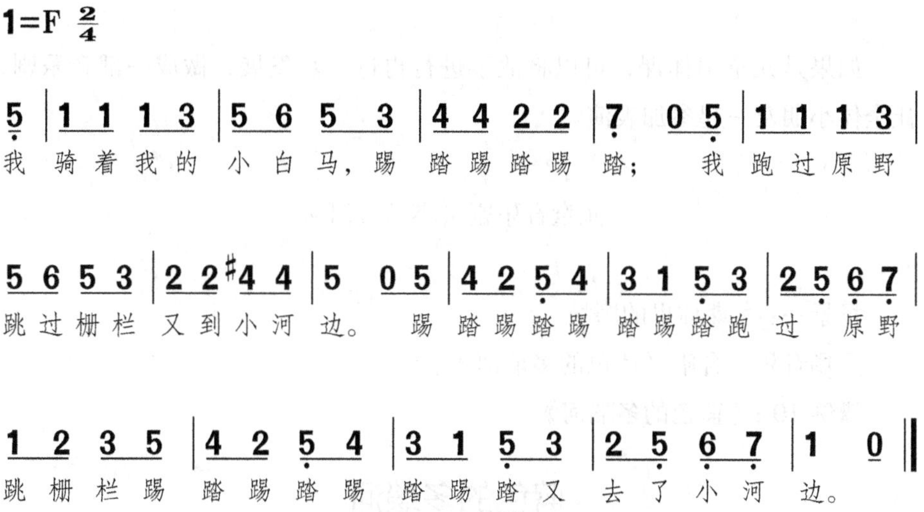
1=F 2/4
我 骑 着 我 的 小 白 马，踢 踏 踢 踏 踢 踏； 我 跑 过 原 野
跳 过 栅 栏 又 到 小 河 边。 踢 踏 踢 踏 踢 踏 踢 踏 跑 过 原 野
跳 栅 栏 踢 踏 踢 踏 踢 踏 踢 踏 又 去 了 小 河 边。

大人跟随歌曲的节奏踮腿、小朋友表演骑马，同时可以分别进行下面的几种活动：

歌曲接唱：让小朋友接唱所有的“踢踏踢踏踢踏”，这有助于训练小朋友的注意力和听辨音乐的能力。

节奏的模仿：小朋友使用双响筒、沙锤等乐器，在唱到“踢踏踢踏”的时候在乐器上进行演奏，训练小朋友的音乐模仿能力。

表演的编创：

第一句“我骑着我的小白马”：双手抬至胸前，作骑马时左右摇摆状，双脚跟随音乐节奏原地踏步；

第二句“踢踏踢踏踢踏”：手上动作变成前后拉缰绳状，向前迈步；

第三句“我跑过原野跳过栅栏又去小河边”：小朋友和家长或老师拉起手来转圈；

第四句“踢踏踢踏踢踏，踢踏踢踏踢踏”：使用第二句的动作，作前后拉缰绳状，向前迈步；

第五句“跑过原野跳栅栏”：小朋友和家长或老师拉起手来转圈；

第六句“踢踏踢踏踢踏，踢踏踢踏踢踏”：手上动作变成前后拉缰绳状，向前迈步；

第七句“又去了小河边”回到座位上坐好。

如果是儿童集体课，可以将故事进行再进一步发展，做成一部音乐剧，让全体小朋友一起参加表演。

儿童音乐剧《小马过河》

场景一：大森林里的磨坊

开场音乐，合唱《蓝色的多瑙河》

谱例 19：《蓝色的多瑙河》

蓝色的多瑙河

1=D $\frac{3}{4}$

杨　　毓　　英 译词
［奥］约翰·斯特劳斯　曲
周　　　　枫 配歌

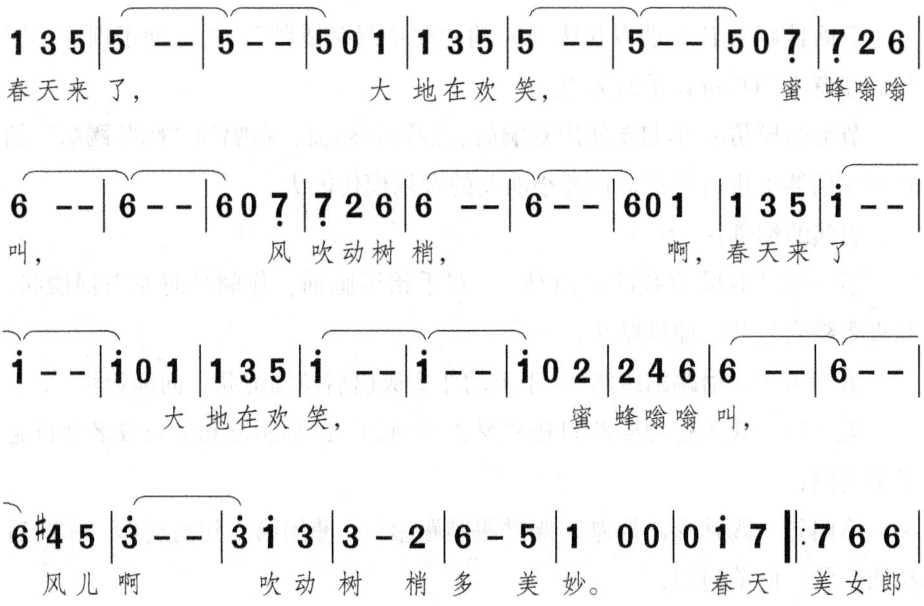
春天来了，大地在欢笑，蜜蜂嗡嗡
叫，风吹动树梢，啊，春天来了
大地在欢笑，蜜蜂嗡嗡叫，
风儿啊吹动树梢多美妙。春天美女郎

0 6 #5 | #5 6 6 | 0 2 2 | 3 - 2 | 0 2 2 | 6 - 5 | 0 1 7 | 7 6 6 |

花冠 戴头上， 春天 来 了， 春天 来 了， 美丽的紫罗兰，

0 6 7 | 2 1 1 | 0 #4 6 | 6 - 5 | #4 - 3 | 3 0 2 |1. 5 0 1 7 :‖2. 5 0 5 |

是她的蓝眼睛， 春天来 了 来 了，啊， 美 妙！春天 妙。双

4 0 5 | 4 0 5 | 3 - - | 3 2 5 | 3 0 5 | 3 0 5 | 2 - - | 2 1 5 |

眉 好像 玫瑰 正向着 我们 微笑。 美丽

4 0 5 | 4 0 5 | 3 - - | 3 2 5 | 1 2 3 | 5 - 4 | 3 - 2 | 1 0 0 ‖

的 春天 女郎， 披上 彩色的 外 套多 漂 亮！

旁白：在一片茂密的大森林里，小白马多多和他的妈妈以及他的小主人叮当和很多小伙伴住在一起。春天来了，叮当、多多和小伙伴们常常在河边嬉戏、玩耍。小主人叮当的家里有一座磨坊，马妈妈每天磨面，然后和叮当一起给河对面的张爷爷送去，拿到集市上卖。”

妈妈独唱:《磨坊里的歌声》(由儿童歌曲《粉刷匠》曲调填词改编)

谱例 20：《磨坊里的歌声》

磨坊里的歌声

1=D $\frac{2}{4}$

陈俊伊 词
《粉刷匠》改编

5 3 5 3 | 5 3 1 | 2 4 3 2 | 5 - | 5 3 5 3 | 5 3 1 | 2 4 3 2 | 1 - |

我是美丽的磨坊女，漂亮又能干。 白花花的面 粉 和我一样美。

2 2 4 4 | 3 1 5 | 2 4 3 2 | 5 - | 5 3 5 3 | 5 3 1 | 2 4 3 2 | 1 - |

金黄色的麦 子 摇身一 变， 变成白色的面 粉，食物香又甜

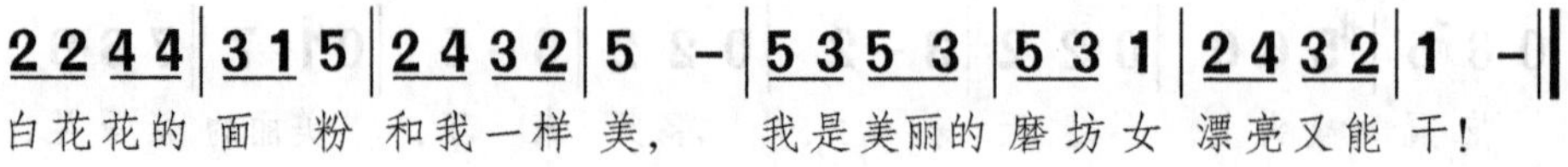

小马多多：“妈妈，妈妈！我回来了！”

妈妈：“宝贝，你看你又玩了一身泥巴，快把身上洗洗！”

小马多多：“好嘞！”

多多走到屋子门前加满的水槽里，一边看着水里反光的身影，一边对着妈妈开始唱《妈咪莫生气》（由儿童歌曲《妈咪莫生气》曲调填词改编）

谱例 21：《妈咪莫生气》

妈咪莫生气

1=E $\frac{2}{4}$

陈俊伊 词

《蜗牛与黄鹂鸟》改编

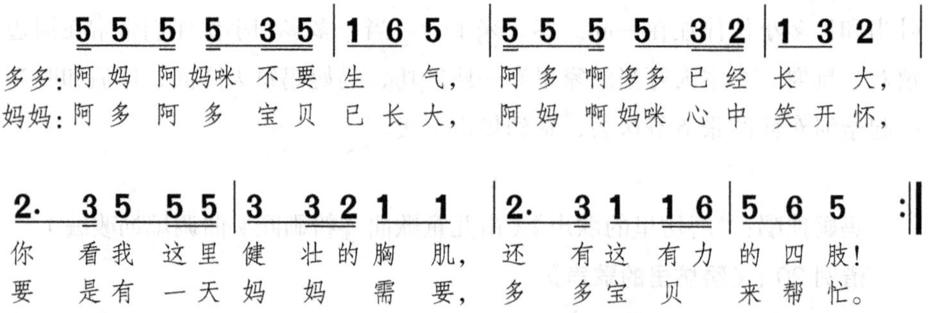
多多：阿 妈 阿 妈咪 不 要 生 气， 阿 多 啊 多多 已 经 长 大，
妈妈：阿 多 阿 多 宝 贝 已 长 大， 阿 妈 啊 妈咪 心 中 笑 开 怀，
你 看我 这里 健 壮的 胸 肌， 还 有这 有力 的 四 肢！
要 是有 一天 妈 妈 需 要， 多 多宝 贝 来 帮 忙。

旁白：“一天，妈妈生病了，身体很不舒服，磨完面，她躺到床上休息，把小马叫到身边。”

妈妈独唱《面粉送给老爷爷》（由朝鲜儿歌《小白船》改编）

谱例 22：《面粉送给老爷爷》

面粉送给老爷爷

1=♭E $\frac{3}{4}$

陈俊伊 词
朝鲜儿歌《小白船》改编

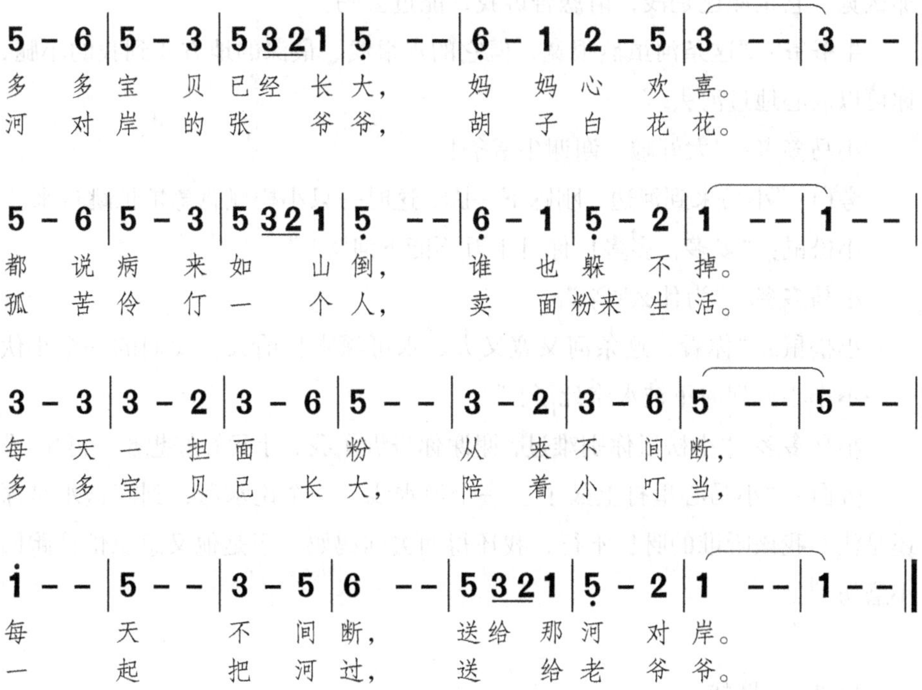
多 多 宝 贝 已 经 长 大， 妈 妈 心 欢 喜。
河 对 岸 的 张 爷 爷， 胡 子 白 花 花。
都 说 病 来 如 山 倒， 谁 也 躲 不 掉。
孤 苦 伶 仃 一 个 人， 卖 面 粉来 生 活。
每 天 一 担 面 粉 从 来 不 间 断，
多 多 宝 贝 已 长 大， 陪 着 小 叮 当，
每 天 不 间 断， 送给 那 河 对 岸。
一 起 把 河 过， 送 给 老 爷 爷。

妈妈：“多多，多多！”

小马多多：“哎！妈妈，怎么了？”

妈妈：“妈妈今天不舒服，你能帮妈妈去河对岸给张爷爷送面吗？”

小马多多：“好呀，我这就去送，您放心吧！”

妈妈：“真是妈妈的乖孩子，路上要当心啊！”

场景二：河边

旁白：“小马多多背着小主人叮当和粮袋穿过森林的小路来到河边，看

着河水哗哗地流着，小马多多的脚步慢慢停了下来，在河边走来走去、走来走去，他和叮当都不知该怎么办才好了。不远处，牛爷爷在河边吃草，他赶忙跑过去问牛爷爷。”

小马多多：“牛爷爷、牛爷爷您好！”

牛爷爷：“小马你好呀！有什么事要我帮忙吗？”

小马多多：“牛爷爷，我要帮妈妈给河对面的张爷爷送面去，可这条河那么宽，它是深还是浅，请您告诉我，能过去吗？”

牛爷爷：“这条河虽然很宽，但它的水很浅、最深的地方才到我的小腿，你可以放心地过河去。”

小马多多：“太好啦，谢谢牛爷爷！”

旁白：“小马来到河边，刚踩下一脚，这时一只小松鼠急急忙忙跳过来。”

小松鼠：“多多，多多！你可千万不能下河呀！”

小马多多：“为什么呀？”

小松鼠：“你看，这条河又宽又大、水可深呢！前天，我们的一个小伙伴一不小心掉到河里被水淹死了！”

小马多多：“小松鼠你别难过，谢谢你告诉了我，让我好好想想，再见！”

旁白：“小马心里打上鼓了：一个说水浅、一个说水深，到底这水是深还是浅？我该听谁的呀！不行，我还得回去问妈妈。于是他又急急忙忙跑回小磨坊。”

场景三：磨坊

小马多多：“妈妈，妈妈！”

妈妈：“多多，你怎么这么快就回来了？”

小马多多：“不是的妈妈，我走到河边的时候，不知河水是深还是浅，问牛爷爷，他说水很浅，可小松鼠又说水很深，千万不能过，他的一个小伙伴还刚刚淹死在河里呢。我不知该怎么办好，只好回来问您了。”

妈妈：“孩子，要学会自己思考。你想想，牛爷爷有那么高、小松鼠又那么矮，你虽然没有牛爷爷那么高，可比小松鼠高多了！这水对你来说是深还是浅呀？遇到困难的时候要自己去试一试，你自己到水里走走，深了就退回来，浅了就继续走，只有自己亲自试了，才会真正知道是深还是浅了。”

小马多多：“哦！我明白了，我再去试试，您放心吧！”

旁白：“于是小马多多又高高兴兴地上路了。很快就来到了河边，这次他毫不犹豫地向河里走去。这时，小松鼠又跑了过来……”

小松鼠：“多多，你不要命啦！”

小马多多：“小松鼠，我想试一试，你那么小，我这么高，也许我可以过去呀，谢谢你的关心，再见！”

旁白：“小马走过河抖抖身上的水，高兴地向前跑去。”

（叮当演唱《骑着我的小白马》）

在众人齐唱中，演员下台。

在进行上面的音乐剧表演的过程中，儿童以下方面的能力得到了训练、拓展和加强：

1. 语言交流能力；	5. 交往能力；
2. 认知能力；	6. 创造能力；
3. 理解能力；	7. 模仿能力；
4. 空间想象能力；	8. 表达能力。

（二）音乐学习搭建儿童多元发展平台

纵观我国音乐教育发展的历史，早在尧、舜帝时代，音乐的主要功能是用于规范王公贵族子弟的人格、修养，只有王公贵族才能够学习音乐，所选用的音乐不仅必须符合音律和声，音乐的精神感受还要符合做人的规范。而当代社会，音乐却被大多数人们认为是娱乐和消遣的工具，导致了“学习音乐＝演奏乐器、唱歌跳舞和考级”“学音乐可以在考学时有特长加分”“艺术生都是学习成绩不好的孩子”“唱歌跳舞没有用”这些观念误导和影响着人们对音乐的认识和对下一代的音乐艺术教育。

尽管如此，却有越来越多的家庭愿意培养孩子音乐方面的能力，虽然大部分家长最初的愿望都是通过学习器乐演奏和演唱去培养孩子的音乐兴趣、发展特长，但是有些家长却很容易受考级、比赛的影响，过分追求孩子考级的成绩、比赛的结果而忽视学习音乐的过程，偏离了原本培养孩子欣赏音乐、感受音乐和表现音乐的初衷，使学习变得非常功利！这样的社会音乐教育导致了在专业音乐院校中也有不少演奏技能高但艺术表现力不足、缺乏对音乐作品的全面理解和诠释的“机械运动”式学生。功利性的音乐教育方式让有些原本应该快乐地享受学习音乐过程的孩子由于老师或家长使用了某些不当的引导和教育、教养方法，比如过分重视结果而忽视学习过程、过分严厉的惩罚、对孩子自尊和自信心的打击等，让学习音乐的过程充满了紧张、不安和焦虑等消极情绪甚至造成心理创伤，轻者对学习音乐失去兴趣和信心，严重的则会对孩子一生的性格和人际关系产生影响。

作为家长，如何把握孩子学习音乐的进度、如何利用孩子学习音乐的过程为孩子积累更多的人生财富呢？有这样几点建议给大家：

1. 莫忘初心，避免以考级为唯一和最终目标的“功利性”学习态度为孩子带来的反作用。考级的诞生本来是一件促进和规范社会性音乐学习的好事情，但一些老师和家长钻进了一种“考级定成败”的极端和带有功利性的态度中，把考级作为评价孩子学琴成败的唯一标准，以应试的心理对待考级、忽视孩子在学琴过程中的兴趣培养和音乐能力的拓展，甚至有些老师和家长为了达到考级目标而盲目拔高、在孩子学习的过程中过度严厉责罚导致孩子自信心和自尊心受挫，将学音乐这件原本应该充满快乐的事情变成了一件痛苦的事情和不愉快的经历。

2. 尊重孩子的兴趣，用发展的眼光引领和拓展，发挥音乐学习的“平台”作用。我常被朋友问：孩子钢琴考完十级了，下面该学习什么乐器了？很多家长和这位朋友一样，把“考完十级”作为学习的终点，音乐学习无论在时间长度还是在其作为“平台”的广度上都是没有止境的，考级只是音乐技能学习的一部分，此外，孩子的兴趣、学习习惯、对音乐的感受和表达能力更应该受到家长的重视。在音乐学习中养成的学习习惯是可以跨越单一学科，有助于其他科目以及生活习惯的培养的。我们都愿意把更多的时间和精力花费在自己感兴趣的事情上，孩子们对音乐的喜爱和兴趣是宝贵的，家长若是懂得利用孩子们的兴趣对他们在其他科目的学习以及生活的习惯、方法、感受力等方面进行引导和教养，那么音乐学习发挥的作用将会是巨大的。若是能够做到这点，孩子“考完十级”的家长一定不会为“接下来该学什么”感到迷茫，而是会遵循孩子的兴趣来找到答案。

3. 将音乐学习打造成儿童身心健康发展的“平台”，在多感官协调能力、注意力和习惯的训练、情感训练、审美与修养、人际关系与合作以及特殊需要等方面拓展孩子的能力。

（1）多感官协调能力：在音乐学习过程中，儿童需要同时完成读谱、演奏或演唱、情感加工和表现等过程，这对孩子的多感官协调能力的训练非常有好处。有些老师和家长过分专注于演奏或演唱技能的训练、忽视音乐感受力和表现力训练，遇到这样的情况，我总是会因孩子错过这么好的教育时机而略感遗憾。

（2）注意力和习惯的训练：在每天固定的时间里进行练习，家长要做好引导和监督工作，尽可能让孩子在较短的时间里达到最好的练习效果、避免时间的浪费，这样能够帮助儿童养成良好的习惯并把这些习惯发挥到学习和生活中。另外，大量的研究早已证明了音乐对右脑开发起到的积极作用，儿童注意力、记忆力和创造力的提升都是在好的音乐学习习惯和过程中达到最大化实现的。

（3）情感训练：是儿童教育中的一个重要内容，也是过去我们教育中忽视和缺失的。由于情感教育的缺失，很多成年人都在苦寻情绪管理和控制的方法，而很多人不知道的是：音乐是最好的情感训练工具。在学习、演奏音乐作品的同时，关注情感是如何通过音乐来表达的，不同的音乐给人带来不同的情感，这些音乐给人带来情绪上的感受、在音乐影响下的内心的活动等，能够帮助儿童更好地体会各种情绪情感，长大后对情绪的认知更加全面、控制能力更稳定。另外，演奏或演唱音乐作品也为情绪的表达和宣泄提供了渠道。

（4）审美与修养：音乐学习与审美是分不开的，音乐学习的过程能够影响儿童审美标准的建立。因为所有的音乐作品都遵循着一定的创作规律，音乐作品的和声、对位、层次等要素无论发生怎样的变化过程，最后都将走向和谐统一的终止式，这与我们整个社会的发展方向是一致的，其中蕴含着深刻的哲学理念。家长和老师可以通过对音乐作品的理解、演奏或演唱来帮助儿童塑造正确的审美观念，对未来世界观和价值观的建立也具有引导作用。

（5）人际关系、合作方面：参加合唱团、乐团等集体形式的音乐活动对孩子们来说是非常好的综合能力和人际关系训练的机会。独唱、独奏讲究个性的表达、技能技巧的展示，而合唱则讲究集体的和谐、声音的控制和各声部间的聆听和配合以及服从指挥；合奏也是同样的道理，各种乐器之间彼此协作又各有特色，这就如同人在社会环境中，既要遵循道德和规则，又要有独立的人格和独特的能力、和谐的人际关系，对社会有所贡献。

（6）特殊需要的专项能力：在特殊教育或者特殊人群的音乐治疗中，我们利用一些音乐活动来训练和发展音乐之外的能力，例如：通过吹奏类乐器的学习和训练帮助儿童训练口唇周围肌肉群，改善儿童的语言发展问题、口吃、抽动症等问题行为；演奏键盘类和拨弦类乐器帮助残障儿童训练手指的灵活度和进行精细动作练习；演奏架子鼓帮助上肢损伤者进行康复训练；声乐学习和训练改善儿童语言，使孩子日常说话吐字清晰，在气息的控制下语音语调收放自如、字正腔圆、底气十足。在这些训练过程中，我们更加注重儿童参与音乐活动的过程，技能水平的高低并不做很多要求。

四、音乐辅助特殊儿童康复训练

音乐是包容的、接纳性的和共同的，人人都应该享有音乐。在特殊教育中，音乐为孩子们带来的，是无尽的可能。

（一）特教中的音乐健康思想

1. 特教四面观

我和我音乐治疗专业的同学、学生们关注并通过音乐治疗的方式帮助以自闭症为代表的特殊儿童群体已有十多年的时间，我们希望能够尽可能为特殊儿童提供更多人性化和科学的康复训练和教育，我总结了这样一个“特教四面观”：

“补‘短’、取‘长’、融合、支持。”

补“短”——对症下药（乐）。对特殊儿童进行全面的行为和能力评估，对于弱势的行为和能力，采取积极的方法进行康复训练和干预。

取“长”——延续好的功能、开发潜能。老师和家长还应当关注特殊儿童较强或者与正常儿童相当的能力，并对这些能力进行开发和利用，利用这些能力加强儿童的自信心、带动其他弱势能力的提升、促进全面能力的发展。

融合——综合能力、社会化等。在康复训练和日常生活中为特殊儿童提供社会化的环境，如去商店买东西、坐公交车、餐厅点餐、与同龄的正常儿童一起交往等，帮助特殊儿童适应社会、锻炼自理能力。

支持——家庭与社会环境。在家庭环境和社会环境中为特殊儿童争取和提供宽容和接纳的空间，尽量对孩子少责备、多帮助，呼吁有关政府部门出台更多的政策帮助特殊儿童、残障人士的生存和发展，有更加人性化的环境来接纳他们。

2. 能力与需求的评估

我们接触过很多家长和特殊教育老师，也曾多次为他们进行音乐治疗方面的培训，他们在特殊儿童的教育过程中起到了绝对主要的作用，但是同时也承受着巨大的压力。在特殊教育需求强大、任务严峻的情况下，如何能够使特殊教育更加有效？如何减少教育时间和资源的浪费？我们可以使用SWOT分析法来进行简单的评估。

家长版：

Strengths 优势（指孩子能力当中的优势部分，如语言、认知、绘画、音乐、色彩……）

Weaknesses 劣势（指孩子能力当中的劣势部分，如交往、目光、行为、语言、注意力……）

Opportunities 机会（指孩子能力中可以开发、经训练可以取得进步以及孩子喜欢的部分，如游玩、音乐/绘画活动、手工、表演、培训、聚餐、各种进步……）

Threats 威胁（指在孩子训练和生活中正在或者可能将要面临的困难，如耐心、放弃、环境因素、经济条件、家庭、期望与对治疗/教育的要求……）

教师版：

Strengths 优势（指自身能力当中的优势部分，如弹琴、唱歌、活泼的性格、绘画、手工、耐心、沟通能力……）

Weaknesses 劣势（指自身能力当中欠缺的部分，如技能、性格……）

Opportunities 机会（指自身能力中可以提升或者加强、训练的方面，如哪些方面的能力是可提升的、可发掘的，自身潜在的能力、自己感兴趣的领域……）

Threats 威胁（指自身能力的“短板”）

经过上述分析，家长和教师都会对自身和孩子的情况有了较为全面的掌握和了解，对康复训练的预期也会变得更加符合现实状况。对于家长来说，避免了对孩子的过渡期待或者消极训练；对于教师来说，能够更好地发挥自身的专业能力，为特殊儿童提供更好的训练内容。

3. “音乐儿童”思想

我们在前面的内容中已经对“音乐儿童”理念有所提及，它由创造性音乐治疗学派创始人卡尔·诺道夫教授和克莱夫·罗宾斯教授提出，他们认为，每一个儿童天生都是音乐儿童，也就是说，每个儿童天生具有音乐能力。条件儿童（condition child）是在一定的限制之下发展的，也就是指具有各种能力的缺陷的特殊儿童，他们同时也是音乐儿童。当我们关注这些儿童的音乐能力或者让他们参加一些音乐活动时，音乐有可能使他们冲破一些限制，经过一段时期的音乐治疗，音乐可以帮助儿童将他们的残缺补齐，使其发展完美，从而整合为新的自我。

（二）儿童孤独症的音乐治疗

儿童自闭症又叫作儿童孤独症，是一种广泛性发育障碍，被定性为儿童精神类残疾。具体的发病原因不明，部分症状将伴随终生。语言发育迟缓、行为刻板、人际交流障碍是主要的三大症状，在具有这三大症状的同时，每个孩子的问题表现又各有不同、较为复杂，这些不同的症状还被划分为多个谱系，其中很多患儿伴有不同程度的智力障碍。一般在 2 ~ 3 岁即可发现异常情况。

作为专业的音乐治疗师，我一直认为儿童自闭症的音乐治疗是音乐治疗各应用领域中“最难啃的骨头”、自闭症儿童的家长是这个世界上最需要社会关注和支持的家长。在我所接触的自闭症家庭中，家长一个在外工作赚钱养家、一个全职带孩子在康复机构中参加训练是普遍常态，很多家长为了给孩子治病，背井离乡奔波在大城市的各类康复机构中，住在简陋的出租房里。程度较好的孩子经过数年的训练之后能够在普通的中小学随班就读，但始终有看起来与别的孩子不同的行为或者特殊的情绪伴随着；程度一般或者较差的孩子则可能在超出目前国家民政资助范围即6岁以后就无处可去、生活无法自理。

音乐治疗在很多儿童自闭症的康复训练中起到了不错的效果，并且在特殊教育领域具有代表性意义。下面，就介绍一例儿童自闭症的音乐治疗案例：

文文，三岁，家庭环境不错，无遗传病史。两岁八个月怀疑有孤独症，具体表现为走路滞后，不与人交往，语言发展滞后。两岁九个月时，分别在北京儿童医院和北大六院确诊为轻度非典型儿童孤独症，随后开始训练。三岁时接受语言个训，会叫爸爸，三岁零两个月时会叫妈妈，并且逐渐认物、认数字和学会发声。文文语言障碍严重，只能在教导下说出模糊的单个字，此外还伴随行为刻板，如转圈、走固定路线、大喊大叫等，社会交往能力差，很难参与集体活动。三岁时开始接受音乐治疗。

1. 初次会面

初次会面是与来访者建立关系的重要环节。

治疗师手记：文文在小阿姨的陪同下走进治疗室后，松开阿姨的手找到墙边的小凳子坐下，然后把双手放在腿上，一会儿张望着治疗师，一会儿摆弄手指。

我们一边敲鼓一边演唱《你好歌》向文文表达问候，文文张了张嘴，好像并不感兴趣，无动于衷。后来在小阿姨的帮助下他能够跟随我们一起拍手，但是只要小阿姨一停下来，他也停下来而不去理会我们。我们一边唱一边拿着鼓槌敲小军鼓，并把另外一支鼓槌递给他，小阿姨帮他接住后领着他来到小军鼓旁边，他接过鼓槌大声连敲了三下，然后，迷茫地看了看我们，又用鼓槌轻轻地碰了几下鼓皮之后回到自己的小凳子上坐好。”

评述：由旋律简单的《你好歌》引入治疗，一方面暗示文文“我们今天的游戏开始了”，另一方面是在试图引起文文的注意。与言语指令相比，使用音乐引入更容易吸引文文的注意。第一次治疗开始的时候，文文并没有像我们预先期待的，能够跟随和参与我们的引导，而是默默注视着眼前的一切，看起来好像并没有想要参与的动机，这种不参与的情况在自闭症儿童的音乐治疗中是很常见的。当我经过几个阶段的治疗再一次回过头来观看初次治疗录像的时候，注意到文文的眼神是紧紧跟随治疗师的，这是初次治疗的积极的表现。重新看治疗师手记和录像才会发现很多原先认为没有意义的沉默并非没有意义，而是在某种程度上来说是一种交流，治疗中孩子虽然没有很多地加入到互动中，但是他一直在注意治疗师的举动，他在关注、在获取信息，后来跟随治疗师做出的一点点回应，这表示，他想试着和治疗师一起玩并慢慢接受治疗师布置的这个环境。

2. 初次评估

音乐的敏感度和理解力：文文的语言简单，声调单一，时而发出奇怪叫声；当音乐变强时眼睛闭上身体向后躲闪，音乐正常时回到原来状态；演唱熟悉的儿歌时有反应，跟随治疗师做动作；大部分时间安静。

积极的音乐创造：治疗师的夸张动作能够吸引文文，主要表达方式是乐器和肢体动作，本次治疗有短暂音乐表达，表现为敲鼓和铃，演奏动机为模仿。

音乐的交互作用：文文一直关注治疗师的律动和演唱，偶尔给予模仿性回应后马上回到自己的座位上。

发展 / 情感：能够听懂治疗师的语言，但是表达能力差，情感反应冷淡，社会交往能力差、认知能力优于社会交往能力，但仍然低下。

3. 部分治疗手记与评述

（1）第二次治疗

治疗师手记：一开始，文文就抱着红色小腰鼓玩，用不同的鼓槌和小铃铛去敲鼓，非常高兴，这时，我们坐过来和他一起玩，文文开始变得不高兴，一会儿便离开原先的地方跑到别处去玩了。不过我们并没有叫文文回来，而是开始玩地上的各种乐器：小腰鼓、铃鼓、沙锤、邦戈鼓，几分钟后文文坐到我们对面 1 米远的地方，悠闲地半躺在地上，笑呵呵地看着我们敲鼓。

评述：音乐治疗的过程是以治疗对象为中心，而不是传统教育命令式。通过设计音乐、活动来吸引治疗对象，并用创作的音乐、活动来引导的方法。这次治疗一开始，文文就去玩他在第一次治疗中玩过的红色小腰鼓，可以说是对上一次治疗作用的强化，虽然第一次治疗中孩子跟小腰鼓没有太多的互动，但是通过上次的接触，孩子可以确定它是安全的。在之后的很多次治疗中，这个小腰鼓的使用频率是最高的，连同第一次治疗时使用的红色鼓槌，也是文文最喜欢的乐器之一，说明他已渐渐开始与音乐建立关系了。

（2）第十次治疗

治疗师手记：文文在音乐中摇摆着身体，跟随音乐一起律动，在治疗室中溜达了大概1分钟之后跑到弹钢琴的治疗师旁边，弹起了治疗师右手边的琴键，然后转入中音区和低音区，他的音乐是一个连续的下行，这时他一边享受着和治疗师一起演奏的音乐一边高兴地大叫。

评述：文文在之前的治疗中除了有几次特别兴奋的时候跑到钢琴旁边按两下琴键之外，很少主动和治疗师一起弹钢琴，而这一次在钢琴前面演奏的时间比以往长很多，并且当两个治疗师都和他一起弹钢琴时文文并没有拒绝或者停止自己的演奏。对于文文而言这又是一大进步。

（3）第十三次治疗

治疗师手记：文文最近喜欢上了金属琴，他总是喜欢把金属琴的音条一个个拆下来，再一个个地装上。每一个音条上面都有一个音名，我开始尝试着让孩子在音乐治疗中学习字母和发音。在文文急于将某一个音条拆下或者装上的时候，我就指着音条上面的字母教他发音，他有时候看都不看字母一眼，简单念一下就忙自己的“工程”去了。

评述：在音乐治疗中加入认知的训练，使孩子在生活中的能力在音乐治疗中得到扩展。这一次治疗中治疗师原本想通过念字母来帮助文文锻炼发音，提高语言能力，但在后来的一次治疗前，文文的母亲告诉了我一件事情，说她以前从来没教过孩子英文字母，有一天文文看电视的时候突然对着电视上的几个英文字母念了起来，并且全部都正确。这说明文文通过在音乐治疗中与治疗师进行乐器玩耍互动，在锻炼了发音的同时还取得了认知方面的进步。

（4）第二十五次治疗

治疗师手记：改编了你好歌，改为互动的形式，在文文对治疗师的问好做出反应之后音乐才继续进行。文文在这个互动中表现得很高兴，在治疗师跟他问好并等待他的回应的时候脸上还露出一点点不好意思。

评述：对熟悉的歌词和问好方式做出适当的变化，能够立刻引起文文的注意，互动性的增强加快了文文的回应，提高了回应的敏感度。

治疗师手记：在欢快的音乐中，文文突然跑过来掀翻了治疗师刚刚摆在金属琴音箱上的音条，然后迅速躲了起来……之后治疗师再一次将音条摆放到音箱上，文文又跑过来把音条掀翻，然后笑着跑开。

评述：这时文文的音乐感又上了一个新台阶，在之前主动创作旋律的基础上主动向治疗师发起“进攻”，试图引起治疗师的注意。这一阶段，文文已经完全可以与治疗师保持良好的音乐互动，由治疗师抱着做游戏、练习说简单的词语和吹竖笛。

4. 治疗结束

两年多的音乐治疗结束时，我们分别对文文在音乐治疗过程中的音乐敏感度和理解力、积极音乐创造的能力、音乐的交互作用及个体发展、关系进展和其他能力发展的指导需要程度进行评估，结果显示这些能力均有较大的进步。这些进步也表现在生活中：主动和治疗师打招呼、主动告诉别人他想玩电脑或者看电视、喝水等；文文的母亲说文文现在已经能够认识几百张卡片和很多汉字，还喜欢画画、看 flash 和多媒体软件；最令人高兴的是在音乐方面，已经能够学习弹钢琴，半年时间，“小汤普森”钢琴教程第一册已经快要学习完了，虽然不能完全识谱，有时候奏不够稳定，但是文文的注意力得到了很大的提高。

第七章 安全度过青春期

如何让中学时代的孩子们安然度过青春期？如何帮助孩子们提高学习效率、应对考试？孩子们发育了，作为老师和家长，该如何引导孩子们？孩子们到底该不该追星、孩子们追星背后的心理需求是什么？孩子染上网瘾、不愿意上学该怎么办？叛逆的孩子们、早恋的孩子们、学习成绩不见好转的孩子们的背后，是怎样的真实情况？

一、青春期烦恼知多少

青春期也叫作“叛逆期”，说起“叛逆期”，几乎我的每个朋友都能细数出来自己当年一箩筐的青涩往事。11 ~ 17 岁，就是这样的一个“叛逆时代”。相信每个家有初中生和高中生的家长都会有同样的感受，尤其是初中阶段的学生，和小学时期的乖巧听话已然判若两人：男孩子从小时候的活泼好动变得不爱说话；不愿意听取大人的管教、自以为是；疯狂迷恋某些明星；沉迷于游戏、网络；厌学；开始早恋，学习成绩受到影响；离家出走；情绪多变或者多愁

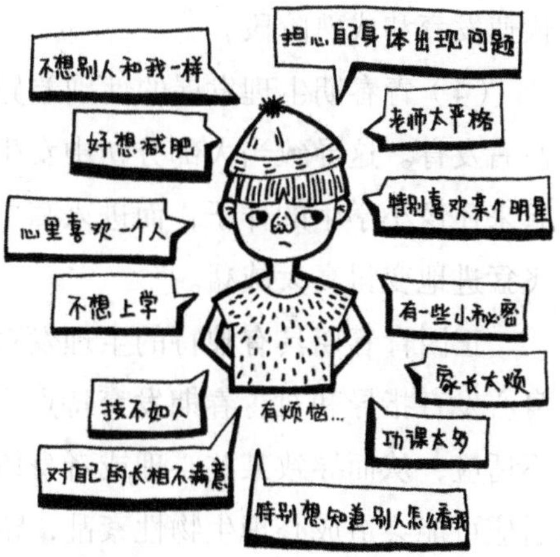

不想别人和我一样
担心自己身体出现问题
好想减肥
老师太平格
心里喜欢一个人
特别喜欢某个明星
不想上学
有一些小秘密
家长太烦
技不如人
有烦恼…
功课太多
对自己的长相不满意
特别想知道别人怎么看我

图 29　独特的青春期

善感……

但是同时，我们也会欣慰地发现，这些十几岁的孩子们在突飞猛进地长个子；变得越来越懂事了，开始对事物有自己较为成熟的看法；独立完成工作的能力越来越强；散发出青春的活力；自尊心强；超强的想象力、创造力……

之所以出现种种“状况”，是与青春期独特的生理发育、认知发展、个性和社会性发展的特点有关系的。

（一）发育的青春太“尴尬”

1. 生理发育特点

激素分泌量的快速增加决定了青春期的生理迅速变化，主要体现在身体的加速成长和性成熟两方面，这两个方面互相联系的同时受激素分泌变化的调节。

（1）身体成长加速：青春期的少男少女们以每年长高 6 ~ 8 厘米甚至 10 ~ 12 厘米的速度大幅超越儿童期每年长高 3 ~ 5 厘米的速度，并且体重的增长主要源于身体肌肉、骨骼的增长和内脏器官的增大。

（2）生理机能发育加速：以男性肌肉强健、女性身体丰满为特点的从儿童向成人转变，脑与神经系统也在逐步发育成熟。

（3）性的发育和成熟加速：女性乳房隆起、骨盆变宽和男性长出胡须、变声、体毛明显等第二性征出现让少年男女不论是体征还是器官都迅速进入快速发育和成熟阶段。

（4）青春期生理发展的性别差异：一般情况下，女性比男性要提早两年左右发育。这导致当大部分初中女生都长得亭亭玉立的时候，一部分男生看起来还像小学生的样子，而进入高中以后，女生的生长速度变缓、男生则突飞猛进地变得高大威猛。

正因青春期具有独特的生理发育方面的特点，少年男女如果缺乏科学的身心发育指导和对青春期发育特点的了解和认识，就很容易发生各种各样的不适应，从而导致某些心理或者身体上的不舒服：对自身生理快速发展的不适应可能会造成心理生物性紊乱，导致肠道功能失调、消化不良、食欲不振、精神不振、强迫症等；而上述不舒服如果没有得到客观的认识（这些症状是正常的青春期发育反应）和及时的治疗或干预，则有可能会对这些症状过分夸大，从而带来紧张、焦虑等情绪反应，严重者会影响到学习和身心健康。

2. 认知发展特点

青春期是人的一生中学习能力最强、精力最旺盛、可塑性最强的关键时期。记忆的广度达到一生中的顶峰、对各种材料记忆的成绩都达到最高值；思维方面，假设演绎推理能力和抽象逻辑推理能力显著发展。少男少女若能够利用好这个最好的学习时期，对他们知识的积累、升学和将来的发展都将起到非常重要的作用。回想我的中学时代，有很多同学的学习成绩是在这个时期有了突飞猛进的进步的；还有一些同学小学时期成绩并不拔尖，进入初中或者高中阶段之后突然“开窍”，“学会”了学习；还有一些同学与之相反，小学时期成绩非常好，进入中学之后却不再那么优秀，这都是和青春期的特殊性有关系的。

个性和社会性发展特点

青春期“疾风骤雨”般的变化让少男少女开始关注自我、导致自我意识发展的飞跃，他们开始强烈关注和在意自己以及同伴们的外貌和风度，高、矮、胖、瘦、衣着品位等，优者自信、不足者可能引起自卑或焦虑。

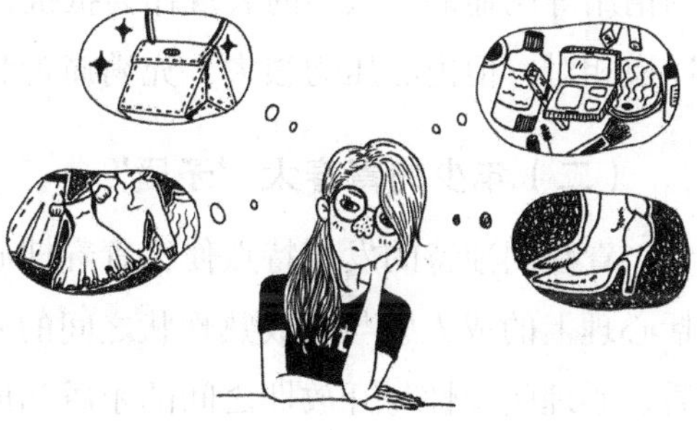

图 30 图说青春期 1

情绪起伏变化多，稳定性差、容易引发消极情绪：个人形象、和同学之间的关系、与父母之间的关系等都容易使少男少女的烦恼增多；少男少女们往往非常重视友谊，对人际关系比较敏感，如果他们的友谊关系出现问题，会陷入被同伴抛弃的孤独和压抑中——这在中学生尤其是女生当中是比较常见的；另外，少男少女们由于心理上的成人感与半成熟之间的矛盾造成了他们有时遭受挫折时不愿意向成人求救但又无法靠自己解决时容易让自己陷入独立无助的状态；少男少女在物质、精神、文化、人际关系当中的任何一种需要得不到满足的时候，加上自尊心的驱使，就会容易陷入压抑、孤独和无助的感觉中。

以自我为中心的特点：少男少女容易将自己作为人际和社会关注的中

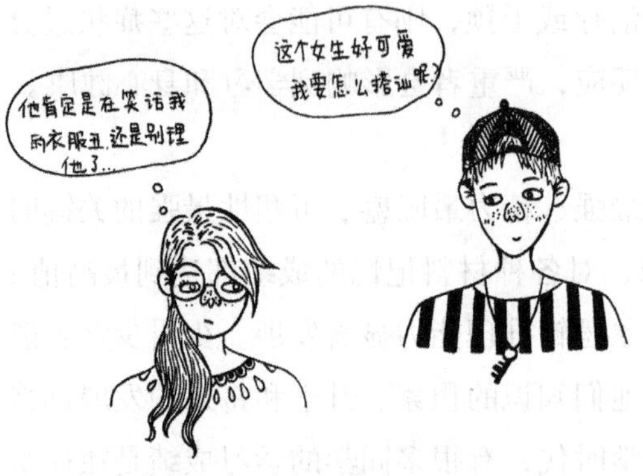
他肯定是在笑话我的衣服丑，还是别理他了…
这个女生好可爱 我要怎么搭讪呢？

图 31　图说青春期 2

心，不理解为什么别人会与自己的感受和观点不同，以为别人都像他们关注自己一样关注他们、注意着他们、是他们的观众，当自己自我欣赏的时候别人都在欣赏他们、自己感到不足的时候别人也都感到他们有所不足。

普遍存在的反抗心理：主要表现在对于父母的约束和管制滋生出强烈的独立自主心理需求；对于父母像儿童一样地保护和控制，强烈的独立和社会地位平等及话语权的需要；有自己的主张和观点的“小大人”和家长、老师这些成年人的观点和说教的对抗。父母是孩子们主要的反抗对象，有的用强硬的态度和粗暴的行为举止、失控的情绪等明显的、激烈的表现作为抵抗；有的则隐于内心，不作声、不抵抗、冷漠相对，但内心压力很大，充满痛苦和压抑。

（二）年少的青春太“矛盾”

青春期独特的发育特点使得青春期心理活动出现许多矛盾现象，主要包括心理上的成人感与半成熟现状之间的矛盾、心理断乳与精神依托之间的矛盾、心理闭锁性与开放性之间的矛盾和成就感与挫折感的交替。

1. 心理上的成人感与半成熟现状之间的矛盾体现在从心理上过高地评价自己的成熟度，认为自己的思想和行为属于成人水平，要求与成人的社会地位平等；渴望社会给予他们成人式的信任和尊重。但是实际上他们不论是认知水平、思维方式和社会经验都处于半成熟状态。这对矛盾是青春期少男少女不能回避的最基本的矛盾。

2. 心理断乳与精神依托之间的矛盾表现在成人感和强烈的独立意识让少男少女要求在精神生活方面摆脱成人、拥有独立自主的决定权，而事实上在复杂的矛盾和困惑面前他们依然需要和希望在精神上、物质上得到成人的理解、支持和保护。

3. 心理闭锁性与开放性之间的矛盾表现在成人感和独立自主意识以及其

他的矛盾让青春期的少男少女在与成人的矛盾中产生成人不理解他们、不满和不信任的想法，对成人封闭自己的内心世界。但是诸多成长的苦恼又使得封闭内心的他们感到孤独和寂寞，希望有人和他们进行沟通、交流，得到理解，因此愿意向同龄的朋友或者自己认可和信赖的成人吐露心声。

4. 成就感与挫折感的交替表现在少男少女的情绪很容易在获得成功时产生超越一般的成功感和优越感和失意时产生强烈的挫折感中交替，一时高涨、一时低落。

在这个特殊时期，父母的认识、理解和引导对少男少女来说是最重要的。首先，父母需要认识和理解逆反期对孩子们心理发展的意义，认识到这是孩子们成长过程中的必经之路也是正常的发展反应，站在孩子们的心理角度感受他们的感受、理解他们的处境；其次，在态度和立场上，不能存在侥幸心理，注意对待孩子们的方式，尽可能可以和孩子们平等沟通、取得孩子们的信任、对孩子们的内心想法和行为有所包容、科学引导；再次，父母要理解孩子们多重矛盾的焦点所在，所谓“成人感”并非真正成人，现实中的孩子们的心理发展水平并不成熟。如果父母仍然把孩子们当作儿童，那么孩子们的“成人感”就会与父母产生矛盾；如果父母用成人的要求对待孩子们，他们尚未完全成熟的心理就会容易达不到父母的要求；最后，父母必须正视孩子心理上独立自主、社会地位平等、人格受到尊重的需求，理解他们，站在他们的立场上用他们所需要的“平等”“独立”“成人”的方式对话和引导、帮助他们，做他们可以信赖的、朋友式的、贴心又民主的家长。

（三）让音乐陪伴青春期

从胎教和儿童时期就注重和积极关注人的身心发展特点和规律、善于利用规律采取科学和积极的教养方式对孩子进行教育的家长会自觉重视和尊重孩子的青春期、采取积极有效的教育方法与孩子一起度过青春期，这样教养之下的少男少女不容易出现过多的心理问题，心态积极阳光，有助于学习成绩的保持。

总结我身边的同学、朋友以及在专业艺术院校学习的学生的特点，从小学习钢琴和器乐的学生多较有耐力、注意力集中、坐得住、性格较为沉稳有内涵；学习声乐的学生多情感丰富、善于表达和表现、有较强的自信心；在学习音乐的过程中，注重前面文中提到的“平台式学习”的学生往往自信、聪明、创造力和表现力都很强、情商高、容易受人欢迎；不注重“平台式学习”，特别是在学习器乐演奏的过程中只注重音符的对错和机械性技能的掌握、忽视整体音乐性和其他音乐要素与内涵的学生常比较木讷、刻板、变通能力差、易钻牛角尖。

在青春期这个特殊时期，音乐为少男少女提供了情绪情感的支持，很多歌曲唱出了他们的心声、给他们带来青春活力，也有的在他们情绪低落的时候给他们带来慰藉或者鼓舞他们重新振作。不管怎样，对于大多数少男少女来说，音乐都是青春期不可或缺的部分，很多歌曲伴随着他们的成长，成为他们生命的一部分。

最后，通过几个我遇到的案例来介绍音乐在青春期的功能和作用，供家长和少年们参考。

“追星”的小 A

小 A 的妈妈来找我，说他的女儿小 A 马上就高三了，但是仍然在追星，还特别跑到别的城市去看韩国某组合 H 的演唱会，她特别担心小 A 因为追星影响高考。于是请我和小 A 聊聊天，她觉得我是学音乐的，和小 A 应该会有共同语言。

小 A 告诉我，她从 H 组合刚出道时就特别喜欢他们、一路跟随他们。因为 H 组合的成员非常阳光和励志，他们的精神总是在鼓舞着自己。她觉得 H 组合以及他们的音乐就如同自己成长道路上的伙伴，陪伴和激励着自己向前进。对于即将到来的高考，她有自己的想法和规划，认为自己不会因为追星而影响学习，反而是对学习的一种鼓舞，妈妈的担心是没有必要的，自己听演唱会回来就会专心准备高考了。

转达小 A 的想法给她的妈妈，小 A 得到了听演唱会的许可，并与妈妈约定演唱会之后把心思收回到学习中来。一年后，小 A 的学习成绩提高很快，并且考上了一所非常理想的大学，学习自己钟爱的专业。

小 A 是幸运的也是幸福的，她有一个理解、尊重她并关心她的健康成长的妈妈，同时，音乐和偶像给她带来学习的动力，这是一个非常积极的资源，假如家长不理解她而盲目管制，显然这种做法并不合理，就会引起孩子的反感。小 A 妈妈的做法就非常值得推广：找第三方与孩子谈心，得知孩子的真正想法，理解并尊重孩子，有条件地满足孩子的需求并达成协议，因势利导激发孩子的自主学习动力。

音乐闪点：音乐和偶像给她带来学习的动力。

厌学 + 网瘾的男孩 B

已经好久没有去上学的初三男孩 B 在父母的陪伴下从另一个城市专程赶来找我，男孩的家里开了一家小饭馆，父母每天很忙，无暇顾及他。男孩不上学的日子里，有时在饭馆里给父母帮帮忙，有时坐在电脑前打游戏，一打就是一天。

男孩告诉我，自己在班里成绩不好，老师和同学还时常会嘲笑自己，感觉上学没什么意思，反正成绩也上不去、在班里垫底，还不如不去。

男孩看起来对自己不上学的状况并不是很在意，也不太愿意跟我讲太多这方面的话题。

于是，我换了话题，问他除了上网之外还有什么爱好，喜欢听什么歌。男孩告诉我他挺喜欢音乐的，有几个喜欢的歌手，接着数罗了几个流行歌手的名字和歌曲。这些歌手和歌曲当中有一些是很励志的，并没有像男孩看起来这样萎靡不振的——这让我有了新的发现，通过这些歌曲，我们又聊起了理想。

男孩说虽然自己不想上学，但是自己心里还是有一些想法的，他喜欢电脑，不喜欢枯燥的文化课，还有一些梦想，只要不强迫自己坐在那里学习，还是非常愿意为自己的梦想做一些事情和努力的。

最后又聊到上学的事情，实现他的梦想还是不能离开去上学和取得一定的学历的，于是我们商量有哪些可能的情况能够使 B 愿意回到学校上学。B 想了想，回到学校确实还是有必要，而且也不是完全不愿意回去，只要父母不再对自己有以前那么高的要求，自己还是愿意回去学点儿东西的。

最后，B 的父母一起参与了我们的讨论，达成对 B 放宽学习方面的要求、B 准备回学校上学的共识。

不论网瘾还是厌学，孩子们问题背后的原因和想法是父母应该了解和关注的。当我们关注到孩子的需求、困难和兴趣的时候，也就找到了打开孩子心房的钥匙，当我们试着用孩子感兴趣的话题与之沟通的时候，心灵也会拉近，才有可能找到孩子的积极资源，将他们往正确的方向引导。另外，在教育的过程中，老师们是不是常常忽视班上的“差生”？这种忽视、不认可和冷嘲热讽有可能会造成少年心灵上的创伤，从而导致厌学的发生。

另外，小A和B的案例中不难发现，音乐在青春期少年的生活中是起着非常重要的精神支持作用的。了解孩子们喜欢的音乐、通过音乐作为媒介找到孩子们感兴趣的话题、引导孩子敞开心扉是一种有效的教育和沟通手段。

音乐闪点：了解孩子们喜欢的音乐、通过音乐作为媒介找到孩子们感兴趣的话题、引导孩子敞开心扉是一种有效的教育和沟通手段。另外，前面我们介绍过的“内在探索”方中的歌曲讨论法和“乐由心生”方的音乐创作的方式都非常适合青春期的少年，帮助我们了解他们的内心世界和进行沟通。

休学的女孩C

C上完初二便休学在家，我见到她的时候她的精神状况和正常的初中生是有一些不同的：和她聊天的时候，可以正常回答我的问题，思考和反应能力都没有问题，但是她的注意力有些涣散，常常聊着聊着就转移了话题，转移到一个与她当时的状态有关系的话题，她为此而焦虑不已。

她的父母是陪同她一起来见我的，在进行了一番“云山雾绕”的谈话之后，我才终于弄明白，原来C反复纠结的一个话题是关于一个女生——她的同班同学、曾经最好的朋友。事件的导火索是这位好朋友写了一张纸条交给了老师，据C称，纸条上写了一些不尊重C、辱骂C的内容，让C感到异常气愤，一怒之下，C用同样的方式也写了张纸条给老师，列举好朋友的种种不是。但是，这样做仍然不能消除C心中的怒火，她的情绪变得特别激动和不稳定，学习成绩也下降得非常厉害，甚至不愿意去学校、不愿意见到好朋友。她把这件事情告诉了妈妈，要求妈妈去找老师，请求老师将好朋友开除。

C的妈妈对女儿的无理要求感到为难，但是看到女儿每天情绪失常的样子又无所适从，只得一边给 C 办了休学、一边安抚 C，谎称好朋友已经开除了。她想着等到 C 重新回到学校上学的时候，她的好朋友就该初中毕业了，那样 C 不会见到她也就不会再纠结此事。

这是一个看起来有些荒唐的“剧情”。大家一定会问：1.C 的想法怎么会这么极端？她和好朋友之间到底发生了什么？ 2.C 的妈妈这样的处理方式合适吗？

进一步了解 C 的家庭状况和相关信息，得知：C 的妈妈，靠自己的努力通过“知识改变命运”从农村考到城里，成为一名教师。她坚信“知识改变命运”，也坚信“知识胜过一切”，加上自己又是一名教育工作者，于是几乎全包了女儿的成长和教育，女儿只负责学习、自己帮女儿打理包括处理女儿的人际关系在内的一切学习之外的事务。C 的爸爸对妈妈的做法并不太赞成，他认为女儿应该有更多的兴趣、多到外面走一走、发展一些社会交往能力。但是，由于爸爸工作繁忙，不能经常陪伴 C 母女，加上妈妈又是教育工作者，从不怀疑自己的教育方式，于是爸爸的意见就很难得到落实。C 出现问题之后，妈妈爸爸之间的分歧越发凸显，爸爸更加坚定了自己的立场，希望能够通过我的帮助让妈妈做出一些改变。

再说 C 和她的好朋友，C 以前经常去好朋友家的小区找她玩，后来爸爸发现 C 班上的一位男生也住在这个小区，C 常常到这个小区是想要见到这个男生，而 C 的好朋友似乎也喜欢这个男生。爸爸猜测，C 和好朋友关系破裂、如此憎恨好朋友，可能与因这位男生而成为的“情敌”关系有关。——但这些只是爸爸的猜测，并没有得到女儿的证实，也没有和女儿进行过相关的讨论。

C 是一个让人心生怜惜和同情的女孩，在面对自己的感情问题和同伴之间的关系的时候，束手无策、产生了偏激的情绪和认知。而她的父母却没有给予她正确的指导以及成年人该有的策略和智慧，尤其是她的妈妈，用非客观和欺骗的方式安抚孩子的情绪，助长了 C 认知的偏激。这是一个很有代表性的父母问题的案例：C 的妈妈用自己错误的认知模式来教育自己的孩子（此处有人要问“错在哪儿”呢？知识就是一切、学习成绩就是一切的时代早已“过时”了，孩子身心健康、全面发展才是硬道理！），直接导致了 C 的悲剧。

可以说，C 变成这样，责任在于家长。他们犯了这些错误：没有交给孩子正确看待和解决困难的方法方式；对于孩子青春期的问题和困惑，采取回避和错误的引导方式；没有尊重孩子的成长，用对待儿童的幼稚方式来解决青春期孩子的问题；最重要的一点，也是很多家长共有的问题——当使用错误的教养方式把孩子教出问题时，还把这些问题归于孩子、不知道自己有错，请来心理医生为孩子治病，殊不知，自己才是问题所在。各位读者，看到这里请问问自己：您是合格的父母吗？

音乐闪点：家长认知和理念上的错误以及错误的教养方式只会害了孩子，是任何音乐活动都不能拯救的。

二、中学生《音乐心理健康》课程拾遗

我曾在山东省济南西藏中学开设了一门叫作《音乐心理》的课程，上这门课的是从西藏各地区经过选拔考试初次离开家人、不远万里来到内地学校读书的初一年级的孩子们。初次离家又长期在外加上刚刚进入青春期，他们或多或少地会出现不同的适应性问题，我的课程目标之一就是帮助孩子们克服和解决这些问题。

第一堂课上下来，对藏族同学们的印象有两点最深刻：普遍的害羞和皎洁的眼神。

除了这两点以外，我还发现了他们对音乐有着强烈的喜爱和与生俱来的乐感，当同学们投入到音乐的聆听、演唱或表演中时，和课堂上回答问题的绝对是判若两人的。聆听、演唱或表演音乐时，几乎所有的同学都全神贯注、投入到音乐带来的快乐中；回答问题时，却几乎都变成了那羞答答的玫瑰，而且通常都有这样的特点：说话声音小、低着头、红着脸。

我决定“治治”他们的害羞。

首先，要了解同学们害羞的原因。《音乐心理》课上，我们会聊很多话题，比如青春期、自信、自卑、人际关系、自我评价、家乡、亲情、友情、爱情、家庭、理想，等等。有一次我们聊到引起自卑的原因，同学们有的说考试没考好会感到自卑，有的说在学习成绩比自己好的同学面前会感到自卑，有的男生因为个子矮而感到自卑，还有的同学因为自己外表上的不足而感到自卑；让我久久不能忘怀的是，有位同学低着头很小声地说：因为贫

穷而感到自卑。听到这句话，让我特别有一种想要帮助他的愿望，因为我知道同学们小小的年纪就离开家乡，带着全家的希望到从未去过、陌生而又遥远的地方求学，这样的机会是怎样的来之不易，而老师们所担负的责任就是要做同学们成长、成才路上的砖瓦匠，我希望每一位同学的成才之路是充满阳光的。

于是，我要再帮助同学们找找“阳光”。要求他们把“让自己感到高兴的事情”写到小纸条上悄悄给我看，有的同学说数学考试考得很好感到很高兴，有的说跟好朋友一起踢球很高兴，有的说帮助别人很高兴，有的说一想到家乡的朋友们就很高兴，有的发现自己长个子、长肌肉了很高兴。让我感动的是，那位说帮助别人很高兴的同学，她真的很热心，经常留下来帮忙打扫卫生，同学有什么需要她都会慷慨地帮忙，于是我点名表扬了她；可是她却哭了，因为她一直低着头，我说接受表扬是光荣的事情应该抬起头来，她仍然低头不语，僵持中竟自己哭了起来。我猜她是因为被老师当众让抬起头来而感到不自在或者不好意思才急出了眼泪，下课后和她简单一聊，果然没出所料。

除了找“阳光”，还要立下规矩：所有的同学站起来回答问题时，都必须立正站好、眼睛看着老师、双手自然垂于身体两侧不允许捂嘴或者捂脸以及做其他的动作、声音要让老师和全班同学都听到。这个方法虽然有点严格，但却“治好”了很多同学害羞的“顽疾”。

当然，上面的这些只是准备，我对同学们的要求并没有看起来这么严格，甚至，为了让他们在课堂上放松下来，我还经常“自黑”一下，爆料一些自己的有趣的事情，在心理咨询中，这叫“建立关系”。不过，这些都比不上最重要的“撒手锏”——音乐。

给同学们上的第一节课，我就要带着他们聊聊音乐：我给他们介绍家乡的《沂蒙山小调》，同学们则要在西藏地图上一一为我介绍自己的家乡在哪里、有什么好吃的特产、有什么好听的歌曲。一节课下来，我感觉不是我在为同学们上课，而是同学们给我上了一堂西藏地区人文地理课！

方法指引：上篇——“内在探索”方：有主题的歌曲讨论

第一节课为同学们准备各式小打击乐器，它们看起来虽然像是小孩子的玩具，可是里面的乾坤却很大：每个同学选择一件什么样的乐器、如何使用这件乐器进行演奏、在集体中又是怎样演奏的，都能够让观察的同学们猜测出他具有怎样的性格，开朗还是内向、乐于担当还是默默付出，都能在即兴演奏的过程中表现出来。

方法指引：上篇——“以人为本”方：个体即兴演奏分析、集体即兴演奏分析

鼓圈是同学们最喜欢的集体活动，藏族同学们活泼、好动，全班同学一起打鼓能够让激动、兴奋和快乐的心情表现得淋漓尽致，即便心情不好的时候也能够通过打鼓把坏心情宣泄出去。除此以外，每个不同的乐器都有它独特的声音，在集体演奏的过程中，这些独特的声音让鼓圈充满了色彩，就像每一位同学都是这个世上独一无二的，拥有别人所不具备的独特的魅力。

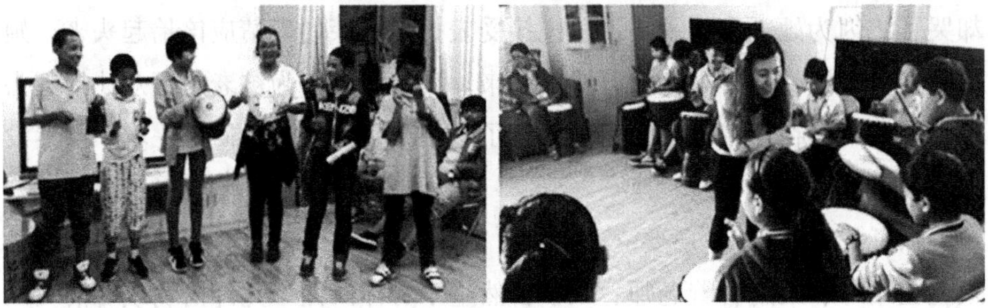

图 32　集体即兴演奏（左）和鼓圈（右）

方法指引：上篇——“以人为本”方：鼓圈

2014 级的次仁（化名）同学比起初一刚进校时变得开朗了许多，个子也长高了不少。记得刚认识的时候，他坐在教室第一排的最边上，一不留神就会忽视他的存在，回答问题的时候总是低着头、紧张地搓手。在我注意到他之后，常常对他进行鼓励和互动，他开始逐渐地变得阳光而又自信。和次仁一样的同学还有很多，当老师和同学们彼此成为朋友、同学不再“害怕”老师而是能够平等地对话的时候，紧张的情绪就会慢慢散去。

初一的同学中有很多男生因为身体发育的差异，个子比其他同学矮很多，班上发育快的同学有的已经看起来像大人了，而发育晚一些的同学则看起来还是像小学生，这也会造成这些同学心理上或多或少的自卑。我记得有一次课上，一个平时非常活泼开朗的男生站起来有些不好意思地对我说，他因为

自己个子矮而自卑时，马上有其他好几个男生一起随着点头响应，我感到好笑又欣慰，好笑是因为这几个一起跟着点头的男生纷纷闪烁着他们清澈的眼神望着我，好像我会有灵丹妙药给他们似的；欣慰也是因为他们看我的眼神，让我看到他们对我的信任，我为他们愿意大方地和我分享他们心底的秘密而感到欣慰。于是我对他们说：你们看，初二、初三的同学们个子都要高过你们，他们当中的好多人进校的时候也和你们差不多高，只要注意营养多运动，很快你们也会长高许多的。

对着一张画满了彩色的符号的“谱子”，每个同学都能摇身一变成为小指挥，同学们更是对“识谱”和演奏忙得不亦乐乎！因为不同的符号代表不同的乐器，只要对应着符号进行演奏，全班同学就能够共同奏出一首节奏准确、音色丰富的动听曲子。通过这样的活动，同学们更加认识到每个乐器、每个人在集体中的独特性和重要性，并且不论是演奏乐器还是担任指挥，他们都无比投入、无比自信。这就是音乐带给他们独特的心灵“良方”。

方法指引：上篇——“载歌载舞”方：乐器合奏

看到下面这幅图中同学们欢乐的笑脸了吗？他们要跟着音乐进行“走走停停”的活动，音乐响起的时候，同学们要跟随音乐自由地表演；而音乐停下来的时候，他们要找到身边的一位同学，组成一对镜面搭档；音乐再次开始的时候，他们需要继续向前行走，音乐再次停下来时则要与其他的同学组成新的镜面搭档。单从这幅照片中就能看出同学们是多么喜爱这个游戏了，你能从中看到有谁在害羞吗？

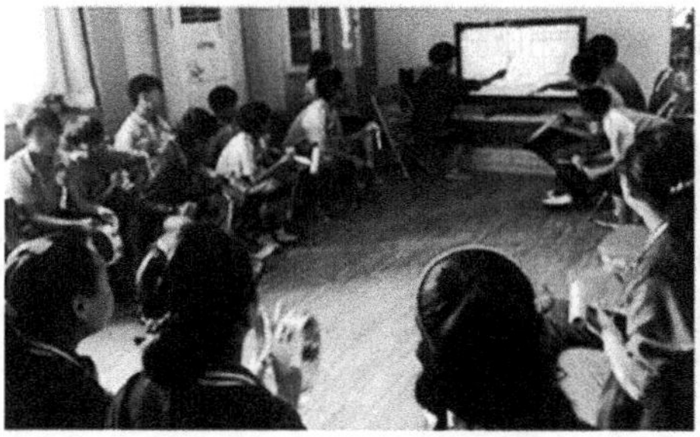

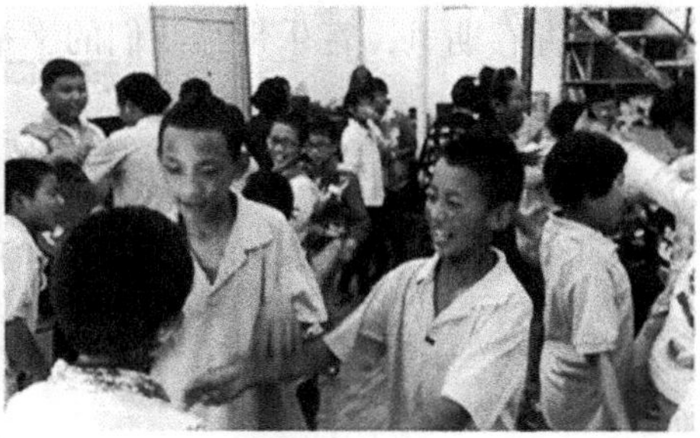

图 33　乐器合奏（左）和破冰游戏（右）

方法指引：上篇——“载歌载舞”方：破冰游戏

给藏族同学们上课，我是幸福的，也是收获满满的。一次歌曲讨论课上，我让同学们每人介绍一首自己最喜欢的歌曲给全班同学，通过同学们介绍的歌曲，我了解了他们的世界：有浓浓的亲情、兄弟的友情、萌芽的爱情和充满希望的青春。听了 TFBOYS 的青春爱情萌芽再听充满正能量的《我相信》，同学们和我一同感慨：后面这首歌曲才唱出了他们的心声、给他们带来力量。而对于懵懂的感情，同学们也愿意拿出一些来与理想、未来一起和我进行讨论，就像朋友一样，他们分享他们的小秘密给我、我给他们讲真正的爱情是怎样的、组建一个家庭需要花费的时间和承担的责任。同学们介绍了很多好听的藏语歌曲，我会请他们告诉我歌曲的含义是什么、有怎样的文化背景。有一次，2015 级的赤列卓玛带来了一首《酒歌》，全班同学都很开心地跟着唱，虽然听不懂藏语，但是看大家喜悦的眼神就能感受到其中的欢乐。同学们争先恐后地告诉我，这是一首庆祝丰收的歌曲，每逢节日，尤其是藏历的新年，人们都会演唱这首歌曲，并且同样的《酒歌》还有很多不同的唱法和内容；同学们还为我介绍了藏历新年时家家户户过节的风俗，真是大开眼界，听着同学们的描述，好期待能够有一天也去感受一下西藏藏历新年时的热闹盛况！

方法指引：上篇——“内在探索”方：歌曲讨论法

很显然，我对同学们害羞的“治理”算是小有成效了。总体来说，藏族同学们的《音乐心理》课程是充满欢声笑语和正能量的，也是幸福的，正如象征幸福的格桑花，在音乐的陪伴下，开满我们的心田、芬芳着我们的青春。这就是青春期里，音乐带给我们的幸福、欢乐和健康。

三、用音乐对付高考焦虑

每年五月，对于即将高考的考生和家长来说，是最难熬的岁月。根据社会各领域开展的相关调查，对于高考压力的情况有这些数据可鉴：

2013 年，广州市青年文化宫就高考对考生的影响对广州市内 20 所中学的高三学生共 500 人进行调查，调查发现：学习任务重、家长期望高、担心考试发挥失常“三座大山”是考生压力的主要来源；在“哪项是高考压力来源首位”的调查项中，33.5% 选择“父母期望”，占比最高，24.5% 选择“自身期望”“老师期望”，分别位列第二、第三位；文科生比理科生心理紧张；95% 的考生自己进行考前减压，其中 72.5% 的考生选择通过听音乐、60.5% 的考生通过运动、51.5% 的考生通过与父母老师或好友交流、42.5% 的考生通过看电影、36.5% 的考生通过看书等方式来缓解高考压力。

2014 年河南商报进行的抽样调查显示，面对高考，八成考生有压力，且女生比男生更容易有压力。

2014 年新东方的“中国中学生学习压力的来源和困难调查”数据有和广州类似的结果，考试排名、父母老师的期望、自我期望和升学压力是中学生压力的主要来源；文科生对未来填报志愿的压力大、理科生更担心考试发挥失常；72% 的学生在使用什么方法缓解压力的调查中选择听音乐减压。这说明在减压的方法上，音乐是较受中学生喜爱的。

（数据来自搜狐教育）

来自多方面的压力影响着考生的发挥，除了在学习方面调整学习方法、提升学习效率之外，心理的调整是至关重要的，尤其是容易受考试状态影响的理科类科目、艺术、表演类科目等。音乐对缓解高考考前的紧张和焦虑有非常好的效果。

音乐放松法

对于考试的各种压力带来的失眠、头疼、紧张、焦虑等身体的反应，考生们可以使用主动和被动式音乐渐进放松的方法达到身体的放松，利用身体的放松来缓解精神的紧张。这种方法简单易操作，考生可以自己在家进行练习或者由家长来辅助练习。

方法指引：中篇“内在探索”方中介绍的“主动式音乐肌肉渐进放松”和“被动式音乐肌肉渐进放松”。

指导性音乐想象

在放松的状态下，想象自己来到高耸的山顶、宽阔的大海、美丽的小溪等让人感到放松由舒适的环境，将注意力从紧张的学习压力中转移、达到身体和精神的放松体验。这种方法也可以在家练习，音乐想象指导语可以使用本书提供的示例，可以由考生或家长自己设计。

方法指引：中篇“内在探索”方中介绍的“指导性音乐想象”。

音乐安全岛（需要专业音乐治疗师操作）

对于部分自我能量比较弱、缺乏自信和安全感的考生，需要通过一定的方法建立起足够的安全感、调动和强化自身的积极资源，对考试建立起足够的信心。

方法指引：“内在探索”方中介绍的“音乐安全岛”。

音乐系统脱敏（需要专业音乐治疗师操作）

对于感到来自高考的压力已经影响到正常的学习生活、考试焦虑较为严重的考生，可以通过专业的“音乐系统脱敏”的方式进行“脱敏”的工作。即通过渐进式的身体放松和焦虑想象的交替练习达到身体对焦虑的调整和控制，从而缓解焦虑。

方法指引：“内在探索”方中介绍的“音乐系统脱敏”。

在为高考的学生进行音乐系统脱敏的时候，可以按照考试的时间建立焦虑主观量表，例如：

距离考试有一个月；

距离考试有一个星期；

距离考试有三天；

距离考试有两天；

明天就要考试了；

考试当天，一早起来准备；

离开家，去考场的路上；

进入考场、找到座位坐下；

拿到试卷、开始答题。

由于高考带来的压力是考生中的普遍现象，学校的老师可以组织学生进行一些团体音乐活动帮助他们缓解压力，使学生们彼此之间相互支持。下面这些团体音乐活动对于高考焦虑的缓解都是有帮助的。

有主题的歌曲讨论

以高考的压力源、自信、亲情、勇气、困难与失败等与考生压力相关的话题为主题，通过相关主题的音乐聆听和讨论，促进考生之间互相鼓励、分享经验、总结方法。另外，根据上文中的调查数据：72% 的学生选择音乐减压，通过歌曲讨论的方式还可以帮助考生建立自己的“高考音乐库”。

方法指引：“内在探索”方中介绍的“有主题的歌曲讨论”建立个人音乐库”。

通过歌唱、舞蹈和演奏等形式进行压力调节

通过歌唱、舞蹈、乐器演奏等方式将紧张和焦虑的情绪进行宣泄，在参与音乐活动的过程中放松身心、减轻压力。

方法指引：“载歌载舞”方中介绍的“破冰游戏”“模仿表演游戏”“乐器合奏”；“以人为本”方中介绍的“鼓圈”。

音乐创作

通过音乐创作和歌曲写作的方式，引导考生通过音乐和语言进行情感的抒发。

方法指引：“乐由心生”方。

上述方法从不同的层面、针对不同程度的考试焦虑表现，能够起到不同的干预效果。由于音乐活动的娱乐性和参与性较强，能够受到考生的欢迎，在紧张的学习之余，既娱乐放松又能对来自考试的焦虑和压力有所改善。建议考生和家长选择科学的方式对待高考焦虑，用科学的方法，合理地缓解和干预影响高考的各种压力，用最好的状态迎接高考。

第八章 大学之挑战

大学，是独立生活的开始。不过，万事开头难。

进入大学是每一个青少年接触社会、独立生活的第一步。大学生活环境与中小学阶段是完全不同的：独立生活，一个人应付生活中的各种琐事，难免会遇到棘手的事情；学习节奏不再像中学时期那么紧张，也不再有班主任和家长在身边督促，很多课程的要求由中学时期的“高分”变为“及格”，使得学习压力相对变小；有更多的课余时间供自己支配、可以去做自己喜欢的事情但也非常容易迷茫、生活失去节奏和控制；社会实践、社会活动机会增多，但经验缺乏，容易在自卑和自负两极震荡；独自面对新环境的适应方面的挑战，踉踉跄跄；恋爱、周围的人际关系和社会关系需要进行处理，一旦遇到困难容易产生孤独感和挫败感等。这些都是大学生烦恼的来源。

一、备受关注的大学生自杀问题

2015 年 5 月，搜狐教育做了这样一个专题：舍去如花生命，他们为何轻生？大学生自杀“旺季”到来？下面的标题触目惊心：

“暨大两名女研究生轻生，一人服毒一人跳楼……”

“海事大学女研究生杨元元自杀调查：上海海事大学 2009 级法学系研究生自杀之谜的背后一直缠绕着——贫困两个字……”

“大学生自杀旺季到来，畸形成功观成祸首……”

“大学生心理年龄与生理年龄严重不符：去年上海共发生自杀事件 21 起，

造成13人死亡、8人未遂……”同时，该网站的现场调查显示，“就读时的经济压力”“故步自封的大学教育”“心理承受能力的脆弱”“不完善的大学就业制度”“压力导致精神抑郁”“冷漠的社会文化氛围”“死胡同，情感的纠葛”“厌世，自杀的诱惑”分别成为导致自杀的主要原因。

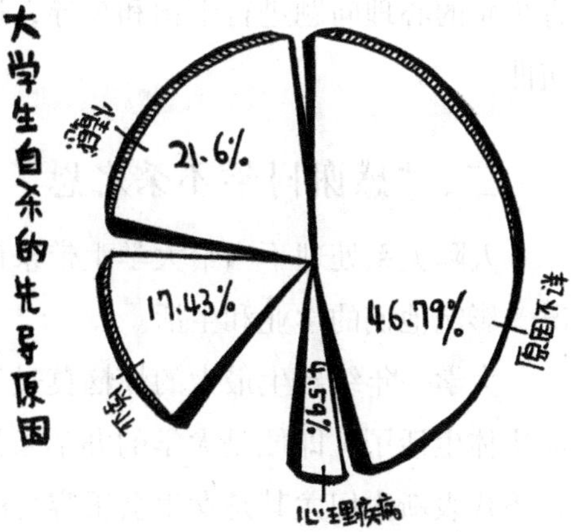

图34　大学生自杀的先导原因

另一份关于大学生自杀的先导原因的调查报告中显示，除了46.79%的原因不详之外，情感、学业、心理疾病占据了大学生自杀原因的前三位，分别是：情感占据21.6%、学业占据17.43%和心理疾病占据4.59%；在自杀地区分布中，华东地区占第一位，其次是华北地区、华中地区；在学历分布中，本科生数量占据首位、大四学生数量占首位。

大学生自杀问题给我们带来的不是“围观”这些数据，或者比较哪里的数据更触目惊心，而是让我们思考整个大学生群体的心理状况和对这个群体的人文关怀。

我们曾使用心理调查量表“SCL–90”为大学生进行心理测查，发现很多大学生会在“感情容易受到伤害”“肠胃不适”“在意别人对自己的看法”“有一些不必要的念头在心里盘旋”以及与人际关系有关的问题上较容易出现问题。引起这些问题的原因有家庭环境方面的，也有大学生自身心理素质方面的，有些通过专业的心理疏导或者干预能够起到明显的效果，但也有一些涉及家庭和成长环境当中的一些复杂情况，很难通过短期的心理工作让学生发生大的改变。在一些调查中，很多人将问题指向90后大学生心理脆弱、娇生惯养，也有人将矛头指向教育和社会。为避免大学生自杀现象的发生，一方面应当重视和加强对在校大学生的心理健康教育工作和人文关怀；另一方面从源头上，儿童和青少年的心理发展特点和规律值得成为社会的必修课，通过街道、社区、社会服务机构和社会工作者们推进每一个家庭，家长应当以身作则，用科学的方式教养孩子、关注青少年的身心健康发展，及时对青少年的心理问题进行干预和疏导，避免引发更多心理问题和认知、情感的扭曲。

二、“感谢同学不杀之恩”之人际关系

人际关系处理不当给大学生带来许多困扰，会影响大学生的身心健康状况、影响他们的学业和生活。

大学一年级新生最大的烦恼莫过于在一个陌生的城市、陌生的学校里适应集体生活了。即便是大学的办学条件、硬件设施和生活条件都很理想，也并不代表新生们尤其是女生会很容易融入和适应集体生活。

A 女生开学没多久就向父母提出要退学，原因是学校硬件设施太差、宿舍太脏、同学难相处、自己每天晚上都被同学吵得睡不着觉。A 的妈妈为此后悔不已，她意识到 A 遇到这些适应性问题都是由于她和爸爸平时对 A 的生活过分大包大揽，导致了 A 在环境的变化、自己的人际关系面前无所适从。

B 女生和师姐分到一个宿舍，自己常常一不小心就引起了师姐的不满：早晨起床时发出吱吱呀呀的动静吵醒师姐、晚上回宿舍时间太晚、吃饭时动静太大等都会引起师姐的责备，导致每当回到宿舍时 B 都必须小心翼翼，生怕惹到师姐，感到每天的精神压力都很大。

朝夕相处的同学之间难免会出现不同程度的摩擦和碰撞，引发这样或那样的矛盾和误会。

女生 C 和 D 是同乡，家乡在南方的某个省，她们一起考入了北方的某所综合性院校，班里的同学大多在北方土生土长，特别是与 C 和 D 住在同一个宿舍的同学们，在生活习惯和性格上经常产生分歧，常常因为一些生活琐事而发生不愉快。

男生宿舍，小 E 发现自己的手机不见了，后来在同学们的帮助下“侦破”了案件，怀疑是隔壁学院的 F 偷走了手机，找到 F 进行对质，F 却不承认，于是 E 的同学们群起而攻之，双方两败俱伤、因打群架得到了学校的处分。

大学生人际关系方面的问题和困扰还有很多很多，众所周知的马加爵案、复旦大学投毒案、清华大学朱令案，每一桩案件都让我们为这些年轻的生命感到惋惜。事实上，如果有一些可以让大学生信任、愿意倾诉和求助的渠道，大学生自己能够关注自己的内心、注重调节自己的心理、能够全面客观地看

待人际关系，常常进行换位思考、多站在别人的立场上看待问题、用积极的态度和方式解决问题，就能够培养自己豁达、乐观的心态，避免悲剧的发生。

三、栀子花开之感情篇

刚刚走过青春期的大学生虽然在认知水平、思维方式和情感发展方面都基本成熟，但整体上看来，这个群体还是对未来充满美好的想象和期待的，他们相对单纯、社会经验不足、对挫折的抵抗能力较弱。友情、爱情以及在同伴当中的角色和地位是他们心中在意的部分内容，被同伴倾听和理解和认可是他们内心重要的需求。

大一男生G在班干部竞选之后变得特别沮丧，原本打算一搏、发挥自己的能力对班级做点贡献的他竞选失利，心中对当选的同学还有小小的不服气。经历了这次挫折也让G感受到了一些人心的冷暖，他开始意识到，世界仿佛并不是他心中那副美好的样子，有一些事情是无法预料的。

女生H在结束了一段让她不愿意提及的感情之后，慢慢发现自己对异性的兴趣大大减小、开始喜欢上身边的同性好友，在“同志”的圈子中找到越来越多志趣相投、谈得来的朋友。

女生I一直是家里的乖乖女，进入大学以前，父母对女儿的情感一直是严加管教，坚决反对过早谈恋爱。I是个懂事听话的孩子，在身边的同学陆陆续续有了男女朋友的时候，自己也开始感觉到应该考虑一下喜欢的男生。进入大三以后，父母对I的情感也开始放松要求，每次放假回家会侧面地打听I是不是有喜欢的男生。看着身边的女同学有的男朋友换了好几个了，I却始终没有遇到喜欢自己，自己也喜欢的人，眼看着就要临近大学毕业，自己仍然“单着”，于是开始对自己产生了怀疑，担心自己是不是长得不够漂亮、不够吸引人……慢慢地，自卑的阴影开始在心中弥漫开来。在同学的怂恿下，I终于鼓足勇气向自己喜欢的男生表白，可是却遭到了拒绝，这件事情严重打击了I的自尊心，她觉得自己丢人丢尽了，做任何事情都感觉自己低人一等、不如别人做得好，再也不愿意跟同学诉说自己的心事、整个人被忧郁包围着。

友谊和爱情都是从人际关系当中衍生出来的内容，也具有大学生人际关系中的诸多特点。但是，相对于普通的社会关系来说，大学生付出了更多的真情、真爱和信任，一旦关系出现裂痕，就有可能对大学生的内心产生巨大的影响甚至发生危机、造成悲剧。大学生首先要让自己成为一个独立的个体，所谓独立包括对事物有自己的判断和看法，对自己的个性和情感有全面的了解、自信，不断训练自己客观地看待问题的能力，不过分依赖他人等，还需要接纳自己的情绪情感，友谊和爱情也是需要学习和用心经营的，当对友谊和爱情有了全面客观的认识的时候，才能够为朋友和爱人奉献一份成熟的感情。

四、理想与现实之间的落差

首先是想象中的大学和现实中的大学之间的落差。从高中到大学，特别是经历了付出诸多汗水和泪水、紧张的高三之后，会产生一种“苦尽甘来”的心理。对大学的种种美好的憧憬在进入大学校门的那一刻,有的同学笑了，有的同学失望了。当大学生活与自己想象的不一样时是容易引发厌学、反抗、情绪低落等反应的，待思绪逐渐平定之后，大学生活该怎样度过就成为同学们应该思考的问题。带着消极的情绪对待一切还是接纳现实，从中找到自己的兴趣和乐趣、学习自己想学习的知识等，是需要同学们从想到到做到的过程中努力转变的。

其次是理想自我与现实自我之间的落差。都说青春是多梦的年代，我一直记忆深刻的一句话叫作“年轻意味着无限可能。”在梦想中，我们是有能力的、自信的、成功的，然而梦醒了睁开眼睛看见的仍然是干涩的现实，尤其是在遭遇挫折的时候就更加容易对现实中的自我感到失望。大学生容易被一时的成功和失败蒙蔽、把它们看得无限大：当取得成就、成功的时候，容易在喜悦中骄傲、自负；当遭遇失败的时候容易陷入失落、钻入挫折的牛角尖中。有句话说得好:“向最好的人学习、做最好的自己。”评估自己的能力、了解自己的长处和不足、对自己有客观的认识，同时又怀抱希望、让内心充满阳光，在成功中总结经验、在挫折里吸取教训是大学生心理素质锻炼过程中应当学习和训练的。

最后是理想未来与现实状况之间的落差。我大学毕业的时候常常听到社会上有对大学生“眼高手低”的指责,多年来大学毕业生就业压力居高不下，当前的大学生在就业的问题上已然能够接受严峻的就业现实，但是同时大范围出现的，是对未来的迷茫。这些迷茫不仅表现在就业上，更是影响着整个大学生活。在“理想很丰满，现实很残酷”的社会环境中，大学生越早对自己进行自我评估和对未来进行具体的、切实可行的规划越能够让大学生活充实而又有意义，为进入社会做好充分的准备。

五、为大学生开展音乐的健康活动

为了更好地关注和帮助大学生身心健康发展，在进行音乐治疗专业教学的同时，我为全校学生开设了两门选修课《音乐与心理健康》和《大学生情绪压力管理与个体发展》，我和学生们也通过一些平台为大学生们和社会各界提供音乐健康方面的普及和服务活动。每年5月25日是团中央确定的“大学生心理健康日”，这一天前后，我都带领学生用3 ~ 5天的课余时间通过讲座、举办体验式工作坊的方式为山东艺术学院的学生们组织音乐健康方面的活动，平时通过学生社团进行活动的组织和召集。

每年活动期间都有大量的学生参与到音乐健康活动中，他们不一定是带着问题来的，也不一定是有这样或那样的心理困惑，很多是出于好奇来进行体验，但是每一个工作坊结束的时候，所有的学生都是满载而归。在音乐活动中，与心理和健康方面的讨论可以载歌载舞、热火朝天、充满欢声笑语，丝毫不会让人觉得尴尬。

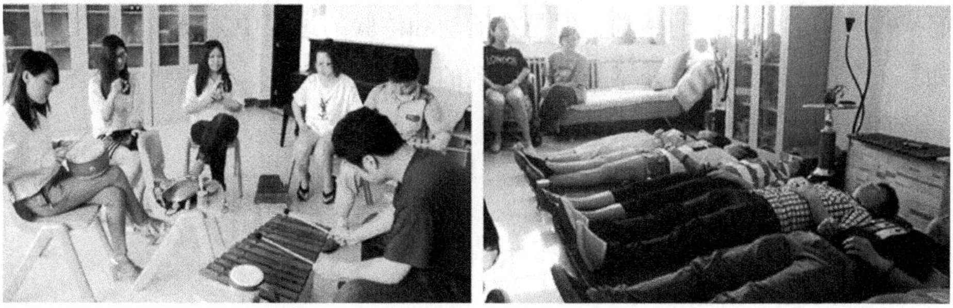

图35　音乐健康工作坊

音乐健康工作坊运用团体音乐治疗的方法技术，以体验式活动的方式帮助大学生提升对自我身心健康的关注，帮助学生解决生活中的人际问题、亲子关系及情感等问题，重拾价值观、世界观与梦想，构建积极心态、快乐生活。

我们邀请不同领域的心理专家从不同的角度帮助大学生解释生活中各种心理现象的原理，帮助大学生正确认识压力、情感、人际关系等问题，通过不同的心理活动体验更好、更全面地认识心理、关爱自我、健康生活。

鼓圈活动非常有感染力和创造性，无论孩子、老人还是外国友人，也不需要任何音乐和打击乐功底，都可以参与其中，在参与的过程中获得心灵的成长。同时，击鼓不但能缓解压力、促进沟通，还有助于降低参与者的忧虑情绪、提高社会交往能力，提高自我、尊重意识，提高创造力和身心健康水平，为个人与团队注入活力。

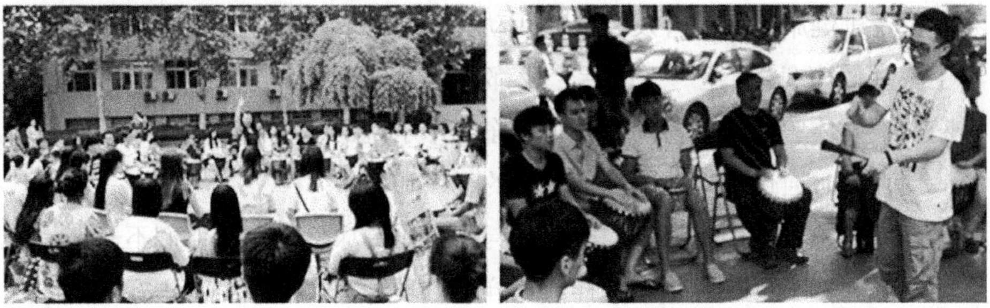

图 36　热闹的鼓圈活动

以音乐为载体的健康活动深受学生们的欢迎和喜爱。更重要的是，关于心理健康方面的知识和道理，老师可以在课堂上讲一箩筐，大家都会有“说起来容易做起来难”的感觉，但是在活动和体验的过程中，很多的感受和认知是大学生们从内心深处感受和体会到的，对他们来说，这些感受和体会比抽象的道理更加深刻和有效。

第九章　音乐为职场和企业“加油”

一、音乐 EAP 项目服务企业人文管理

为了关心关怀青年职场身心健康，在团中央“青年之声”心理服务联盟的心理健康名师系列公益沙龙中，我们曾举办过一期以“都市青年音乐减压”为主题的音乐健康活动沙龙。团中央领导、心理学界的专家和各界都市青年及学子在我们的带领下度过了整个温馨“有爱”的活动过程。

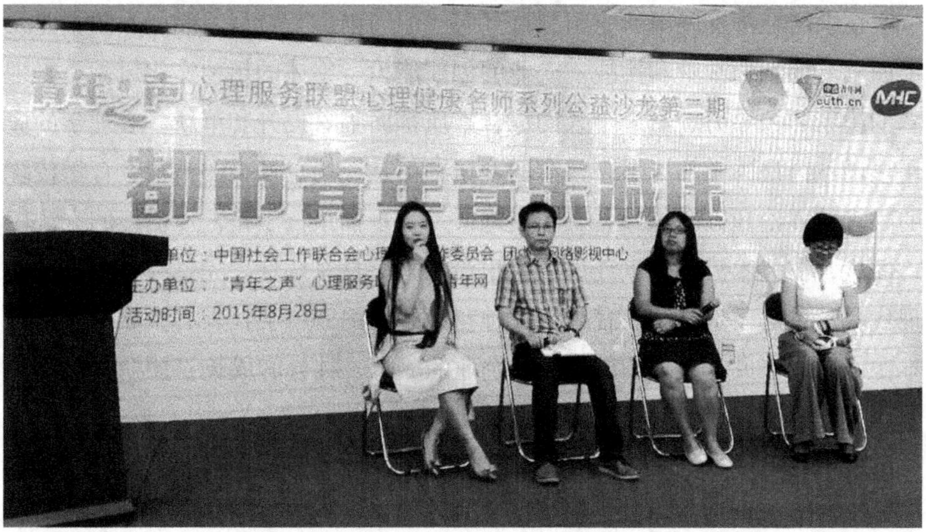

图 37　团中央“青年之声”心理健康名师公益沙龙录制现场

（一）音乐 EAP（MEAP）的提出

在心理学广泛服务于企业的今天，企业组织为员工提供的系统的、长期的援助与福利项目——员工帮助计划（Employee Assistance Programs，EAP）已经在很多企业开展多时。EAP 最早源于美国，是为了帮助企业解决致使生产效率降低的员工酗酒和药物滥用的问题。因为这些行为后来发展和演变为通过具有心理学背景的专业人员对组织以及员工进行诊断和建议，提供专业指导、培训和咨询，帮助员工及其家庭成员解决心理和行为问题，提高绩效及改善组织气氛和管理,因此也叫作“员工心理援助项目”。EAP项目的开展，已经帮助很多企业管理和解决了大量的员工个人问题以及提高员工与企业的认同感、提升企业的绩效。

在与中国移动、国家电网、海尔集团等大量集团公司进行专业服务实践合作的基础上，我提出了“音乐 EAP（MEAP）”的概念：将“音乐治疗”这门学科的专业方法技术应用于企业的整体素质提高、团队建设、职场人的心灵成长、情绪压力管理以及员工幸福家庭建设，通过这样的方式改善员工的工作和生活状态，进而使企业的整体绩效提升和增值。

（二）音乐 EAP（MEAP）项目主要内容

1. 企业成长篇

在中国经济发展由“中国制造”向“中国创造”转型之际，中国企业无不面临一场新的洗牌和挑战。企业的创新能力、整体的精神文化风貌、管理者的决策和领导力、员工个人的综合素质都面临着提升和革新。心理学的应用早已不再是医学临床那个狭窄的领域，而是一场全社会的精神教育。传统的心理学理论和方法枯燥、有距离感或是过于抽象，于是艺术治疗的方法应运而生，在艺术治疗的世界里，音乐治疗是最具系统性、完整性和科学性的现代科学方法技术之一。音乐治疗神秘面纱的揭开将会让人心生欢喜、回归本源、滋养心灵。个人的成长就是企业的成长、社会的成长；团队的成长就是企业的成长、社会的成长。

（1）完美乐章:《完美乐章》项目简称《乐章》,来源于体验式拓展培训，因场面壮观、参与性和娱乐性强又能发挥个人能力激发团队凝聚力而受到学员的喜爱和欢迎。

项目思想来源于德国奥尔夫音乐教学法，充分发挥参加者的自主能动性，利用自己身体来制造音乐，通过简单的节奏组合，把所有人按照交响乐的特点组合起来完成意想不到的打击乐合奏效果，大家动起来之后会完全投入甚至忘记自我。在这个活动中，所有的参与者都能轻松收获快乐，此外更重要的是在参与音乐的过程中获得成就感、自信心，特别值得一提的是，企业员工的集体参加能够提升团队的凝聚力。活动还可以加入非洲鼓或者其他打击乐器，获得更加丰富的效果现场体验。

主要的方式和活动目标：

①节奏声势：利用身体发出声音和简单的节奏完成集体乐章；

②非洲鼓乐：以打鼓的方式参与集体音乐合奏，获得酣畅淋漓的放松体验；

③声音合奏：人声是最美好的乐器，通过声音的合唱获得团队与个人的综合体验；

④乐器合奏：利用多种打击乐器进行乐曲合奏，获得专业的音乐体验；

⑤音乐舞动：身体是情绪的重要感知器官，用身体感知音乐、表达音乐，可以瓦解长期单一工作带来的僵硬、恢复健康。

人数：20 ~ 200 人。

场地：能够适应户外和室内的两种培训环境，尤其是年中年末的企业年会上做起来效果非常好。

适用对象：任何对快乐有需求的个人和团队。

（2）团队成长：古人云“唯乐不可为伪”，人有不同的性格，乐器也有其性格，在一个即兴的乐队中，不同乐器的位置与人文关系、心理学内涵方面也有一定的联系。

在音乐活动中参与、分享是一种迅速卸下防御、快速建立起人际关系的方式，在专业培训师的带领下，团队的能量将被不断挖掘和提升，团队成员也将会对自己在团队中的定位更加明确、团队合作的默契和效率将会得到突破。

从挑选乐器到即兴演奏都能够投射出人与人之间的联系和互动的动力情况，团队成员的性格特点、职场特点也将会在即兴的音乐互动中投射出来，这种投射会带给团队成员提示作用，为团队关系的建设起到积极的作用。

人数：每组 6 ~ 8 人，若干组。

场地：会议室、户外。

适用对象：管理者、团队整体。

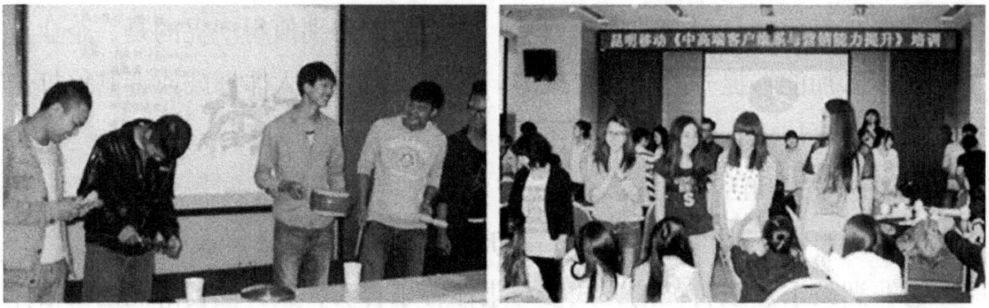

图 38　某通信公司员工在营销课程中体验即兴演奏

2. 员工成长篇

（1）情绪压力管理：音乐能够直接作用于主管情绪的中枢——下丘脑，不需要任何媒介便可以将人的情绪进行引导和干预，歌唱和简单的乐器演奏为情绪提供了输出的渠道，想象和放松术为压力的管理提供了解决的途径。在专业培训师带领下的积极聆听、歌唱与指导性音乐想象为员工情绪压力的管理提供了最佳策略。

（2）管理者/员工心灵成长：音乐与情绪压力管理相似，但心灵的成长将会是更根本性和全面性的，不仅仅在职场上，还将影响到管理者和员工的全部生活甚至家庭。以音乐为切入点，包括心灵音乐会等形式，探索成长和生活的轨迹，整合内心的积极资源，成为全面和身心健康的人。

①音乐员工/企业心理危机干预：当企业或者员工发生大的、突如其来的、严重的消极事件、变故或者灾难时，人本身的心理防御体系就会启动，产生各种“非正常”的心理变化或者行为，在持续一段时间后会慢慢减弱和消失，但如果自身心理能量较弱，就有可能发展为一系列心理问题，即创伤后应激障碍（PTSD），心理危机干预的专业知识普及和针对性的专业干预是最有效的，但干预的时间和方式都是非常讲究的，必须由专业的治疗师或者培训师进行操作。音乐治疗的音乐同步脱敏再加工（MER）和音乐引导想象（GIM）技术对于 PTSD 的干预有非常好的临床效果。

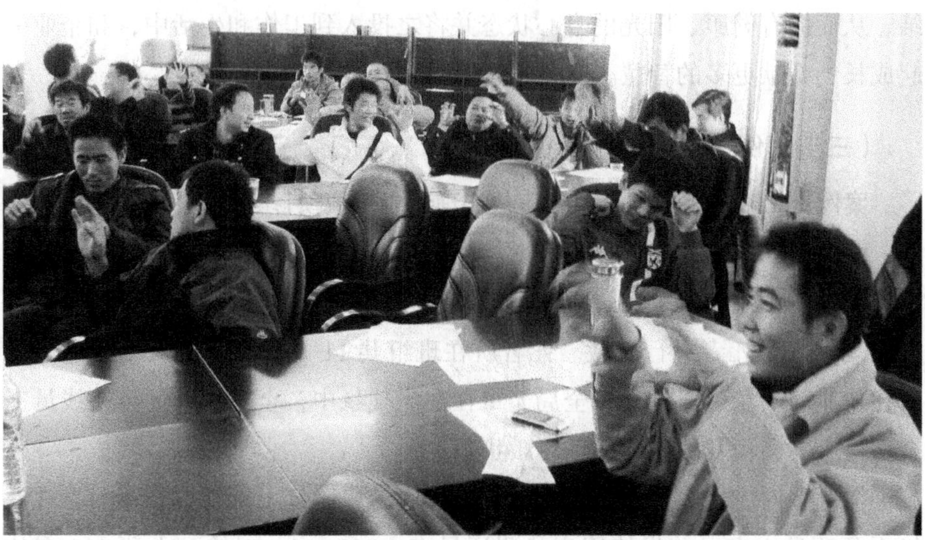

图 39　音乐活动用于企业心理危机干预现场

②幸福家庭建设：我曾经受邀请为一个朋友的单位举办一场音乐健康讲座。在进行前期的问卷调查中，很多员工在“最想请老师分享的问题”方面提出了关于孩子的教育问题、家庭关系问题方面的要求。我们同时也越来越深刻地感受到，家庭中的问题会对工作和职场产生一定程度的影响，若能够将之很好地处理，工作势必得心应手。由于在本篇前后都专门针对家庭中的教育、家庭关系进行了探讨，所以，此处只作为企业员工的部分问题来提出，不做深入探讨。需要补充的是，现在越来越被大众欣赏和接受的音乐心理剧、儿童音乐剧等方式，植入了现代心理学理论，在音乐和戏剧的模式下将教育原理、发展心理学的原理以情景再现和舞台再现的方式让人们更加直观地看到、思考和探讨现代幸福家庭建设的精髓。

③个别化音乐心理健康咨询：企业员工一旦出现心理问题，不仅会影响个人的工作业绩，更会让因心理问题造成的工作疏忽给企业带来重大的损失。企业管理者、员工个人的心理健康值得引起整个社会的重视。据 2010 年北京市精神障碍流行病学调查，我国城市居民心理健康状况令人担忧：每 10 个居民中就有一名罹患过精神障碍，有 74% 的受访者认为“获得心理咨询服务不便利”。在企业中开展个别化的音乐心理咨询，利用音乐治疗的专业方法技术帮助企业员工在音乐的参与下探索内心深处的世界、解决内心的症

结，从而拥有健康、阳光的身心状态并将之投入到工作和生活中，和企业一起成长、贡献更多的智慧。

（三）案例

案例一　某供电局安全生产事故心理危机干预项目

南方电网某供电局输配电管理所一位职工在工作期间不幸意外触电死亡。虽然整个意外发生的过程没有人亲眼看见，但有 3 位职工在听到声音后赶到现场并对死者进行急救。死者所在班组共 11 人，事发当天均去过现场所在作业区。意外发生后，全局笼罩在哀痛气氛中，全局从领导至一线员工全部处于不同程度的急性心理应激状态之中。

在对事件前后进行了一定程度的了解之后，制订了针对该企业的心理危机干预项目方案。首先使用症状测评量表（SCL-90）对输配电所 100 多位员工进行心理测查，测查结果显示其中有 30 人呈现阳性症状。对呈现阳性症状的员工进行小组会晤和个别辅导、对其他员工进行集体应激心理调适。共有 24 人参加小组会晤、5 人参加个体辅导。参加个辅的学员中，有几位是因为曾经的经历造成了现在对死亡产生的恐惧和紧张，项目组专家分别帮助他们找到了源于自己成长过程尤其是儿童时期所经历过的负面事件，指出造成他们当前恐惧、紧张的根源，而并非本次意外事件本身。另外，针对不同个案的情况对他们各自不同的信念、认知进行了矫正和解释。集体应激心理调适由职业压力与危机事件的应对及心理调整讲座和音乐心理危机干预两部分组成。讲座分别从介绍什么是职业压力，阐述生活事件与心理应激的关系、应激反应是如何产生的，在应激时间面前如何进行心理调整等来解释当前很多人面临的在职业压力、生活事件、心理应激三方面相互作用下所产生的种种现象和身体、心理反应。

音乐心理危机干预活动“唱山歌”让学员通过大声歌唱、集体舞蹈的方式释放压力和苦闷，在由简单的节奏模仿到放声唱山歌、山歌比赛、集体载歌载舞的过程中，学员逐步放开自我束缚、宣泄内心的紧张和压力、投入到由自己和同伴共同缔造的喜乐之中。“狮子心静心”通过扮演狮子来引导学员松开自我束缚的“外衣”：从关注呼吸开始，到关注面部表情、伸展上肢、像狮子一样吼叫、集体游戏，逐步发现自我、释放自我；接着重新回归内在，感受内心，向同伴传递、表达爱，最后进入放松和冥想。每个阶段过程都有特定的音乐与之对应，烘托出各个阶段的氛围，在回归内在的过程中，学员在专业音乐治疗师的引导下伴随音乐触摸自己的心跳和脉搏，感受自己生命的动力进而引导大家认识到每个人都拥有强大的生命力、每个人有不同的心跳频率，因而各自都是独一无二的，有自己的生存价值，要爱惜自己；然后，引导学员重新回顾整个活动过程中自己的成长：如何由抗拒到跟随老师引导、观察到镜子里自己的表情有了如何的变化和新的发现，如何在行动上迈出自己的第一步、如何在众人面前大声狮吼、如何在游戏中积极参与和释放，在整个自我成长的过程中，离不开同伴的支持，因此应当有一颗感恩的心，感谢生命中的每一个人和每一件事，并将感悟和爱传递与表达。

效果：在整个活动过程中，学员的参与度非常高，讲座中互动积极，自然、开放地与老师探讨关于死亡、鬼魂、压力应对等问题，老师也进行了精彩的讲解与回答。参加两期集体心理干预的学员在整体上略有不同，第一期学员以配电组员工为主，第二期以输电组为主。由于他们工作岗位的差别，配电组较输电组工作体力消耗、危险程度略低，因此，在讲座过程中的参与程度和侧重点也有所不同。每期讲座结束之后对学员进行开放性问卷调查，结果显示第一期学员课堂互动更活跃、对讲座中如何面对压力、人生思考等内容的吸收性更高、更喜欢心理应对、人生观、价值观、自我效能感提升方面的知识；第二期学员课堂互动积极性相对第一期略低，对于讲座中的内容，更偏好压力宣泄、快乐引导和身心放松活动。两期学员共同表示自己从这次应激心理干预活动中学到很多东西、疏解了意外事件发生以来的心理压力、发现解决事情有很多方式、从多角度看待问题、对人生意义有了新的思索和收获，希望自己以后的工作生活能够更好、更快乐，同时也表示期待参加定期组织的同类的心理健康讲座和培训。

案例二　某保险公司外勤管理人员心灵音乐会

保险业是目前中国市场完全的、充分的竞争行业。据调查，保险行业外勤管理人员正承受着来自以下方面的职业压力：

业绩指标。业绩高低是评价销售人员工作能力好坏、决定佣金多少的直凭证，公司计划的完成与否直接决定了外勤人员的工作绩效。每个月末，品尝着清火、养颜的龟苓膏，当月辛辛苦苦完成的业绩也随之“归零”，新的任务又压上头来，而且比上个月更加艰巨；新的一天到来，公司早会后信心百倍地开始一天的客户寻访，却可能会遭遇到一个接一个的闭门羹；奔波一天之后回到家中，还要面对家人的不理解……高强度的营销任务和当前社会对保险营销人员的不接纳态度是所有保险外勤人员的重要压力来源。与业绩指标相关的压力表现为：人际关系困扰、自信心缺失、挫败感、抱怨、倾诉欲强、偏执、婚姻家庭关系紧张等，这些负面情绪和问题会严重影响到外勤人员的工作效率，换句话说，如果能够帮助他们将这些问题进行很好的解决，就能够大大提高销售人员的业务水平、提升销售业绩、增强企业的核心竞争力，为企业带来更多利润和更好的发展前景。

团队建设和管理。作为外勤管理者，身兼两重角色：一方面自己承担了销售任务，是一位销售人员；另一方面又是一个团队的领导者，是团队的魂。组建团队是提高业绩的有效方法，也是当前各大保险公司大力发展的一种销售管理形式，然而与此相生的便是人员流动性的增强。刘女士作为一个团队管理者，手把手地将手下的几名新手培养出来不久，却被同行另一家公司以更加优惠的条件将这几名“刚出道”的宝贝给挖走了，自己竟白白为别人培养了人才。随着保险产品市场种类的日益丰富完善、透明度提高和消费者对保险产品的认识不断加强，销售人员所面对的市场形势也越发严峻，像刘女士这样的情况是外勤管理者经常遇到的问题，增员压力和团队稳定性的维护是困扰外勤管理者的巨大问题和压力来源。此外，还有作为领导者，在承受着所有销售人员所要承受的压力的同时还要帮助手下解决来自他们工作上的心理问题、帮助他们调整心态，这就给外勤管理者们带来了多重压力。

综合该企业的员工特点和企业的需求及EAP的目标，为其提供的心灵音乐会选择在一所环境优美的会所的多功能厅，场地用鲜花、绿植、丝带、精油、彩纱进行装点，温馨而又浪漫，给人身临其境的想象空间。邀请音乐家使用钢琴、手钟琴、长笛、大提琴、手风琴、金贝鼓、吉他等乐器进行现场演奏、由音乐治疗师引导想象。参加活动的员工在现场演奏的音乐中先进行从头到脚的渐进放松，再根据音乐治疗师的引导，跟随现场的音乐开始心灵的旅行，不同风格的音乐把现场的每一位成员带领到不同的地域，从莫高窟到爱琴海、从富士山到撒哈拉沙漠，在想象中感受不同的美，最后进入每个人内心的世界，开始内在的心灵旅程。深度的放松让每一位学员放下一切的紧张、烦恼和不愉快，音乐的旅程和治疗师的引导让来访者足不出户便能够领略世界不同地区的美丽风情、为身心注入新鲜的养分，将前面所收获的“养分”重新注入，整合更丰富的积极资源。

虽然心灵音乐会并没有直接针对员工的某些特殊问题，但是通过放松、音乐想象等方法技术帮助员工学会自我放松，寻找和发现内在的积极资源，整合自身的智慧来应对工作和生活中的压力。音乐会结束后，治疗师要求学员每人在白纸上画一幅画来表达此时此刻的心情，据统计，有八成以上的员工所画的画面充满了阳光、绿树、草地等美好、积极的元素，可见心灵音乐会对于企业员工的压力问题起到了积极而又重要的作用，特别是在内心积极资源的强化方面。

2015 年 10 月 12 日，《北京青年报》撰文称，预计到 2020 年，精神障碍将占中国总疾病负担的 20%。精神健康已经向社会发起了挑战，中国经济的发展、企业的生存都赖以每一个个体的身心健康。音乐 EAP（MEAP）近年来已经陆陆续续由部分专业的培训机构在企业中推广，但是了解这一领域的企业仍然占少数，“音乐治疗”学科的社会应用和服务程度远远小于它能够为社会所做的贡献。在社会急需相关人才的情况下，我们也亟须将这一技术进行社会宣传和推广，服务于更多的企业和个人。另外，专业的音乐治疗师较少，能够为企业提供服务的音乐治疗师更少，我们更需要整合社会各界的力量发展和普及这一专业方法技术、惠及更多的社会大众。

二、音乐 EAP 项目参与营销课程

我曾在一家企业管理咨询公司工作过，这个工作经历让我有幸接触到企业培训的一些课程和老师，曾经当助教的经历也受益匪浅。先解释一下什么是助教：我工作的那家公司在这个助教的名称前面还有一个定语，加在一起叫作“全能助教”，由于大部分客户都在外地，助教的工作就是一个人代表培训公司负责课程期间老师的接送站和所有的吃、住、行，与客户培训负责人进行相关接洽、打印教材（有时还要背着所有的教材从公司长途跋涉到客户培训场地）、准备学员的小食品及培训过程中为老师和学员做好各种服务等。没错，完全是“女汉子”的节奏，并且有时候跟我所学的音乐治疗专业完全不搭边，离我当音乐治疗师的理想也有一定的距离……这个工作很辛苦，

但也有很大的“福利”，就是可以听到很多精彩的商业课程。我做助教就是出于想要尝试开发音乐 EAP 课程的想法，借此机会向有经验的讲师学习，希望有朝一日能够给企业讲讲音乐心灵课程。

和宏老师的合作始于一次营销课程，和其他类似的培训一样，我被派到客户公司的培训场地给她当助教，宏老师一度是电话营销领域的传奇人物，创造过很多神话般的业绩，在得知我的专业背景之后，她马上做了一个让我感到意外又兴奋的决定：她把课程的一半分给了我，让我用音乐治疗的方法技术给学员做一次互动体验。于是这次针对某通信运营商客服中心员工的营销培训就有了这样的一次创新：我的音乐想象互动和宏老师的案例分析与讲解，学员从心灵内在和技能提升两个层面获得了新的体验，在那次培训的满意度调查问卷中，学员对新加入的音乐心灵层面的体验有非常高的评价。

之所以对内容做出这样的调整，宏老师分享了她的故事：在事业抵达高峰之后进入了前所未有的低谷：自己的精神层面和生活出现了一系列问题，让自己陷入很大的痛苦，之后的很长一段时间都在调整自己的状态，终于在努力尝试回归内在、面对并积极对待自己的问题之后有了好转。正是有了这样的经历，她特别注意内在的成长，我虽然没有经历过宏老师这样的变故，但始终是坚信内在力量的强大与否会影响一个人的工作和生活的，宏老师的经历又一次证实了我的观点。

两年之后我们又一次合作了新的一期培训，仍然是营销课程，由于和宏老师许久未见，还是比较担心她的情况，但是后面的一系列的顺利进行再一次让我俩都有一种幸福的感觉（需要说明的是，第一，我俩都属于比较感性的女性；第二，虽然此前有过合作，但这次培训时间略长，对于培训效果，我俩都略有压力）。首先说我们培训的地方是一个气候、天气都非常赞的城市，从下飞机的一刻起就给我们两个种下了一种特别美好的心理预期；再说心态，前面的两天由于我们都对课程的创新有点小小担心，所以难免有所紧张，因此选择用互动性比较强的音乐即兴演奏作为“破冰”的工具，宏老师很喜欢我的音乐想象，每次做这样的互动，她都要非常非常地投入，并且结束的时候会把心得体会分享给我，这些积极的心得会让她接下来的讲授变得更加精彩，我最担心她会产生的疲劳感完全被她投入到讲课过程中的注意力冲得烟消云散；我则是从宏老师和学员们积极的回应和反馈中获得属于治疗师的满足感。我们就这样一边组织培训一边享受和参与我们自己的内容。

学员的反馈并不完全相同，大部分学员非常喜欢我们的方式并表示收获很大，但也有个别的学员更希望得到更加直接、有效的营销方法的传授。实际上，很多时候，“寻找直接、有效的方法”本身就是在走弯路，就像宏老师的经历，她懂、我懂、有类似经历的小伙伴也懂，但仍然有人迷惑。对心灵层面关爱和呵护的重要性可能现在还不是人人都能够接受和有所体会，不过但凡有一些过往和对我们的小故事有同感的人都会多少有些共鸣的。宏老师常说的一句话：真正的营销高手都不是在用方法，而是在拼心态和人品。我还想说，不管我们从事什么工作、扮演一个什么样的社会角色，从一些层面讲，很多时候我们都在为自己做营销，一个好的营销者一定是一个心灵能量强大的人。

第十章 音乐与家庭

一、家庭三件事：夫妻、老人和孩子

都说“清官难断家务事”，我们不妨来捋一捋“家务事”都有哪些种类，这些“家长里短”的背后，有怎样的一些社会性问题和身心健康方面的问题呢？

（一）夫妻关系

夫妻关系存在于情感和制约之下，爱情、亲情是情感，婚姻则是制约。夫妻关系受具有排他性的一夫一妻制度约束，而人性和原本的欲望是自由的、自私的，因此才出现了“出轨”的行为；此外，性生活的和谐程度也会成为夫妻关系稳定与否的潜在原因；除了这些，孩子的教育、老人的赡养、家庭的经济状况、职场的压力也都是威胁夫妻关系的元凶。

（二）婆媳关系与翁婿关系

心理学中的“俄狄浦斯情结”可以为婆媳矛盾和翁婿关系给予解释。“俄狄浦斯情结”可以简单地理解为“恋父情结”或“恋母情结”。我们用“女儿是父亲前世的情人”来形容父女关系，女儿婚礼上要挽着父亲的手、由父亲亲手将宝贝女儿交到新郎的手里，此时的父亲心中一定是万般失落的，我们能理解将自己的最爱拱手让与他人的心情吗？在母亲和儿子的关系中，儿子小的时候需要母亲精心地照顾，长大之后却有可能成为母亲的依赖，在一些单亲家庭中，单亲妈妈会把对儿子和对丈夫双重的爱给予儿子一个人，她们的失落是从儿子开始恋爱就开始了的，内心深处在嗔怨着那个与儿子谈恋爱的女人抢走了自己的最爱。

（三）亲子关系

亲子关系方面的矛盾主要体现在对子女的教育方面。在前面我们已经讨论过很多孩子教育的问题了，在这个问题上，科学的教养方式对孩子的未来、对家庭都会事半功倍的。在二胎时代刚刚来临的这几年，这个问题就非常凸显。对二胎的弟弟或妹妹欢迎、关心和爱护的孩子们往往日常的教育也是谦让、有爱和包容的；而近期发生的各种一胎孩子对二胎孩子痛恨虐待、强烈反对父母要二胎的孩子们折射出的是亲子教育中的不足和误区。独生子女时代，家庭中唯一的孩子集全家的宠爱于一身，独生子女一人享用着全家为他提供的最好的资源，如果家庭教育得当，孩子将在这最好的教育中得到身心最佳的发展；然而在很多家庭里是事与愿违的，很多非独生子女的父母把自己成长中的缺失转为对自己唯一的孩子的弥补和期望：或者过分包办、溺爱，造成孩子社会适应性差、自私、容易依赖别人，一个人独立生活的时候容易产生深深的孤独感；或者对孩子要求过分严格、期望值过高，导致孩子成长过程中因总达不到父母的要求而产生强烈的自卑和自信心缺乏，以及在人际关系中发展为以牺牲自我为代价博取人际关系的和谐相处的讨好型姿态。

（四）原生家庭与新生家庭

原生家庭是指我们从小出生、长大和养育我们的那个家庭，新生家庭是指子女结婚后组建的新的家庭。这里又要说到教育的问题——我们会将我们直接或间接或潜移默化地从父母那里“习得”的模式带到自己的家庭中。择偶的时候，女性可能会把父亲作为择偶标准的参照，男性则是把母亲作为参照；结婚以后，夫妻双方会继续以原生家庭中父母的相处模式为参照来经营自己的家庭；有了自己的子女之后，对孩子的教育则会以父母对自己的教育过程为参照。所有的参照都将往两个方向发展：我们认可的、喜欢的会根深蒂固地留在我们的模式中发扬光大；我们抗拒的、反感的会以相反的理想模式存在于我们的理想中。为了实现理想模式，我们可能将会面临艰难的与父母斗争、与自己内心斗争、与爱人发生分歧的过程。

在家庭关系中，诸多矛盾和问题无非源于两个方面：遗传和自我。这里的遗传并不是指生物学的DNA，而是从父母和家庭以及祖辈中潜移默化的习惯、继承和学习到的行为模式、思维模式、文化思想、生活习惯等，是我们从出生的那一刻就在有意或无意地在学习和模仿着。两口子吵架的背后往往是两个家庭的文化冲突、习惯的冲突、认知的冲突；孩子出现了问题，往往根源不在孩子身上，而是出于父母教养方式的不当；婆媳之间的矛盾，在鸡毛蒜皮的背后往往是两个女人抢夺一个男人的“狗血”剧情，哪怕其中一个是亲妈，而正是这个原因导致了在两个女人的夹缝中间生存的是一个“没断奶”的男人。来自父母和家庭的遗传，我们当中的很多人是“门儿清”的，为了改变这些模式对自己的影响，很多人一生都在寻找和尝试解决的办法，于是就发生了自我的革新、自我的否定、自我的接纳。这个过程并不轻松，我们当中的大部分都深有体会，而且很多心理问题是在这个过程中产生的，自我的成长是我们一生须进修的功课。而最可悲的是完全没有意识到遗传的作用却深深遭受其影响的：家庭矛盾激化、子女的叛逆、对生活投降和苟且做人。

二、家，是一块怕碰怕摔怕碎的心头肉

参加音乐健康活动和寻求专业的音乐治疗和心理咨询能够帮助家庭解决其中的矛盾，让家庭关系更加和谐。

案例　在音乐想象中解决来自家庭的关系困扰

很多人都听说过“原生家庭”这个词儿，就是“生我养我的那个家”，与之相对的“新生家庭”，是指子女婚后组成的“新的家庭”的意思。

“原生家庭”这个词很火的原因是越来越多的人知道它并认可它。因为我们越发认识、接受这个理念和我们生活的千丝万缕的联系，它在有意识或者无意识地影响我们的想法、行动和人际关系甚至是我们的整个生活。比如女孩子可能找到一个像父亲的人做丈夫，男孩子可能娶一个像妈妈一样的女子做妻子，但原生家庭对人的影响远远不止这么简单。带孩子的家长们会有这样的经历：爱打扮的妈妈带出来的小女儿也有一根爱美的“神经”、小儿子常常会模仿爸爸的态度来对待妈妈，突然有一天你发现孩子在用你的方式

很熟练地操作你从没有刻意教过的事情！两位初识的太太在一起聊天，一位婚姻美满幸福、一位家庭岌岌可危，美满幸福的太太在听到另一位太太的不幸后表示费解：“我从小就知道将来和一个什么样的人结婚会幸福，这些难道你的父母不教你吗？”对面的太太惊讶得瞠目结舌：“这个问题你从小就有答案？可我到现在还没有弄明白！我的父亲都这把年纪了还常常在外面拈花惹草，我想他也不会给我一个好的指点……”

原生家庭给我们此刻带来的点点滴滴，并不是让我们去责怪父母，而是了解关于我们自己的一些问题，坦然接受它们，用我们自己的智慧来解决问题，让自己变得更加坦然、放松和美好。

我有一个个案，主人公是位女性，她不算是来访者，只是一位参加我音乐想象沙龙的学员，在这里暂叫她 A。A 的母亲是一位敏感又强势的女性，家里一切都要她说了算；父亲在生活中是位“暖男”，但脾气却有些倔强。从小父母经常吵闹，父亲经常受不了母亲的唠叨进行一些摔桌子踢板凳之类的“反抗”，每当这时母亲就会流泪，然后拉着 A 细数这么多年在这个家中受到的委屈。小的时候 A 总是不知所措地大哭，后来希望邻居能听到响声过来劝和，再后来 A 悄悄清理现场，再后来父母的战争少了、A 和母亲的关系却越来越差，常常发生激烈的争吵。A 说她非常爱自己的父母，但每次见到母亲就会很容易地点燃“战火”，她既心疼又害怕母亲的脾气，害怕自己将来会成为和母亲一样的人，因此感到恐惧和焦虑。A 带来的问题，也是一种典型的来自原生家庭的困惑。

音乐想象中，在进行简单有效的身体放松之后，A 从父母争吵的画面开始聚焦，一想到这个画面，A 就浑身发麻，有一种想要爆发和厌倦的感觉，仿佛头脑快要炸了，非常非常地不舒服，我给的音乐是跟随着她这种情绪的。后来我把音乐进行了调整，使用有点轻柔并带有一些忧伤的曲子，A 说这个时候争吵声没有了，母亲很伤心地流着眼泪，很委屈、很痛苦，A 自己心里也特别难过，难过的同时心中还有一种厌倦的感觉，她特别不希望看到父母这样，甚至有些痛恨母亲，如果她不这么强势和放不下过去，父亲也不会这样大发雷霆。我再一次调整音乐，使用轻柔、平静和温暖的曲子，A 的想象中出现了平日里父母温馨恩爱、一家人和睦的画面。这样的想象一共进行了三轮，每一轮都由同样的画面作为开始，让想象跟随音乐自由出现和发展，音乐由开始的激烈逐渐转为平和、温暖和阳光，A说想象过程中看到的父母激烈争吵的画面越来越短暂，出现了很多平时没有注意到的家庭生活细节，让我印象深刻的是A在音乐想象结束之后告诉我她看到母亲在家里晒一些旧物品时心里突然出现一个从来没有出现过的念头：母亲多年放不下的过去和这些旧物品多像啊！应该将这些垃圾及时清理掉才会活得轻松自在！A讲这些的时候，眼睛绽放出光芒和喜悦，特别高兴地对我说："太好了，下课我就要给我的母亲打电话，告诉她我爱她，马上放假了我要回去帮她一起把旧物品清理掉！"看得出来，A找到了适合当下和母亲共同面对和解决她们的问题的一些方式。

音乐想象中这样的案例太多了，这是我觉得音乐治疗最最神奇的地方，任何一个治疗方法都不能做到像音乐这样，仅仅是音乐，不需要任何苦口婆心的好言相劝和认知行为训练，假如来访者的问题是一个解不开的线团，在跟随音乐想象的过程中，来访者完全可以利用自己的想象画面找到线团的某个"活结"，慢慢地通过"活结"把线团一点点儿捋开。很多时候解决之道和治疗中的进展会让治疗师感到意外，但却是最适合来访者的。一段关系、一起冲突、一件长时间悬而未决的事件、一件或近或远的创伤经历，都可以放到音乐想象中来，听听音乐给你一段什么样的解答……

第十一章　音乐与女性

一、也谈“剩女”

曾经，我也是一个“剩女”。加上每天眼观自己身边大大小小的大龄未婚女青年，我也想谈谈与“剩女”有关的话题。

（一）章子怡的婚姻选择

章子怡与汪峰结婚并产女的新闻让各大媒体热闹无比，有一篇文章对比了章子怡与几位女星的成功之路和婚姻选择，让我印象非常深刻：

章子怡，19 岁成名的中国一线女明星，跟富家子弟当街拥吻，跟犹太富豪沙滩戏水，举着鸽子蛋走过红毯，曾经一举一动都要顶级的风光……她居然不声不响，没有结婚仪式就生了个孩子，孩子爹是个活在段子里、梳着飞机头，穿着皮裤的中年愤怒摇滚歌手。

看起来这真是一个典型的 A 女 D 男，也就是“鲜花插在牛粪上”组合，在“牛粪”的滋润下，“鲜花”不仅开得旺盛，还结了果。明星的生活固然精彩，但是在我们的生活中，和章子怡、汪峰一样让别人看起来极不相配的组合也非常多。不光是“别人的眼神”，估计就连章子怡自己，在风光无限、初次闯入好莱坞的时候都不会相信自己终究会嫁给两次婚姻失败、有两个前妻和两个女儿、想上头条总被抢的汪峰。回想我自己的经历，没有明星那般精彩，但也是曾经对婚姻有过各种美好的想象和憧憬、有过不少的追求者，最后尘埃落定到这位先生也是万万没想到的。有人说“婚姻就像鞋子，合不合脚只有自己穿上才知道”。别人眼中的婚姻毕竟是别人眼中的。

我的观点：“剩女”当中的很多人是容易对“别人的眼神”过分在意的，在遇到“看起来不太可能的人”时早早放弃、失去机会。

在细数章子怡过往与成功“高富帅”们的情史和奋斗史时，有媒体说：

“很难指责章子怡对财富的兴趣，她是清贫人家的女儿，一个人养了全家，包括她不争气的哥哥章子男。”“她被选拔去北京舞蹈学院附中那一天，毛衣里的小背心都是有窟窿的，所以很不好意思要脱毛衣展示身段。”章子怡知道舞蹈老师选中的是“自己的样子”，但明明自己柔韧性极差，只能熄灯之后摸黑到练功房压腿，晚上睡觉都是把腿放墙上睡的，她说：“我是后天生压出来的。”媒体说：“她就是这样从小紧绷到大的拼命人。”

对比感情至上、不看财富和门第的高圆圆、周迅，媒体人又是这样来分析的：

这种女孩儿的共同点其实是小时候不遭罪，不对尘世做太多险恶的设想，随着自己喜好做事。她们的原生家庭也很好，你从来没听说过周迅的父母、高圆圆的哥哥闹出过什么新闻或者走到台前，因为他们都是正经人，在安安稳稳地过自己的日子。但章子怡没有这个运气，她尚未有机会学会爱情，就被张艺谋选中，自己又拉住命运的绳索一步迈进国际。从此周旋在老江湖中，不敢拂大佬面子，亦生怕失去人脉。

看完这段文字，相信所有独立打拼、高学历、高收入及高社会地位的“剩女”们一定会有所共鸣。婚姻是一种等价交换和利益共同体，男女双方择偶的标准与需要有关系。有人用美貌来交换财富、有人用权力交换姿色、有人用思想交换思想、有人用社会地位交换社会资源、有人用忠诚和贤惠交换庇护、有人用相夫教子交换衣食无忧……这些都是老祖宗讲的“门当户对”的延伸。不可否认的是，自古以来婚姻与需要都有撇不开的关系，古代男女素未谋面仅凭媒妁之言即可完婚，而媒妁之言的依据无非是家庭条件和地位以及八字合婚，暂不说家庭条件和地位，仅八字合婚看的就是男女双方八字相生，生则有益、克则不合。越是有名望的家族越趋于和地位相等、对自己有利或者资源共享的家族联姻。财富名利是野心勃勃的章子怡不论是家庭还是事业上升期最大的需要，因此她选择了名利和财富，能够使她获得财富和名利的人才是她择偶的对象。周迅、高圆圆以及“传奇”天后王菲，在感情上一个比一个任性，除了没有给他们拖后腿的父母、哥哥之外，她们的野心比不过章子怡，身后的家人、不错的事业和经济能力允许她们在感情上我行我素、追求真爱。当然若是她们也遇到并把握住和章子怡同样的机遇，或许也会成为周子怡、高子怡。不过王菲可能不会，相比名利和财富，感情和真爱才是她最大的需要。

我的观点：女性应该对自己的需要进行评估，知道自己最想要的是什么，哪些需要是必不可少的、哪些需要是可以放弃的；对方的需要是什么，双方的需要是否相契合。有了这些评估会更容易找到最适合自己的对象。

在章子怡经历坎坷“泼墨门”之后与撒贝宁相恋、与汪峰结婚，媒体是这样评价的：

“与央视名嘴撒贝宁的恋情曝光后，章子怡的感情世界才感觉褪去了追求名利金钱的俗世气儿。”“章子怡活到 33 岁，才被拍到不设防的恋爱神态。而此前她的人生中没有任何一个时间段是能够喘息的。”“除了有了真恋爱的机会，泼墨门其实是客观给她的人生造了一个休止；见过挫折的人会更了解人生。”谈及“泼墨门”坎坷，“章子怡带着耻辱和雪恨的张力演了宫二，效果可能好于一帆风顺时期的自己”。

有人说人在低谷的时候容易遇到自己的真命天子。遭遇坎坷或者感情受挫对很多人来说是致命的，可能会一蹶不振；而对另外一些人来说可能意味着机会，改变或是新生的机会。战斗在名利场中的明星大多拥有强大的内心，可以勇敢地从一段感情抽身到另一段感情中，但是生活中的我们毕竟不是明星，大多数女性都是经历不起感情的伤痛的，尤其是经历过刻骨铭心的感情之后，有太多人不愿意走出来接纳新的感情，或是常常拿新人与旧人做对比之后果断放弃。其实，这就是执念在起作用，试着用客观的眼睛去看待旧情，会发现很多的“破绽”，不然怎么会“破裂”呢？对旧情的执念不过是内心对自己的“失败”和“不够好”的抗拒而已。

我的观点：每一个女人都值得有一个与自己“相配”的人来爱，失败的过去说明那人对你来说不是最合适的，要勇敢地去寻找最适合你的那个人。

对于荧屏中的章子怡，媒体说：

“很多自认为是知识分子的人都要操心她选了怎样的男人，不过是因为章子怡的玉娇龙和宫二着实迷人，迷人到他们想把那种倔强、硬气全部都代入到章子怡本身的身体里。”同样还是荧屏中的章子怡，媒体又说：“没有好导演调教，她就会再次变成一个用力过猛到没气质的人。”“一旦离开大导演加持，她就能不知轻重地捣鼓出《非常完美》《非常幸运》这种可怕的冒着傻气的小妞（烂）电影。”

以章子怡为代表的 A 女们，身边总会有一群将其光环进行夸大的“粉丝”，比如父母家人、同学朋友、同事领导等“娘家人”。被“粉丝”簇拥着的 A 女们很容易被光环淹没，婚姻问题上，非 A 类老公不嫁。但是，即便是章子怡，有了大导演、大手笔的制作，她才能成为玉娇龙和宫二；她自己的时候却只能本色地出演一个个普通的小妞。依这个逻辑，我们也就不难理解为什么她可以与富翁 Vivi 高调恋爱也可以和年薪是自己七十七分之一的撒贝宁当街啃玉米。

我的观点：“光环”的背后，总归有自己真实的一面，优秀的“剩女”们不要轻易被“光环”蒙蔽，敢于面对真实的自己，才能够找到属于自己的幸福。

于是最终，女神章子怡选择了汪峰：

“在周迅式的 follow your heart 和传统女明星信奉的实用主义面前，章子怡居然能找到一个平衡点，旁人觉得不配，她自己中意极了。”“有人嫌弃汪峰功利，但章子怡也功利；有人嫌弃汪峰不会和媒体打交道，但章子怡多年来也未能学会范冰冰惊人的媒体公关术。”汪峰看上去是跟章子怡完全的三观吻合，傲娇着、现实着、打拼着，还坚持美好的理想主义说辞。据说，他们私底下是吃饭都要手牵着手的恩爱。“最终，演过玉娇龙和宫二的章子怡，选了汪峰，生了孩子。”

不管媒体和大众是多么不看好章子怡和汪峰，他们终究还是在一起了，原因如上。这就是别人的爱情和别人的婚姻。

我的观点：未婚大龄女青年们，婚姻是自己的，生活也是自己的，想要过怎样的生活就应该勇敢地行动和争取。“别人的眼光”和“别人的婚姻”都和你没有半毛钱关系，别理会他们，去追求自己的幸福吧！

（二）为“剩女”们准备的音乐活动

“每逢佳节倍孤单”、虚弱的时候渴望有人嘘寒问暖，成功的时候希望有人分享喜悦，春节回家时希望父母不再不停地催婚，亲戚朋友旁敲侧击地打听感情状况时想打个地洞钻进去躲起来……这是每个大龄未婚女青年都有的感受了。

对大多数“剩女”来说，压力还是挺大的。所以，进行身心放松练习是非常有必要的。时常进行音乐放松、指导性音乐想象都能达到身心放松、缓解压力的效果，对于睡眠有困难的女性来说，进行这两种练习能够促进睡眠。

方法指引：上篇——“内在探索”方：音乐放松、指导性音乐想象

看完女神章子怡的婚姻，再回到自己的婚姻大事上，如何能够让自己静下来听听内心的声音？挑选几首合适的音乐，使用音乐想象的方法跟随音乐行走，让自己在身心放松的状态下探索自己的内心世界，或许能够发现关于“他”的一些线索。

方法指引：上篇——“内在探索”方：神秘的音乐想象

学习音乐或练习瑜伽都是提升女性气质的“法宝”。参加合唱能够使人心情愉悦、精神焕发，学习气息的控制和声音的调节也是调控情绪、缓解压力的好方法；器乐方面，对于零基础的女性来说，如果喜欢民乐，古筝、笛子、扬琴、葫芦丝都是比较容易上手学习的，西洋乐器当中，尤克里里（一种夏威夷小吉他，音色好听又便携）、口琴、手风琴（80贝斯或90贝斯的就够用）、竖琴（贵重乐器、价格较高）都是比较适合女生又较易学习的。进行器乐学习的过程中会有机会接触各种风格的音乐，对人的情操有所陶冶；另外，在练琴的过程中也能够沉淀心性、为个人气质增添几分艺术气息。要知道男女之间互相吸引的第一步就是形象和气质上的，现代社会中同时拥有外在美和内在美的女性更具有吸引力，不论恋爱还是工作，成功的概率更高，也更有魅力。

还徘徊在旧爱的阴影中走不出来的女性，建议适当进行专业的心理咨询和干预。见心理医生并不表示自己已成为“病人”或是有心理疾病，事实上很多高知家庭和中产以上的人群早已像重视自己的身体健康一样在重视心理健康，寻求专业人士为自己解决心理困惑。音乐想象、歌曲讨论、音乐同步脱敏再加工、音乐引导想象和音乐心理剧的方式都能够帮助女性解决过往经

历中的不愉快，找到新的方向。

方法指引：上篇——“内在探索”方：音乐想象、歌曲讨论、音乐同步脱敏再加工、音乐引导想象；上篇——“以人为本”方：音乐心理剧

二、相伴音乐、绽放美丽

女人是花，要有美丽的颜值。上帝分别造了男人和女人时就决定了外貌对女人的重要性：男人勇猛、粗犷，女人美丽、漂亮。漂亮女人就如同一件艺术品，连女人都想驻足欣赏，更何况男人呢！美丽的标准是变化的：过去，浓眉大眼皮肤白皙的，是标准的美女；九十年代的一段时间里，人们以瘦为美，之后听说有不少的模特因为疯狂减肥纷纷成为“纸片人”或罹患厌食症之后，美的标准又发生了变革，只要用心，人人都可以很美。现在审美的标准叫作“主要看气质”，于是有了我们都认可的“这个世界上没有丑女人只有懒女人”。颜值是每个女性天生的“武器”，需要精心保养、用心呵护，因为美丽的女人最好命。

拥抱音乐、善于发现生活中的美、善于发掘和展现自身内外兼修的美才能够让女人看起来更美。

女人是水，要有柔软的胸怀。皇后、国母要“母仪天下”，即以母亲的爱来关爱全天下人民、为民之母，要行母之道、恩慈待人。要让女人宽容，实际上做起来是很难的，因为女人天生敏感、细腻、心眼小，而且正因为如此才让女人看起来更像是女人。

但即便如此，宽容、如水的女人看起来更具有智慧。宽容并不代表示弱和违和，而是理解、接纳或不计较。这是女性自身修养提升的一部分，当女人更加宽容的时候，情绪会更加稳定、烦恼会减少，像水一样有灵性。

遭遇解不开的心结或者不开心的事情时，音乐同步脱敏再加工能够帮助女性静下心来，重新探索和感受整件事情，找到解决的方法，音乐心理剧能够帮助女性通过换位思考和客观演示的方式找到解决的方法。

方法指引：上篇——“内在探索”方：音乐同步脱敏再加工；上篇——“以人为本”方：音乐心理剧

女人是半边天，要独立和自强。女人要想过得自在，就要有自己的思想和生活。所谓男女平等不仅仅是指社会地位，更重要的是女性的心中要有一

个独立的个体，这个个体有自己的乐子、有自己的生存能力、有自己的灵魂，而不是依附于某个异性、子女或是其他人的。这样，女性才能感受到真正的快乐，不被情绪、无穷的欲望和男性牵着鼻子走。

在音乐健康活动中，女性通过参与“内在探索”方能够更加懂得自己、发现自己、爱上自己；参与“载歌载舞”方能够让自己学会放轻松、学会展示自我、勇敢地挑战自我；参与“以人为本”方能够在最自然的活动中看到自己、重新认识自己；参与“乐由心生”方能够以音乐为媒介来表达自己。

女人要可爱，懂得示弱和撒娇。女人如水、女人善变，这都是女性独特的一面，适当的示弱和撒娇不仅不会让女人看起来“无能”，在适当的场合下还会起到化解尴尬、缓和气氛的作用。一个大老爷们娇滴滴地撒娇会让我们骤然起一身鸡皮疙瘩，而女人撒娇则会让人觉得赏心悦目。在合适场合适当撒娇的女人会让人感到情商颇高，但要是过度了的话是会惹人反感、留下矫情的印象的。会不会撒娇，真的是要考验女性的“情商”的。

第十二章　最美不过夕阳红

老龄化社会已经到来，对老年人的人文关怀和心理关怀必将提升到一个新的高度和层次。未来中国在健全养老机构和设施方面将会有大的改观。美国的联邦法律甚至规定老年病医疗机构必须设有音乐治疗。

一、老年人的音乐养生

（一）调节老年人情绪

退休回家的心理不适、疾病带来的身体不适、长期形成的性格习惯如爱发脾气、爱生闷气等，以及由于外界的压力引起的焦虑、长期在家带来的孤独感都会给老年人带来消极的情绪。聆听音乐有助于帮助老年人调节情绪。

音乐可以选择老年人喜欢的音乐、轻音乐、古典音乐和民族音乐等。在中篇“内在探索”方中“音乐小传与人生经历”部分，我列举了从 20 世纪 20 年代到 21 世纪初期的代表性的歌曲，老年人可以从中选择，也可以在这些歌曲的引导下回忆自己曾经喜欢的音乐。

我的姥姥就有一个可以播放音乐的收音机，收音机是可以放存储卡的，将从网上下载的音乐存放在存储卡里，收音机充满电，不论出去买菜、锻炼还是在家做饭，都可以随时播放音乐。她特别喜欢这台收音机，每当有人去家里看她，总是会展示她的收音机给大家看，乐呵呵地分享她喜爱的音乐。

（二）增强老年人抵抗力、防止疾病发作

除了我们前面介绍过的音乐能够促进免疫球蛋白 A 的分泌来提高抵抗力之外，音乐能够帮助老年人维持情绪的平和和保持愉悦的精神状态。特别是患有高血压、心脏病的老年人，情绪的波动尤其是生气特别容易引发脑出血、心肌梗死等对他们来说非常危险的症状。因此，保持愉悦的心情和精神状况、避免情绪的骤起骤伏对老年人来说是可以起到抵抗、预防疾病发作的作用的。

音乐放松的学习和训练对老年人来说是非常有益的。掌握了放松的方法并且能够在情绪波动的时候进行自我调节，能够防止或控制情绪波动带来的身体血压升高、心跳加快等容易引起大病发作的身体症状；指导性音乐想象和安全岛、非针对性积极资源强化能够帮助老年人放松身心的同时置身于安全和具有“心理能量”的环境，对于老年人的焦虑、对疾病和死亡的恐惧等内心的“不安全感”起到一定的缓解作用。

方法指引：上篇——“内在探索”方：音乐放松、指导性音乐想象、安全岛、非针对性积极资源强化

（三）延缓老年人注意力和记忆力退化

二十世纪九十年代，在美国的一所老人院的小舞台上，几位近百岁的老人在使用手钟琴合奏一首《平安夜》送给坐在台下欣赏他们演出的曾孙子孙女们。音乐治疗师作为指挥坐在他们中间，老人们手里拿着手钟琴聚精会神地等待着治疗师将演奏的手势给到他们以便准确地跟上节奏、完成自己的那个音符。在北京顺义的一个大型养老社区，包括很多高校退休的老教授们选择住在这里，很多老人每天参加合唱排练、定期举办音乐会，老人们在这里颐养天年。各地老年大学，越来越多的老年人报名参加合唱、器乐演奏、声乐等音乐活动。

方法指引：上篇——“以人为本”方：手钟琴

音乐训练可以提高思维能力、防止因身体各器官衰老而带来的记忆力和注意力的退化。在参与手钟琴合奏这样的音乐活动过程中，音乐对老年人的作用是综合性的：演奏时需要调动注意力和肢体活动能力；表演时需要调动一定的记忆力；集体协作的过程能够让老年人之间建立一种交流合作；一首乐曲的完成能够给老年人带来成就感和心理上的满足感；整个演奏音乐的过

程是愉悦的，让老年人沉浸在音乐的美的感受中。

（四）音乐活动帮助老年人提高生命质量

无论是演唱、演奏还是聆听音乐作品，每一个音乐作品的精神内涵都会给人带来相关的遐想，年轻人如此，老年人也不例外。这些遐想或许会唤起老人曾经的记忆，或许会引发老人对歌词的共鸣，或许会引发老人的某些思考。这对老年人的生活来说增加了几分深层次的内涵，让他们的精神生活更加丰满。

若是选择歌唱，气息的运用、情感的表达对老年人来说更是非常有意义的。歌唱过程中气息运用和控制得当不仅可以让演唱出的歌曲更好听，还可以起到安抚情绪、改善紧张和焦虑症状的作用。经研究证实，唱歌在运动方面的好处是不亚于跑步、游泳和划船的，如果歌唱的方法正确，是可以充分调动身体各部分的肌肉和内脏的，就如同进行了运动一样。歌唱结束之后，总会给人带来一种神清气爽、畅快淋漓的感受，这是因为歌唱是一种情感的表达也是演唱者情绪表达和宣泄的渠道，演唱者在表达歌曲的情感的同时也唱出了自己的真情，特别是对于不善言谈的老年人来说，歌唱为他们的内心世界打开了一扇窗。

参加集体的音乐活动如合唱、合奏、集体音乐课、集体音乐游戏等，为老年人提供了一个社会交往和沟通的平台。这个平台与非音乐的平台有所不同的是，所有的人际互动是建立在音乐的美与和谐的基础之上的：合唱讲究全体成员声音的统一、声部的和谐、整体对“美”的创造，也就是全体成员须追求心向一致；合奏讲究各声部、各种乐器之间的相互协作的同时又包含每一个个体的独自演绎，从而协作完成美妙的音乐，就如同社会关系中的人既是与众不同的又是适应社会规则的；本书中篇我们所有介绍的音乐活动都遵循着一个原则——以人为本，建立在对人性尊重的基础上、注重每一个参加者的感受，因此音乐活动对于所有的参加者来说是安全的、积极的。

二、音乐在老年疾病的防治和康复中的作用

中医典籍《黄帝内经》在两千年前就提出了“五音疗疾”，《左传》也提出了音乐像药物一样有味道，使人百病不生、健康长寿。古代宫廷贵族使用

音乐不仅仅为了娱乐，更重要的是使用音乐修身养性、颐养身心。

（一）都有哪些老年疾病适用音乐？——所有的。音乐不是万能的“神仙水”，但也绝不是“狗皮膏药”

音乐在老年疾病防治和康复中的作用很简单，就是以上我为大家介绍的全部方法和意义。相信看完本书全部内容的读者会对音乐与健康的作用有全新的认识，没错的，音乐总是能够这样或那样的“歪打正着”，看似不符合对症下药的逻辑，实则是在用无形的“针”进行调理。我想这也许就是前世界音乐治疗联合会主席在九十年代来中国“撒播”音乐与健康的种子时所说的“音乐治疗更像是中国的、东方的”。想来这与中医的“气”说像是一对姊妹，怪不得《黄帝内经》中有那么多的文字来解释五音、五行、五脏的关系呢。

（二）如何在老年疾病防治中开展音乐活动？我们仍然以本书“中篇”里介绍过的方法和活动来进行相关的解释

1.“载歌载舞”方：“唱奏类”“游戏舞蹈类”活动需要对老年人的能力进行评估，在老年人能力所及的范围内选择适当的活动来开展和参与，尽管书中所介绍的这两类活动大部分选择了儿童歌曲作为示范，但是并不影响适用的人群，活动组织者可以适当地将歌曲替换为适合老年人的，但方法和意义不变；“乐器合奏类”活动适合所有的老年人，组织者只需按照能力分配给老年人合适的乐器或者安排能力弱的老人完成简单的身体动作。

这些方法能够在丰富老年人病中生活的同时，让他们在活动的参与过程中精神焕发、增强自信心、促进表达、降低焦虑和恐惧等情绪、增强愉悦的体验和积极的情绪、学会表达和分享情绪、建立沟通和社会交往的机会，从而帮助病情的控制和康复。

2.“内在探索”方：主要使用“音乐放松法”和“歌曲讨论法”作为主要的方式。“音乐放松法”能够帮助老年人放松、改善睡眠、降低焦虑和缓解恐惧、缓解疼痛等；“歌曲讨论法”则是非常适用于老年人并非常受欢迎的方法，通过聆听歌曲追忆自己的生命历程，讨论有趣的经历和对歌曲的理解和看法，能够帮助老年人寻找生命中积极的资源、重拾往日难忘的时光、忘记疾病和衰老给自己带来的身心压力和痛苦。

对于临终病人来说这两种方法也是非常有意义的：音乐放松帮助他们平静和减轻疼痛；歌曲讨论帮助他/她们在生命美好的回忆中、在对生命的感触中安然面对死亡。

3．“以人为本”方：方法和要求与“载歌载舞方”相似，“即兴演奏”更注重对每一位参加活动的老人的内心的关注，让他们在对自己的关注和音乐活动中忘记痛苦、找回安全感、自信心和幸福感；“鼓圈”活动对阿尔兹海默症病人等老年精神病患者会有较为积极的作用；“音乐心理剧”则在增加老年人住院期间生活的趣味性的同时帮助老年人解决一些心理上的矛盾和冲突、增加老年人之间的交往、发动他们彼此之间互相帮助和倾听、分享各自的内心和情绪。

4．“乐由心生”方：也是以受所有的老年人欢迎的方式，通过音乐表达来表达自己的内心，在“音乐创作”的过程中获得娱乐感和成就感，同时也促进老年人动脑思考和语言的表达，调动思维能力、记忆力，同时也通过主题式的讨论和共同创作达到老年人之间的思想交流，从而提升生病期间的生活质量、配合临床治疗和康复。

第十三章　音乐与社会工作服务

李克强总理在2015年政府工作报告中强调加强和创新社会治理、发展专业社会工作的重要性，这是社会工作首次出现在政府工作报告中。社会工作的开展程度直接关系着国家改善民生的推进程度，是改善民生最直接的落脚点。

民政部部长李立国2016年3月15日，也是第10个国际社工日表示，我国已培养近50万名专业社工，发展4686家民办社工机构，开发了18万余个社工岗位，成立了455个社工行业组织。然而，根据《社会工作专业人才队伍建设中长期规划（2011—2020年）》中2020年专业社工人才达到145万人的要求，还有近100万的缺口。民政部门将关心社会工作专业人才成长发展，健全人才培训、评价、使用与激励政策，加强对优秀社工人物、社工组织、社工项目的宣传，营造专业社会工作助力扶贫济困的良好氛围。

《公益时报》从2015年3月10日14:00至15日10:00联合新浪公益、凤凰公益、问卷网联合推出公益调查：社工，你知道多少？”有超过半数网友表示“如果遇到困难，愿意让社工介入帮助”。

在民政部统一部署的鲁甸“8·03”地震灾后社会工作救援服务中，我作为第三梯队主要专家参与中国社会工作协会工作服务队的工作，主要负责“音乐心灵之旅”系列音乐心理救援活动，为受灾群众和驻地官兵、当地社工开展了多场音乐活动，帮助他们缓解压力、疏解心理问题。

2015年全年，在民政部的推动下，全国各地建立起了大大小小、在不同领域提供各种服务的社会工作服务机构，展开了初步的尝试。云南昭通地区受益于鲁甸地震的国家级社工救援，当地崛起了多个专业的社工组织，走在了这个领域的前列。

一、社区音乐健康服务

前面我们所有介绍的音乐健康活动都可以通过社区服务的方式在社区中开展。社区音乐健康服务项目可以从以下领域为社区居民提供服务：

辅助辖区学校心理健康工作，为学生和家长举办音乐心理课程或讲座，通过“寓教于乐”的方式普及心理健康知识和积极的教育理念。

组织社区音乐文化活动，组建社区舞蹈队、合唱团、鼓圈活动等，协助街道办事处、居委会举办各类文艺演出、比赛。

服务辖区企、事业单位，关注企、事业单位员工心理健康和团队建设，通过专业音乐 EAP 方法技术帮助员工进行情绪压力管理、心理问题疏导等，提高企业、事业单位团队凝聚力和文化建设水平。

关注妇女、儿童的身心发展和教育，为孕期妇女进行科学音乐胎教指导和分娩镇痛指导；为儿童提供音乐早教、音乐培训方面的教学课程；为家庭提供心理健康方面的专业服务。

关注社区养老，为辖区内老人开展针对他们身体、心理状况的音乐健康活动，丰富老人的文化生活、延缓注意力和记忆力衰退，更好地安度晚年。

关注特殊群体，针对辖区残障人士，进行协助康复的专业音乐治疗服务；针对进行社区矫正的人员进行专业音乐心理辅导等。

建立社区音乐健康服务中心，为音乐健康社会服务的开展提供专门场所和所需乐器。

我们从 2012 年起就已经将音乐健康活动送进了社区、军休所等地，配合社会工作者开展相关的工作。

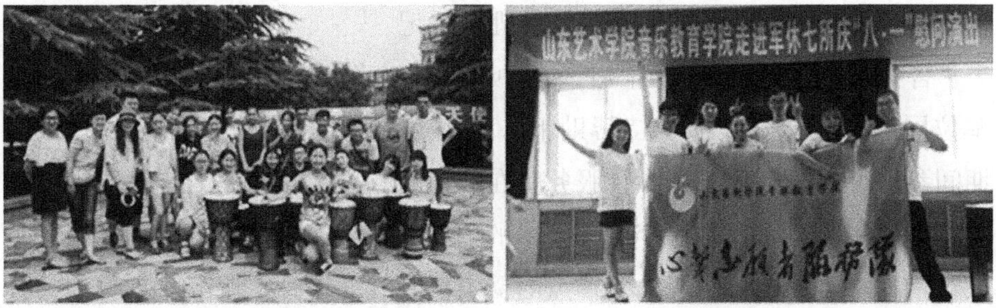
山东艺术学院音乐教育学院走进军休七所庆"八·一"慰问演出

图 40 “心灵天使进社区”活动（左）和军休所活动（右）

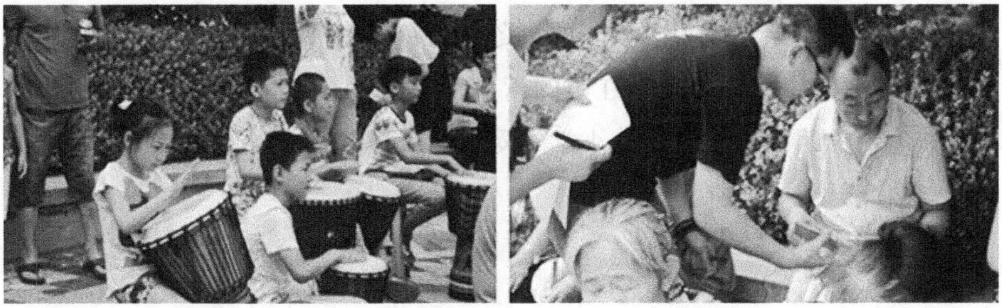

图 41 参加社区活动的孩子和老人

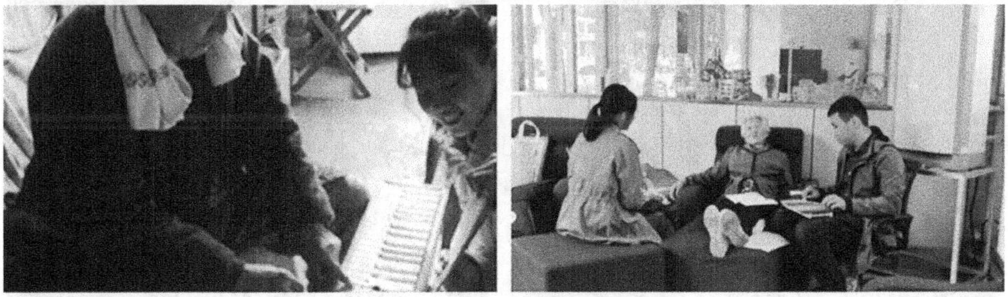

图 42 参加“忆路同行”失智老人入户关怀音乐治疗服务的老人们

二、灾害与突发事件音乐心理救援服务

我曾先后参加过汶川地震灾后心理救援和鲁甸地震灾后心理救援工作。2014 年，在民政部的统一部署下，我随中国社会工作协会服务队与北京、广东、四川、上海五支专业社工队伍进入鲁甸地震灾区开展心理救援服务工作。2016 年 7 月，中国社会工作联合会成立重大自然灾害与突发事件社会工作支援服务队，音乐治疗作为专项支援参与其中。

用音乐点亮生命——鲁甸音乐心理救援记

鲁甸“8·03”地震发生后，在中国社会工作协会服务队林平光队长和单位同事、各方好友的支持帮助下，我于2014年11月23日—12月10日期间参加了中国社会工作协会服务队在鲁甸的心理救援服务工作，服务期间，共开展了多次运用音乐治疗专业技术的“音乐心灵之旅”系列活动，服务对象包括甘家寨和火德红两个安置点的受灾群众、北京社工服务队和鲁甸县公安消防大队官兵等群体。除此之外，我还参与了其他的社会救援活动，包括组建甘家寨“甘霖舞蹈队”及物资的筹备和发放。我组织青岛大学的校友们为当地募集了千余件老人、孩子的过冬衣物和许多书画作品，和当地社工一起亲手发放到甘家寨和火德红镇的营盘社、大坪社、雷家丫口（李家村）、沟头社、红石岩和火德红中心小学的受灾群众手中。

主要活动回顾：

（一）音乐，点亮生命

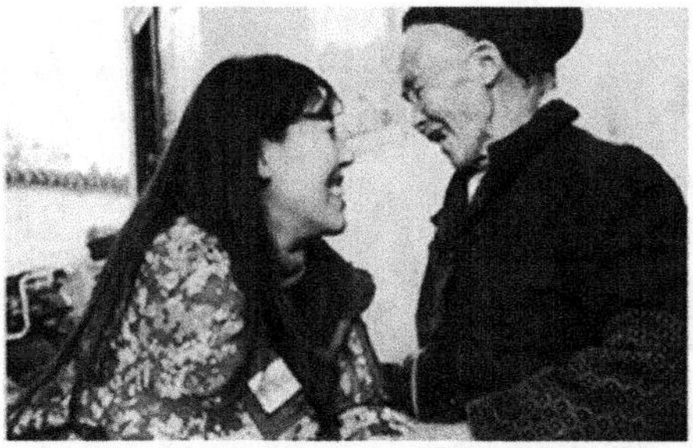

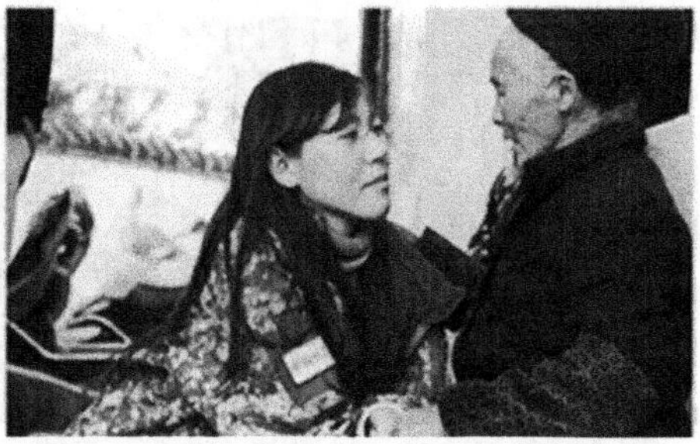

图43　67岁的甘正芬婆婆拉着我的手聊了好久，我觉得这些年纪大的人都是这里的宝贝，他们坚强勇敢、年轻人会做得更好

11月29日在甘家寨举办的音乐心灵活动“狮子心”过程中，很多老乡流泪了。第一个开始流泪的是一位失去多位亲人的大姐，后来是一位失去儿子、儿媳和孙子的婆婆，后来所有的老乡有的低头不语、有的默默擦去眼角流下的泪。第一个流泪的大姐抹干眼泪用红色的彩笔画了一幅画：一条河、一个人、一座山，指着自己的画对我说：“这是我们的家，前面是河、后面是山，山上的石头掉下来把家全埋了，我们家死了好多口人，我想他们……”

说到这里，大姐已是泪流满面，我本能地走到她身边紧紧握住她的手、拍拍她的后背，此时任何语言都是暗淡的。大姐顿了顿，再一次抬起胳膊用袖口抹去脸上的泪、直起身子、清清嗓子说：“尽管这样我还是要坚强地活下去，我只有坚强活下去才对得起你们来到这里帮助我们、想方设法让我们开心和快乐。”大姐的这几句话是一个重要的积极资源，类似的语言从治疗师和任何一个没有亲身经历失去亲人的痛苦的人的口中说出都是暗淡无味的，只有从他们自己口中说出、在心中建立起信念才是最好的良药。但是作为专业的社工和职业音乐治疗师，我们来此绝不仅仅是想方设法让老乡们开心和快乐，而是帮助他们靠自己的感受和力量找回他们本来就有的、让自己更好地生活的积极资源、找回他们被灾难吓跑的、潜在的巨大的能量，点亮生命之灯。

（二）音乐，补给生命

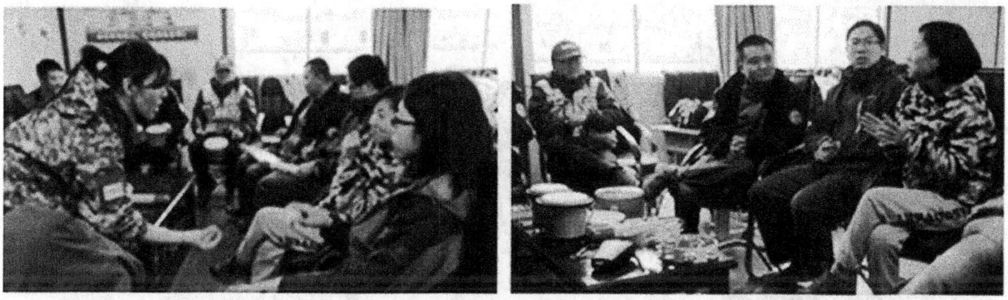

图 44 “音乐心灵之旅”来到北京社工服务队

12 月 1 日，我们的“音乐心灵之旅”来到 8 月 9 日进驻重灾区龙头山龙泉中学的北京社工服务队。这里工作居住环境艰苦、任务繁重，包括家里有一个年仅一岁半的小女儿的女队员岳林在内的全体队员一直坚持在工作岗位上，从没回过一次家。在即兴的打击乐器演奏和互动的过程中，每个人的个性都在音乐中展露了出来，工作中的压力、困扰、积极和消极的情绪也都在乐器演奏的过程中表现出来，大家自然又热烈地讨论一些心灵深处的话题。最后在热烈的鼓圈中释放情绪，每个人在沙球轻轻的沙沙响声中放松和安静下来，圆满结束“心灵之旅”。这次“走心”的音乐活动快速地拉近了在场每个人的距离、释放了多日来的压力和消极情绪，经过借由音乐的敞开心扉让两支来自同一个地方的队伍更加熟悉，成为好朋友，为生命补给了新的能量。

（三）音乐，丰富生命

12月2日，“音乐心灵之旅”的“鼓圈”活动来到鲁甸县公安消防大队。面对各种各样的乐器和色彩斑斓的非洲鼓，“硬汉”战士们一开始显得很拘谨、一脸严肃，但是音乐的魅力是不可抵挡的，在我为他们进行简单的节奏和打鼓的讲解之后，很快便放松下来，战士们的脸上露出灿烂的笑容、鼓声此起彼伏，最后每个战士都尝试了一次做 Leader（引导者、指挥）的体验，大家带着愉悦和欢乐的心情结束了这次活动，纷纷表示在这个活动中学到了简单的打鼓方法、感觉特别放松、整个过程特别快乐，生命变得丰富多彩。

（四）音乐，照耀生命

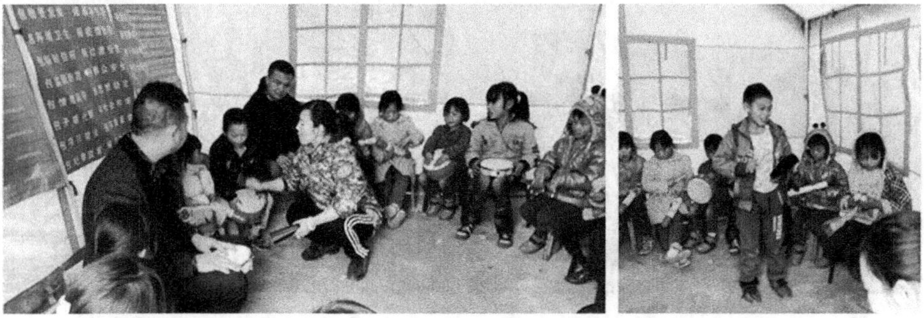

图 45　救灾帐篷里的小“演奏家”们

11月29日，红石岩，十四五个孩子挤在帐篷里举办了一场小小的“打击乐音乐会”，当孩子们看到乐器“玩具”时高兴极了，在演奏的过程中不管几岁的孩子都特别认真地跟随我的指挥，看到他们一张张兴高采烈的小脸我的心都醉了，这就是音乐治疗师的“福利”：将音乐和快乐传达给别人、自己也收获满满的幸福。我们的社工李九兵、李金琦、韩颖三位老师也加入到孩子们的“乐队”当中，和孩子们一样尽兴地感受音乐带来的快乐，大人们的童心在这个时刻完全地展露出来、尽情享受音乐带来的畅快淋漓的放松。对于花朵一样的孩子们来说，音乐带给他们的是生命的阳光和雨露。

2008年地震的时候，我们还被称为“志愿者”，各种各样的组织涌入灾区，缺乏有效的管理和组织机制；现在，我们的队服上写着"中国社工"这几个夺目的字眼，所有的工作有序地进行、井井有条。社工的规范化、职业化、专业化让社会公益事业更加专业、社会秩序更加有序。

通过参加本次社工服务，音乐的效果得以在实践中获得检验，事实证明音乐是深入人心的一剂"良药"，以其轻松、愉悦的方式获得人们的喜爱并在心灵层面进行沟通、释放和成长。同时音乐又是极为安全的，当消极情绪产生的时候，音乐发挥了它的包容性，并在适当的时候将消极情绪转化为积极资源，如"狮子心"活动中老乡们的转变过程。

在使用专业的音乐治疗方法技术的过程中，要因地制宜、注重当地文化，在特定的情况下尽可能避免使用"治疗"等词语，用"游戏""活动"等名称更容易被接受。对于文化水平较低或者偏远地区要注意尽可能避免使用专业术语，用群众"听得懂"的语言来组织和介绍活动。

最重要的是，在"音乐心灵之旅"过程中"予人玫瑰，手留余香"的体验，这些音乐健康活动的过程是积极资源循环流动的过程，因此所有的体验也是积极的。

三、医务社工与音乐心理健康服务

在刚过去的一年中，我的家人大部分时光是在病房里度过的。我亲眼看到陪床者的劳累、疲倦、心理长期的高压力，生病者经历着疾病的折磨、痛苦、焦虑和恐惧。在这个过程中，八十多岁的奶奶、爷爷相继离开了我们，姑妈大病一场。我们全家共同经历了陪伴病人、临终护理和最终的离别。作为专业的音乐治疗师，我所能够做的也仅仅只能是一个普通家属能够尽的力，很多时刻由于条件的限制是无能为力的。

这一年中首先是我的奶奶因脑出血复发，住进了ICU（重症监护室）病房。在ICU病房里，奶奶几乎全部时间都是昏迷的。ICU病房是不允许家属陪床的，只有每天八点钟主治医生查房的时候才允许一位家属进去探视，其他时间家属必须在病房门口全天候"听令"，一旦里面的病人有什么需要或者病情的变化，家属必须第一时间出现并做相应的处理。奶奶连续多次被下病危通知，每一次都让全家人紧张、担心不已，我被从济南紧急召回过两次。姑妈和父亲每天在病房门外寸步不离，希望能够守住奶奶，但她最终还是在里面住了四个多月之后永远地离开了我们。

奶奶在第一次被下病危通知的时候，医生就告诉我们，她可能不会再好起来，建议我们把她接回家，陪她走完最后一程。但是我们全家人无论从情感还是伦理上都难以接受，对我们来说，即便奶奶昏迷不醒也至少还有一口气，我们还能够从有限的探视机会中多看她几眼、让她多陪我们一些时日。但是，最终奶奶却是在没有熟人、昼夜不分、充满危重病人的恐惧和病痛的病房中一个人离开了。

奶奶是我们全家一起送走的第一个亲人，第一次经历至亲的生死离别的我们面对死亡有些无知、有些手忙脚乱。在奶奶最后一次病情反复之前，为了防止有心脏病的爷爷因过度悲伤而引发病情加重，我们只好把他安排住进了医院进行保养，全家兵分两路，一路在病房里负责爷爷的陪护、一路处理奶奶的后事。

爷爷在入院之后病情有些加重，于是继续留院治疗。姑妈在奶奶住院期间就感到身体不舒服，办完奶奶的后事便转诊到济南，病情诊断和检查的过程一波三折。丧母之痛、父亲病重加上自己不明确的病情让姑妈陷入整日整夜的恐慌和焦虑之中，精神状态非常糟糕。我和姑父是姑妈身边仅有的亲人，我俩一边轮流对姑妈进行心理疏导一边找专家看检查、问病情。姑妈整夜整夜地失眠、性格变得多疑，常常因为化验单上的一个指标不停地让我和姑父去问医生、求解释。我深刻地体会到比疾病更可怕的是我们内心的恐惧和焦虑。经过整整两个月的检查和观察，病情终于水落石出：无大碍、无生命危险。得知喜讯后，姑妈顽固的睡眠很快就得到了好转。

作为亲身体验者，姑妈大赞我在住院期间为她准备的助眠音乐、放松音乐和音乐安全岛。第一次体验安全岛时，姑妈说她想到了自己“躺在蓝天白云下面的一片碧绿的大草地上，没有任何的心理压力和负担、自由自在”。有一次她要动一个小手术，手术是局麻，这对当时心理状态非常糟糕的她来说是一个挑战：一个人被推进手术室的时候，全身发抖、手心出汗。经过焦急的等待，手术成功结束。姑妈告诉我们，手术的时候为了配合医生，她闭着眼睛努力地想象自己做音乐放松的时候想到的蓝天、白云和草地，这些内容帮助自己克服恐惧，努力平静下来。

姑妈顺利出院回家，但我们家的悲痛并未结束。在奶奶走后不足百日的时间里，爷爷也因心脏病医治无效而离开了我们。爷爷临走之前医生也是建议住进 ICU 病房观察的，但是就在等待重症监护病房（ICU）空出床位的过程中，在他的儿子们一直在病床前的陪伴下平静地离开了我们。

我很庆幸，爷爷没有等到 ICU 的那张空床。因为在奶奶走后的一天，我看到了一篇题为“医生选择如何离开人间”的文章，这篇文章引起了我的很多医生朋友的赞同，也包括我从事护理工作一辈子的母亲。

这篇文章的作者、一位生活在美国旧金山的医生认为：

在临终的关头，他们愿意选择生命的质量、不做无意义的抢救和少受痛苦、有尊严地离开，最好的方式是躺在自己的家里、有家人陪在身边。

在奶奶、爷爷的生命走到最后的过程中，我没能用上音乐来陪伴他们、帮助他们缓解痛苦，一方面是因为受到医疗环境所限，另一方面也与我们对死亡的恐惧和无知有关。如果当初有专业从事临终关怀的工作人员对我们进行死亡教育和专业指导，也许我们就会接受医生的建议，将奶奶接回家、给她听音乐、一起陪她度过最后的时光、不再有遗憾。如果这样，或许爷爷就不用被送到医院保养，或许他还能多陪我们一些日子。

有了亲身经历，我才切身地感觉到我们的生活真的是太需要专业的社会工作者了。再举个例子，我姑妈住院期间曾花了一整天的时间等待几个相关科室专家的会诊，会诊单早晨派出之后，一天下来只来了零星几个医生，另外几个科室并没有派医生来。作为家属，在偌大的医院里是很难自己跑各个科室找医生的。而对医生来说，可能自己的病人都看不过来，更不要说安排出时间去会诊别的科室的病人，他们也是很为难的。如果有专业的医务社工帮助协调，病人花费在等待多科专家会诊的时间将有可能会缩短、争取到更多治疗的时间；对医生和护士来说，也减少了因处理会诊过程中的琐碎事情而浪费宝贵的为病人诊治和护理的时间。

不仅仅是在医患关系中，纵观我们的生活空间，有太多社会问题需要第三方的参与。专业社工将会成为这理想的第三方，音乐也有可能在下面这些领域当中参与社会工作，在放松减压、心理调节、镇痛等方面发挥作用。

（一）ICU 病房里需要更多的人文关怀

对临终病人和危重病人的人文、精神关怀，是对生命的尊重，也是对疾病治疗过程中的一种积极的促进。何时医务社工的工作能够开展到这样的领域、让重病和临终的生命更有尊严？何时ICU病房里能够听到一点儿音乐、给家属多一点儿探视时间？

（二）临床病人的精神状态和心理压力需要专业的疏导和干预

我很想大声地说：很多病人不是病死的，而是吓死的！我们亲身感受到了医疗改革在推进：奶奶住院期间用以维持生命的一种药物由全部自费纳入了医保，为我们节省出了一大笔医药费。但是医疗改革的进程中何时能把对病人的精神关怀也出台相关政策和措施呢？这个领域对于医务社工来说也是有大量的工作可以做的。

（三）病人家属需要减压和更多护理指导

“病人都顾不过来，又怎么照顾家属？”这大概是所有的公立医院都会发出的声音了吧！我们国家看病难的问题不仅表现在医疗资源的稀缺、床位的紧张上，“家属根本顾不上自己”可能要排在很多问题的后面。在老龄化社会到来和独生子女政策的影响下，“家属”们的问题会更加凸显的。在民生问题上，医务社工和社区社工都应该将这个领域作为工作的方向。

（四）推进老年人医疗社区和社区医疗、社区服务的必要性

建立集文化、生活、医疗便捷服务为一体的老年社区，健全医务社工和社区社工制度、细化和提升社工的专业服务方向和服务水平，我们将距离“老有所养、老有所依、老有所乐”的理想生活越来越近。

（五）临终关怀和死亡教育的社会普及

对于死亡，我们的认知实在是太少了！对于大多数中国人来说，谈论死亡之事总是带着晦气的。可是我们又不得不面临死亡，在死亡到来的时候，我们因无知而手忙脚乱、因无知而不小心造成了对死去亲人的伤害、因无知而留下了遗憾、因无知而感到万分焦虑和恐惧……对每个家庭而言，临终关怀和死亡教育若能够以大众心理所能够接受的方式出现，而不是简单地以小广告或者发传单等令人反感的方式到来，会对每个家庭的幸福、对生命的尊重都做出重要的贡献。这对掌握了心理学知识和专业的工作方法的社会工作

者来说，是有职业责任的。但愿在不久的将来，专业的社会工作者能够走进每一个家庭和社区、温暖每一个生命。

医务社工与音乐健康服务合作新进展：

2016年10月13日，山东艺术学院音乐治疗专业与山东省立医院社会工作办公室建立合作关系，在东院区手术室启动了“音为爱”术前音乐放松服务项目，平均每个工作日为近40位手术病人开展术前音乐放松服务。根据血压和心率的测量数据，有近百分之九十的病人在音乐放松服务之后血压下降。音乐治疗作为一种绿色、有效的干预手段，在综合医院的人文关怀服务提升方面起到了有效的作用，深受患者和医护人员的欢迎。继该项目之后，又在产房开展了“音悦产房”陪伴镇痛分娩项目，在调节宫缩、缩短产程方面取得了可喜的临床数据。

2016年11月19日至20日，在国家民政部、卫计委领导的关心支持下，中国社会工作联合会医务社工专业委员会在北京成立，这标志着我国的医务社工专业建设进入了一个新的阶段，期待音乐健康服务在医务社工和社会工作的各个领域的新的合作与发展。

跋：伊人妙音堪济世

所谓伊人，陈俊伊也。

与俊伊相识于2006年母亲节那天的青岛大学北京校友会成立大会上，初夏的陶然亭公园花红叶绿，景色宜人。那时俊伊正在中国音乐学院读研，专业是当时人所不知的音乐治疗。可能时间比较充裕，也可能精神比较寂寞，所以她很热衷校友会活动，加入了秘书处，干活踏实、卖力、高效，博得了一众师兄师姐的认可和喜爱。

这种硬朗的生活风格，或许因为她是郯城人吧。郯城是山东省临沂市的一个县城，是伟大的革命老区，更是中国银杏树之乡。银杏树穿越历史而来，极具时间的厚度和沧桑的气息，长相伟岸挺拔。一方水土养育一方人，俊伊深得家乡风水滋润，多少年来言谈举止直爽豪放，绝无扭捏做派，颇有君子风度。

俊伊研究生毕业后移驾山东艺术学院任教，工作作风一如既往，于是风生水起，短短几年已是桃李花开，在音乐治疗领域声名渐进。

所谓妙音，实为大道。

我等凡夫俗子六根沉重。六根者，眼耳鼻舌身意；沉重者，诸根时时饥渴，不得不以外境之六尘为食，即色声香味触法。如果能够加以训练，使六根不断祛浊向清，那生命的层次就会越来越高。哪怕能够仅仅一根得以清净，便可以走上超凡入圣之道，“一念清净成正觉”，幸甚至哉！

而对我们地球众生来说，六根之中耳根最利，耳朵是最灵敏的，我们所听到的声音对我们的生命影响最大。我们若想提升生命质量，最高效的途径正是听闻妙音。佛法有云“此方众生，耳根最利”，文殊选根偈亦云“此方真教体，清净在音闻，欲取三摩提，实以闻中入”。

如此看来，音乐之道实乃大道，音乐治疗大有洞天。

所谓济世，慈悲心也。

汶川地震，俊伊毫不犹豫第一时间勇往直前，为震区同胞做心理疏导。

鲁甸地震，俊伊更是率志愿者团队直赴灾区，一方面为灾民做心理减压，一方面接应青岛大学各地校友会捐献的物资，有条不紊分发到需要的地方。

爱心亦在平常生活中。辛弃疾说“少年不识愁滋味”“为赋新词强说愁”，其实少年也不识孤独无助的滋味，不仅少年不识而且很多人经年不识，除非有一天不幸要做手术，术前准备完成，躺在手术车上被推进等待室，那时四顾无人又动弹不得，独自面对叵测的命运，那才是真正的孤独无助。但是或许会有天使降临。俊伊这些年致力于研究临床音乐减压和镇痛，不仅理论上颇有建树，而且带领她的学生们到山东省立医院做义工，已经帮助了很多的术前病患，真乃天使也！

俊伊同学，年纪轻轻、慈悲深深，余甚感敬佩矣！

欣闻俊伊的学术专著要出版，果然天不负人、水到渠成。

不才胡唠乱叨忝列为跋，贻笑大方矣。

唯愿俊伊，以妙音济凡尘、助众生得离苦。

妙音如来，功德无量！

李　鹏

2016 年 11 月 14 日

（李鹏：青岛大学校友总会理事、原海尔集团高管）

后 记

我们每个人都有一个住着“恶魔”的心底空间，很多时候，是内部或者外部的原因使得它们在起作用，而让我们感觉到心里不舒服和产生各种消极的情绪。当情绪起作用的时候，受到影响的自主神经系统就会产生反应从而导致我们的身体内脏器官发生病变，比如消化系统的疾病、心血管系统和泌尿生殖系统的疾病，等等。每个人的生命里都会有各种不同的坎与坷，每个人都无一例外地要面对生命的沟与壑，有人“抗压能力”强，就迈过去了；有人“抗压能力”弱，就跌倒了。迈过去的人，将会变得更强；跌倒的人，有的爬起来继续挑战、有的一蹶不振。

对人生有重要作用的童年、叛逆的青春期、纠葛的恋爱和情感、择偶与婚姻、品鉴父母的基因留给自己的性格烙印、职场、经营自己的朋友圈、眼观身边朋友的悲欢离合、经历亲人的离去、陪伴子女的成长和父母的逐渐老去……这是我们当中的大多数人生的节奏。

在成为一名音乐治疗师的道路上，经历痛苦地面对住在自己心底的焦虑、自私、欲望、纠结、愤怒、嫉妒、愤恨等不愿意让它们“见光”又时常折磨着自己的那些“恶魔”的过程是必修课。自己首先要成为“病人”、直面和解决自己内心的问题，才有可能体会和帮助别人解决他们的问题。学习音乐治疗的过程会让人变得更加勇敢、内心强大，那是因为我们需要在自己所有的经历中不断成长、用一颗音乐治疗师的心感受和消化这些成长所带来的养分，统统都将转化为“治疗”的智慧。

——这与很多人对心理健康工作者的看法是不一致的：他们认为心理健康工作者尤其是心理咨询师，他们吸收了太多来访者的负能量，从而导致心理健康工作者也变得不健康。而我却常常从音乐治疗个案和音乐健康活动中感到兴奋和激动，这些兴奋和激动来自于每次治疗中来访者的积极的变化和健康活动体验的收获，它们给我带来了诸多的喜悦、感动和成就感。

这就是音乐的力量，因为音乐本身就是快乐的，它超越了任何语言而直达人心。

致　谢

感谢山东艺术学院出版基金对本书的资助、领导和同事们对音乐治疗专业的支持和厚爱。

感谢中国社会工作联合会心理健康工作委员会副主任、总干事，精神健康及心理行为干预专家，民政部鲁甸灾后社会工作服务支援计划中国社会工作协会服务队队长林平光先生在音乐健康社会工作服务方面的指导和帮助。

感谢山东艺术学院金种子创新创业孵化基地入驻项目、济南绘生活手绘工作室赵壮同学、山东艺术学院设计学院王浩然、于昕彤同学为本书设计和绘制的多幅插画作品。

感谢山东艺术学院音乐教育学院2013级音乐治疗专业宋玉涛、宗乾、姜振越、朱振武、国雪、崔钰菲、张明瑞、贺英昊、李承东、曲华雯、沈永平、李晓明、郭同超、毛湘深、胡文强等同学对本书部分章节进行的初期校对工作。

感谢在音乐治疗研究、教学、社会实践和应用的过程中为我和山东艺术学院音乐治疗专业提供实践机会和开展合作的单位和平台，他们是：

专业协会

中国音乐治疗学会（学术交流）

中国社会工作联合会（建立音乐治疗学部、鲁甸地震灾后音乐心理救援、

与团中央“青年之声”联合开办都市青年音乐减压沙龙）

广东省中医药学会“音乐爱心家园”（汶川地震灾后音乐心理救援）

济南心理健康协会（济南西藏中学《音乐与心理健康》项目）

儿童自闭症的音乐治疗实践单位

北京五彩鹿自闭症儿童康复研究中心

北京现代艺术幼儿园

山东大学齐鲁儿童医院

音乐胎教和儿童音疗服务

北京悦迪胎教中心

济南艾玛妇产医院

济南童音国际早教中心

司法领域的音乐心理调节

北京天堂河劳教所

山东省第二女子监狱

老年领域

北京英智老年公寓（老人音乐治疗项目）

山东省济南市历下区甸柳社区第一居委会（失智老人的音乐治疗）

学校《音乐与心理健康》和音乐减压课程

北京外国语大学

山东师范大学

北京交通大学附属中学
北京上地实验中学
北京开发区实验中学
北京开发区艺学校
山东省济南西藏中学
济南市解放路第一小学

企业音乐 EAP 服务（培训）

北京伊人城业集团
太平洋人寿北京分公司
中国移动天津分公司
中国移动青岛分公司
南方电网广西分公司
中国工商银行山东省分行

社会服务机构

济南基爱社会服务机构

“心灵音乐进社区”活动

山东省济南市天桥区官扎营街道办事处
山东省济南市历下区甸柳社区第三居委会

医务社工合作项目

山东省立医院东院区“音为爱”术前音乐减压志愿服务
山东省立医院产科孕产期音乐治疗项目
山东省立医院医务社工工作办公室